中医教·学经典备课笔记

伤　寒　论

南京中医学院(南京中医药大学)　编著

周春祥　审校

U0188306

上海科学技术出版社

图书在版编目（CIP）数据

伤寒论 / 南京中医学院（南京中医药大学）编著
—上海：上海科学技术出版社，2018.1（2025.1重印）
中医教·学经典备课笔记
ISBN 978－7－5478－3782－5

Ⅰ.①伤… Ⅱ.①南… Ⅲ.①《伤寒论》
Ⅳ.①R222.2

中国版本图书馆 CIP 数据核字（2017）第 270624 号

内容提要

　　本书是以《伤寒论译义》为教本编写而成的教学参考资料。依据原教本的编章次序逐条讲解，在"原文"之下，首列"提示"，以突出本条文的中心内容；其次为"讨论"，讲述本条文范围内有关各方面的问题，特别着重于证治的分析对比，且用图表形式加以解析，以便于课堂讲授，俾学习者易于掌握辨证论治的精神实质。在某些条文之后，并附"参考资料"一项，以便讲解者根据教学需要，适当采用。本书是经过集体备课，反复试教，以及多次课堂教学，再次修订而成。本书可作伤寒论教学参考之用，亦可供中医自修或中医学徒参考。

伤寒论
南京中医学院（南京中医药大学）　编著

上海世纪出版（集团）有限公司
上海 科 学 技 术 出 版 社　出版、发行
（上海市闵行区号景路159弄A座9F-10F）
邮政编码201101　www.sstp.cn
上海光扬印务有限公司印刷
开本 787×1092　1/16　印张 17.25
字数：280 千字
2018 年 1 月第 1 版 2025 年 1 月第 6 次印刷
ISBN 978－7－5478－3782－5 / R·1500
定价：48.00 元

出版说明 ▶

20世纪50年代始,我国中医药高等院校相继建立,当时尚无规范统一的教材可供使用,于是南京中医学院(现南京中医药大学)组织了一批造诣精湛、颇孚众望的中医药学专家,将多年来的读书、备课笔记及资料加以整理修改,并听取多方面意见后著成教学参考资料,由上海科学技术出版社等多家出版社相继出版。这批教参的出版创国内中医药院校之先河,亦是此后各类、各版教材的重要参考,含金量颇高。由于时代相隔较长,现在这批经典教参踪迹难觅,很多读者求索无门。

基于此,我社组织南京中医药大学相关学科力量和专家学者,重刊此系列教参,并以"中医教·学经典备课笔记"为丛书名出版。本套丛书的主要特点:一是内容精粹,经典实用,原汁原味地再现了20世纪五六十年代我国高等中医教学工作实际,同时也反映了老一代中医药大家的学术观点、教学经验,对当今中医后学有极大的参考价值。二是文字简洁精练,条理清晰,书中采用了大量图表的形式将重点进行扼要归纳,便于读者理解和记忆。同时,阅读本书,我们还可以从中领略到中医老校以及老一代中医大家在教学工作中集思广益、学风严谨、治学朴实、精雕细琢的可贵品质,以及为传承中医、编著岁月精品的崇高精神!

　　本次重刊的原则，我们除了以简体字版本呈现，并对原著中少数字词错误或体例不当之处给予一一修正，使质量更臻优良之外，基本上保持教参的原貌，不增加或发挥新的知识内容，以彰显原有特色。书中所记载的中药犀角，根据国发（1993）39 号、卫药发（1993）59 号文，属于禁用之列，书中所述相关内容仅作文献参考，在临证处方时请用相应的代用品。

　　我们殷切希望各位读者在阅读本丛书之后，对不足之处给予批评指正，也请给予我们鼓励和支持，我们将在此基础上，加倍努力地将更多、更好的医著整理出来，奉献给广大读者！

上海科学技术出版社

2017 年 8 月

前　　言 ▶

　　我院整理付梓的"教学参考资料"，计有内经、金匮、伤寒论和温病四种。这套资料，原是我院各有关教研组教师的备课笔记。后经我院第一期教研班和各期进修班的同学，在课堂学习和备课试教的过程中，吸取各方面的意见，加以修改整理，油印成册。1958年，这套资料，又经我院第二期教研班的同学作了一次修改整理，始由我院各有关教研组审阅定稿。

　　由于我院第一期教究班，曾将《内经备课资料》的一部分发表于1958年6月号《中医杂志》，同年9月，本资料又展出于北京"全国医药卫生革命展览会"。因此，有很多兄弟院校，一再来函，建议出版，以适应当前中医教学事业发展的需要。因而不揣谫陋，将这套资料出版供读者参考。由于我们水平有限，教学经验不足，这套资料在内容上存在的缺点和错误一定很多，诚恳地希望各有关方面给予批评和指正。

　　这套资料是根据我院编写出版的各科教材编写而成的，内容是按照我院课时计划进行决定的。如其他兄弟院校取之作为教学参考时，可以根据实际需要，加以取舍。

南京中医学院

1958 年

目 录 ▶

总　　纲

　　《伤寒论》是后汉张仲景所著,原名《伤寒杂病论》,是一部既有理论,又有丰富临床经验的中医学经典。本书序文中说:"余宗族素多,向余二百,建安纪年以来,犹未十稔,其死亡者,三分有二,伤寒十居其七……乃勤求古训,博采众方,撰用《素问》《九卷》《八十一难》《阴阳大论》《胎胪药录》……"从这一段话,我们就可以知其理论与经验的丰富了。

　　《伤寒论》以"三阴三阳""六经"作为辨证的纲领,是从《素问·热论》六经分证的基础上,进一步充实发展而来的证候分类方法,但和《素问·热论》的六经并不完全相同。《素问·热论》的六经是指实证和热证,有如本论的三阳证,没有虚证和寒证。《伤寒论》则概括寒热虚实而言,此为两者的异同点,也是仲景师古而不泥古,把理论与实践相结合的科学观点。

　　《伤寒论》既以六经的三阴三阳辨证,所以首先有必要讨论阳证和阴证的鉴别。

一、阳证和阴证初起正局

　　原文第 7 条　病有发热恶寒者,发于阳也;无热恶寒者,发于阴也。发于阳,七日愈;发于阴,六日愈;以阳数七、阴数六故也。

　　[提示]　辨别阳证和阴证的大纲。

[讨论]

（1）证候分析：如图 1-1。

发热恶寒——发于阳
无热恶寒——发于阴 }辨别阳证和阴证的基本原则

图 1-1 辨别阳证和阴证的基本原则

发热与无热，是本条辨证的关键。但注家对发于阴、发于阳的认识不一致，兹分别在下面讨论。

（2）对发于阴、发于阳的讨论，大概别之有两大类。

1）病发于阳，指三阳；发于阴，指三阴——程应旄等。

程氏说："发热恶寒者，阳神被郁之病，寒在表而里无寒，是从三阳经为来路也；无热恶寒者，阴邪独治之病，寒入里而表无热，是从三阴脏为来路也。"

2）病发于阳，指太阳之发热者；发于阴，指太阳之无热者——方有执等。

方氏说："凡在太阳，皆恶寒也。发热恶寒者，中风即发热，以太阳中风言也……风为阳，卫中之，卫亦阳，其病是起于阳也；无热恶寒者，伤寒或未发热，故曰无热，以太阳伤寒言也，发于阴者，言寒为阴，营伤之，营亦为阴，其病是起于阴也。"

以上两说，究竟谁是谁非呢？我们的意见，两说并不矛盾，因为以阴阳辨证，既适用于六经，也适用于太阳。以六经说，发热恶寒的是发于三阳，尤以太阳为切合，因为三阳皆发热，而太阳的热型是"发热恶寒"，阳明的热型是"但热不恶寒"，少阳的热型是"往来寒热"。无热恶寒者，是发于三阴，尤以少阴为切合，因为太阴病有手足温，厥阴病有寒热往复，而少阴病则无热恶寒。虽然麻黄附子细辛汤证、麻黄附子甘草汤证有反发热者，但属于太阳少阴两感之证，非单纯的少阴病。若以太阳而论，则太阳中风起病即发热恶寒，是为病发于阳；太阳伤寒，初起有未发热者，即为病发于阴。

"六日愈""七日愈"，是疾病预后的推测，乃根据伏羲氏的河图"水火成数""阴阳奇偶"等推演而来，这种推断，只言一般，亦不是肯定的。例如：天一生水，地六成之；地二生火，天七成之。阴——水——成数为六（偶数），阳——火——成数为七（奇数）。

水的成数是六，水属于阴，所以说阴数六；火的成数是七，火属阳，所以说阳数七。

阳证和阴证,虽然有一定脉证作区别,但病邪深入,每有阳极似阴、阴极似阳等假象,所以辨别寒热之真假,有讨论之必要。

二、寒热真假辨

原文第 11 条　病人身大热,反欲得衣者,热在皮肤,寒在骨髓也;身大寒,反不欲近衣者,寒在皮肤,热在骨髓也。

[提示]　寒热真假的辨证原则。

[讨论]　本条所说的"皮肤""骨髓"是一种对待之词,主要是说明表面现象和内在本质:皮肤——浅——外,骨髓——深——内。

表面现象易假易惑,内在本质每多真情(图 1-2)。我们应该怎样辨别寒热的真假呢? 主要是根据脉证。

身(皮肤)大热 } 真寒假热证　　身大寒 } 真热假寒证
反欲近衣　　　　　　　　　反不欲近衣

图 1-2　辨别寒热的真假

欲与不欲,是病人的内在病情的表现,也是本条辨证的关键,但是仲景只示人以一端,单从欲与不欲来决断病情还是不够的。在临床上应从其他佐证加以证实。例如:①寒证——不渴,渴不欲饮,喜近炉火,喜人偎抱,小便自利,脉浮取有余,沉取不足,舌胖嫩,苔滑润等。②热证——口渴,喜冷饮,扬手掷足,厥而手足心热,溲赤热痛,脉浮沉皆有力,舌绛,苔燥黄。

以上举例,寒证或热证症状并非一应俱全,有时只具其中一部分。

上面讨论的阳证和阴证,寒热真假,只是一般的原则,为了具体解决问题,还必须结合六经证状作进一步的分析。下面我们按六经的次序,首先研究"太阳病"。

太　阳　篇

概　说

1. **太阳病的性质**　属表,属热,属实(阳证)。

太阳主一身之表,统理皮肤营卫,外邪侵袭,太阳首当其冲,所以当外感病初起之时,由于正气卫外而产生的证状,都表现在体表方面,因而属于表证;而且是正气亢盛,阳气奋发的表证,所以又是属热、属实的阳性证候。

2. **太阳与六经的关系**　如图2-1。

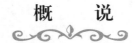

太阳 $\begin{cases} \rightarrow 阳明 \\ \rightarrow 少阳 \\ \rightarrow 三阴(与少阴关系尤为密切) \end{cases}$

图2-1　太阳与六经的关系

太阳是六经的藩篱,因此它和各经都有关系。从传经方面说,太阳病既能传入阳明,又能传入少阳,也可能直接传入三阴,尤其与少阴关系最为密切。如果阳气虚弱,外卫功能不固,太阳表热证又可以转为不发热只恶寒的少阴虚寒证;所以说"太阳之里,即是少阴""实则太阳,虚则少阴",这些理论,都是古人在不断实践中所获得的结论。

一、太阳病脉证治法大纲

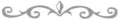

（一）太阳病脉证提纲

原文第 1 条　太阳之为病,脉浮头项强痛而恶寒。

[提示]　太阳病之总纲。

[讨论]　前面已经讲过,太阳主一身之表,为六经之藩篱,所出现的表证,就是太阳病。至于它的脉证特征、发病原因如下。

（1）太阳病主要脉证:脉浮,头项强痛而恶寒。这里所述的脉证,只是太阳病的主要证象,所以称为总纲。以后凡条首冠有"太阳病"三字,即包含此种证状。

（2）太阳病的病机:太阳病为什么会出现这些脉证呢? 它的病机如图 2-2。

$$
\left.\begin{array}{l}
\text{脉浮——正气卫外,阳气浮盛所致}\\
\text{头痛项强——头为三阳之总会,项为太阳之通}\\
\quad\quad\text{路,风寒外束,太阳经气不舒}\\
\text{恶寒——卫阳被遏,阳不外达}
\end{array}\right\}
\begin{array}{l}
\text{外邪侵入,正气卫外,}\\
\text{阳气浮盛(当有发热)}
\end{array}
$$

图 2-2　太阳病的病机

太阳病的病机既然是这样,但是否每一个人得了太阳病都是出现这些脉证而一成不变呢? 上面说过,这只是它的主要脉证,由于病者体质不同,感受的病邪不同,就会有其他的复杂证状并见。所以仲景把太阳病分别为伤寒、中风、温病三种不同病态的类型。

（二）中风伤寒脉证

原文第 2 条　太阳病,发热汗出,恶风脉缓者,名曰中风。

原文第 3 条　太阳病,或已发热,或未发热,必恶寒,体痛呕逆,脉阴阳俱紧者,名曰伤寒。

[提示]　指出中风、伤寒脉证之区别。

[讨论]

（1）什么叫太阳中风? 即具有第 2 条之脉证:脉浮、头痛、项强、发热、汗出、恶风、脉缓等,称为太阳病中风证。

"恶寒"与"恶风",一般说没有什么区别,严格地说,也有它不同之处:"恶风"是当风则恶,若居密室之内,帏帐之中,则坦然自舒。"恶寒"则虽不当风亦啬啬然而恶也。"脉缓"即脉浮而缓,因"太阳病"三字中已包括脉浮,故知其脉缓为浮缓。"缓"即宽柔和缓的意思,不是作迟缓解释。

(2) 什么叫太阳伤寒? 太阳伤寒即具有第 3 条之脉证。但应该有"无汗"一证。因其证恶寒、体痛、脉浮紧,则为寒邪外束可知,寒邪外束,肌腠必致密而无汗,且第 35 条麻黄汤证明言"无汗",与之互相参照自可明白。脉浮紧是对脉浮缓而言,其脉象紧张,非如缓脉之宽柔和缓。关于太阳中风、伤寒的病机,以后分别在第 12 条和第 35 条讨论。但在这里必须说明:所谓"中风",是指外感热病中的一种证候,与猝然倒地、口眼喝斜之中风不同。所谓"伤寒",是指太阳伤寒而言,与书名《伤寒论》之广义伤寒不同;广义伤寒是包括多数外感热病的整个病程,而太阳伤寒只是外感热病初期证状中的一种证候类型。

(3) 中风与伤寒的主要鉴别点,如图 2-3。

$$
太阳病
\begin{cases}
中风——自汗,脉浮缓(表虚证) \\
伤寒——无汗,脉浮紧(表实证)
\end{cases}
$$

图 2-3　中风与伤寒的主要鉴别点

(三) 温病风温脉证

原文第 6 条　太阳病,发热而渴,不恶寒者,为温病。若发汗已,身灼热者,为风温。风温为病,脉阴阳俱浮,自汗出,身重,多眠睡,鼻息必鼾,语言难出。若被下者,小便不利,直视失溲;若被火者,微发黄色,剧则如惊痫时瘈疭,若火熏之,一逆尚引日,再逆促命期。

[**提示**]　温病脉证及其误治病变。

[**讨论**]

(1) 什么叫太阳温病? 太阳病,发热而渴不恶寒者,为温病。

上面说过,太阳病有三种类型,前面只讨论了中风、伤寒的区别,而温病与中风、伤寒又有什么不同呢?

(2) 温病与中风、伤寒的主要鉴别点

1) 证状 $\begin{cases} 中风、伤寒——发热恶风寒,不渴 \\ 温病——发热不恶寒,口渴(热甚伤津) \end{cases}$

伤寒中风是感风寒之邪,必由表传里(阳明)方化热口渴;而温病感受温热之邪,初起即易化燥伤津,所以初起即口渴不恶寒,但也有恶寒的,不过程度上很轻微,时间短暂,病人不甚感觉。

2) 治疗 $\begin{cases} 中风伤寒——辛温发散 \\ 温病——辛凉解表 \end{cases}$

如果温病误用辛温药发汗,就会造成坏病,它的后果怎样呢?

3) 误治病变:如图 2-4。

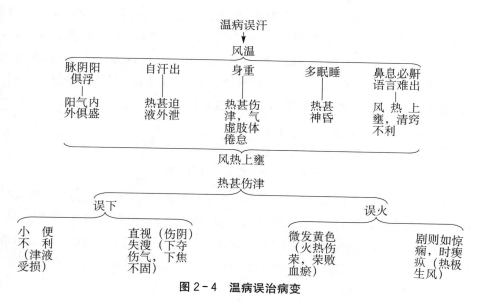

图 2-4 温病误治病变

"多眠睡"是一种昏睡状态,并不像常人的熟睡。"鼻息必鼾,语言难出"是由于风热上壅鼻窍室塞,所以呼吸而作鼾声;热甚津伤,气机迟滞,故语言不利。"难出"是说话吃力,并不是说不出话。"小便不利,直视"由于风温再经误下,重伤津液,所以小便少。两目之濡养,根源于肾,误下津伤,两目失养,所以直视。"失溲",《史记仓公传》:"人不得前后溲。"即大小便失禁之意。"微发黄色",由于误用火攻,火热伤营,营败血瘀,被热蒸灼,郁而为黄色。"时瘛疭",由于误火,火攻过甚,病情亦剧,两阳相灼,热甚津伤,热极则生风,津伤则筋脉失养,所谓水不涵木,势必发为抽搐。若再用火熏发汗,则热愈炽,而津愈伤,阳极阴竭。所谓

"阴阳离决,精气乃绝",不死何待!

总之,太阳病,法当汗解,中风、伤寒治宜辛温,而温病则宜辛凉,概不可下,尤忌火攻。但这是指单纯表证而言,若表里兼病,则又有可下者。在什么情况才可攻下呢?讨论如下。

(四)汗下缓急辨

原文第 90 条 本发汗,而复下之,此为逆也;若先发汗,治不为逆。本先下之,而反汗之,为逆;若先下之,治不为逆。

[**提示**] 本条言汗下先后之应用原则。

[**讨论**] 从本条所说"先汗""先下"可以体会是表里俱病,且为实证。所谓"本发汗而复下之,此为逆也",其意思是表证急,虽然有里证(不大便、腹微满等),也应该先发汗,这是一般治疗原则。所谓"本先下之,而反汗之为逆",意思是里证急时虽仍有一二表证,也当先下,不必机械照着常规,这是表里兼病的变法。我们应该通常达变,庶不致误。怎样辨别是表证急还是里证急?如图 2-5。

表证急——表证严重,津伤未甚,脉浮者——宜先汗 ⎫
里证急——里证严重,津伤已甚,脉沉者——宜先下 ⎬ 表里俱病属实者之治法

图 2-5 汗下先后之应用原则

所谓"表证严重",即头痛发热、恶风、身疼等较重,而虽有里证的不大便、腹微满等,但病人津伤未甚,舌苔虽黄而犹润,且脉仍浮,病尚有外向之机,当顺其趋势而汗之。所谓"里证严重",即腹满、便秘、谵语或目睛不了了等已具,且津伤已甚,舌苔焦黄无津而脉沉,病邪绝大部分已结于里,此时虽有一二表证,也不可汗,汗则津愈伤,祸不可言。

上面我们谈过,太阳病有三种不同病态的类型。此外它还有两种不同的转归,哪两种转归呢?就是"传经"与"不传经"。

二、传经、不传经、欲解时

原文第 4 条 伤寒一日,太阳受之,脉若静者,为不传。颇欲吐,若躁烦,脉数急者,为传也。

原文第5条　伤寒二三日,阳明、少阳证不见者,为不传也。

[提示]　此两条根据脉证,探测病之传变与否。

[讨论]　病的传与不传,其原因是比较复杂的,大概与受邪之轻重、体质之强弱、治疗之是否得当有密切之关系。但什么叫"传经"呢?

(1) 什么叫传经,所谓"传经",就是外感病的发展演变,从这一经的证候发展为另一经的证候,按其形式,不外以下两种,如图2-6。

$$传经\begin{cases}循经而传——按六经次序相传,如太阳传阳明\\越经而传——不按六经次序相传,如太阳传少阳\end{cases}$$

图2-6　传　经

循经越经,仅是前人的一种说法,临床诊断,当以证状为主,这些名称不必拘泥。

此外尚有"直中""合病"和"并病"(参看《伤寒论释义》"六经的传变")。

(2) 如何认识太阳病传与不传?

不传经——脉静,无阳明证(不恶寒、反恶热、躁烦等)、少阳证(口苦、咽干、目眩、颇欲吐等)。

传经——脉数急,有阳明证(不恶寒、反恶热、躁烦等)、少阳证(口苦、咽干、目眩、颇欲吐等)。

所谓"脉静",即脉搏和缓平静,虽有太阳病的头痛、恶寒等,而脉无甚变化,说明病邪甚轻。"脉数急"数有传阳明之势;"急"即弦数,病有传少阳之势。"躁烦"是将传阳明。"颇欲吐"即喜呕的意思,病将传少阳。这些都是太阳病将传未传的辨证关键,如果已出现"阳明证"或"少阳证",那就明显而易识别了。

"伤寒一日""伤寒二三日"等日数,是根据《素问·热论》"一日巨阳受之,二日阳明……"等而来。仲景示人以脉证断病,日数仅供参考,是师古而不泥古。

"传"视其传向那一经,若传阳明,照阳明法治疗,若传少阳,照少阳法治疗,以后分别在各篇论述。但不传的结果怎样呢? 可以自愈,其自愈的情况怎样呢?下面讨论。

原文第10条　风家,表解而不了了者,十二日愈。

[提示]　本条言中风自愈之期。

[讨论]　"风家"——谓中风的人,或一向易患中风的人(此种人体质较弱)。(图2-7)

风家表解——太阳中风证已罢
不了了——精神尚未了然清爽 ｝正气未复,宜将息调养,不须服药,约十二日愈

图2-7　中风自愈之期

为什么要十二日才愈呢? 六日为一候,七日为太阳主气之期,其病当愈;不愈者,正为表解而不了了,所以须再过一候,五脏正气回复而愈。

仲景凡用"而"字,皆示人以重点,如大青龙证"不汗出而烦躁",烦躁就是大青龙汤的辨证关键;又如小青龙证"干呕发热而咳","咳"就是小青龙汤证的重点。此条"表解而不了了",则不了了也是重点,就是在于辨证。若表解而了了者,当然是七日而愈了。

太阳病伤寒的自愈期怎样呢? 我们的意见,还是照原文第7条,初起有发热证的七日愈,无发热的六日愈。因已发热,说明受邪较重,故愈期也较迟缓。但太阳病为什么会自愈呢? 下面讨论。

原文第8条　太阳病,头痛至七日以上自愈者,以行其经尽故也。若欲作再经者,针足阳明,使经不传则愈。

〔提示〕　太阳病自愈之理及预防传经之法。

〔讨论〕

(1) 太阳病七日何故自愈? 行其经尽故也。对"行其经尽",我们应如何理解呢?

(2) 行其经尽的讨论:对行其经尽的看法,注家认识不一致,大约分为两大类:①日传一经,六日传尽六经——方有执等。②行其太阳本经——周扬俊等。

以上两种说法,谁是谁非呢?

柯氏反对前者,而同意后者。理由是:①仲景《伤寒论》无日传一经之说。②未有传至三阴,尚有头痛之理。③"行其经尽",不是"传"。④其经指本经。我们认为周、柯之说为是。《内经》"七日太阳病衰,头痛少愈",可以证之。

(3) 太阳病自愈,何以单指头痛? 头为三阳的总会,凡太阳病进退,以头痛的减轻与否,较为显著(当然头痛愈,则脉浮、项强、恶寒等证亦愈。仲景提出以头痛为主要而已)。

(4) 欲作再经,何以要针足阳明? 太阳传里,阳明受之,针足阳明的"三里"穴,以泄其经热,使经不传则愈。

上面已经谈了太阳病的愈期,但它在什么时间自愈呢?

原文第9条 太阳病,欲解时,从巳至未上。

[提示] 本条说明太阳病愈时及天人相应之理。

[讨论] 六经皆有欲解时,太阳从巳到未,阳明从申到戌,少阳从寅到辰,太阴从亥到丑,少阴从子到寅,厥阴从丑到卯。三阳解于昼,三阴解于夜(半夜以后),三阳从寅到戌(十八小时),三阴从亥到卯(八小时)。其所以三阳占十八小时,三阴占八小时,正因为阳道常饶、阴道常乏的缘故,即所谓阳常有余,阴常不足。天道是这样,人禀天道之气,为小天地,也未尝不是这样,此即"天人相应"之理。此条的主要精神是告诉我们:欲知太阳病将解,须在巳至未的时间去观察,此时若头痛减轻,为病欲解。

小 结

(1) 凡脉浮头项强痛而恶寒者,谓之太阳病。

(2) 太阳病有三种类型:中风、伤寒、温病。

(3) 太阳病脉若静者为不传,伤寒二三日无阳明少阳证者亦不传,反之脉数急,颇欲吐或躁烦者为传也。

(4) 太阳病自愈之期:太阳伤寒已发热者约七日愈,未发热者约六日愈,中风亦然,但表解而不了了者,约十二日愈。其将欲解之时,宜从巳至未的时间去观察,其所以自愈的理由,以太阳本经行尽之故,欲作再经,针足阳明三里穴以预防。

三、桂枝汤证

(一)桂枝汤证正局

原文第13条 太阳病,头痛,发热,汗出,恶风,桂枝汤主之。

(本条为桂枝汤的主证)

原文第12条 太阳中风,阳浮而阴弱,阳浮者,热自发;阴弱者,汗自出;啬啬恶寒①,淅淅恶风②,翕翕发热③,鼻鸣,干呕者,桂枝汤主之。

（本条补述原文第2条之中风证，两条参看，对中风的脉证更加明晰）

原文第95条 太阳病，发热汗出者，此为营弱卫强，故使汗出，欲救邪风者，宜桂枝汤。

[**提示**] 此三条说明桂枝汤证的病因、主证、主脉及病机。

[**词解**] ① 啬啬恶寒：是怕冷的形容，"啬"，悭吝怯退之貌。

② 淅淅恶风：是洒淅然而怕风的形容，即淅然而畏怕的现象。

③ 翕翕发热：翕翕是轻附浅合之貌，如以鸟羽附于皮肤，有轻度温和之热，形容热之轻浅，与阳明热病的蒸蒸发热不同。

[**讨论**]

（1）病因：邪风（《内经》云：虚邪贼风，避之有时）。

（2）主证：头痛、发热、汗出、恶风。

（3）主脉：阳浮而阴弱。

（4）病机：如图2-8。

$$\left.\begin{array}{l}\text{头痛项强——略（见太阳总纲病机）}\\ \text{发热——正气卫外，阳气浮盛，即阳浮而热自发}\\ \text{汗出恶风——肌腠疏，玄府不固，故汗出而恶风}\\ \text{鼻鸣干呕——风热上壅，气逆则呕，窒息则鼻鸣}\end{array}\right\}\text{营弱卫强}$$

图2-8 桂枝汤证的病机

肌腠疏，玄府不密，且阳气浮盛向外，而迫液外出，故自汗出。汗出，肌疏，不胜风寒外袭，所以恶风。

（5）治疗：桂枝汤主之。

（6）方解：如图2-9。

$$\left.\begin{array}{l}\text{桂枝——辛温，温通卫阳，解肌，去在表之风邪}\\ \text{芍药——酸苦微寒，益阴和里，固在内之营阴}\\ \text{生姜——味辛，佐桂枝解表}\\ \text{大枣——甘味，佐芍药和里}\\ \text{甘草——甘平，和中，合大枣和养胃气，为发汗之资}\\ \text{啜热粥——助汗}\end{array}\right\}\text{滋阴和阳调和营卫解肌发汗}$$

图2-9 桂枝汤方解

本方为发汗之轻剂，只适用于汗出之表虚证，或伤寒汗后宜之。

（7）服法：①温复取微汗，以遍身漐漐汗出为佳。②中病即止，不必尽剂。③若不汗，可改进服法：a. 不汗出，更服，依前法。b. 仍无汗，后服可小促其间，半日许令三服尽。c. 病仍在，可更作服。

原文第53条 病常自汗出者，此为营气和。营气和者，外不谐，以卫气不共营气谐和故尔！以营行脉中，卫行脉外，复发其汗，营卫和则愈，宜桂枝汤。

［提示］ 申述汗出之原因，不在营而在卫。

［讨论］ 上面第95条说汗出的原因由于营弱，此条则说卫不和营，怎样区别呢？如图2-10。

本条：常自汗出——营气和外不谐，是卫阳不固 ┐
第95条：发热汗出——营弱卫强，是阴不内守 ┘ 调和营卫——宜桂枝汤

图2-10 汗出的原因

此条有部分注家主张为杂病，非外感（如柯韵伯等）。此说未必定论，还待研究。兹提出补充意见于下，以供参考。

此条云"常自汗出""复发其汗"，可知其原为太阳病，经发汗后，脉浮、头项强痛、恶寒等证已去，故条首不冠"太阳病"三字，其证仅常自汗出耳，不然，怎么说复发其汗。如果此意见正确的话，则此条乃汗后病解，惟营卫尚未和谐而自汗的调治法。

原文第54条 病人藏（脏）无他病，时发热自汗出而不愈者，此卫气不和也。先其时发汗则愈，宜桂枝汤。

［提示］ 太阳病汗后余邪未尽之调治法。

［讨论］ 藏，里也。"藏（脏）无他病"即谓里和能食，二便如常，足见其发热自汗，为病仍在表，里气尚和。但病情与第95条有所不同。

本条是：时发热汗出——有休止时，太阳证已经治疗，表证已轻。

第95条是：发热汗出——无休止时，太阳证未经治疗，表证显著。

由于情况不同，所以虽然都用桂枝汤调和营卫，而其运用方法应该变通灵活，宜乘未发热之时，先行发汗，因为此时邪势未作，正气占胜，是祛除病邪的有利时机。

本条与上条皆太阳病发汗后的调治法，此不言太阳病者，亦与上条同意。

原文第42条 太阳病，外证未解，脉浮弱者，当以汗解，宜桂枝汤。

［提示］ 指出脉浮弱是为本条辨证要点。

[讨论] 如图2-11。

外证未解——头痛、发热、恶寒等症未罢 ⎱
脉浮弱——即阳浮而阴弱 ⎰ 宜桂枝汤

图2-11 太阳病，外证未解

"太阳病，外证未解"，是伤寒外证未解还是中风外证未解呢？注家多以为太阳中风证未解。但也有认为是伤寒证未解的，理由是：

（1）本条原列太阳中篇，此篇自第31条葛根汤证起，即叙述太阳伤寒一类证治（本条列小青龙汤下），其云太阳病外证未解，似指伤寒而言。

（2）仲景凡脉证与方证相对者，曰主之。与方证不完全相对，有商酌之处者曰宜。临时应变，以应其机，然后观其脉证，再作处理，曰与，而此曰宜。若太阳中风证未解，而脉浮弱，当曰桂枝汤主之，此"宜"字则失当。

如果此意见正确的话，则此条当是太阳伤寒，经发汗之后，表证未解，但脉不浮紧而浮弱（为营气不足），故宜桂枝汤。我们认为桂枝汤之用，要以自汗脉浮弱为凭，中风、伤寒不必强分。

原文第44条 太阳病，外证未解，不可下也，下之为逆。欲解外者，宜桂枝汤。

[提示] 表里兼病的一般治法。

[讨论] 如图2-12。

但有表证——解表 ⎱
但有里证——攻里 ⎰ 表里兼病——先表后里

图2-12 表里兼病的一般治法

原文第90条云，"先汗后下，或先下后汗"，是说明表里兼病的变法，是一般的常法，我们应当通常达变，庶不致误。

小结

桂枝汤的主症，是头痛发热，汗出恶风。它所以产生这些证状，主要的病机是营弱卫强。营弱，则阴不内守；卫强，则阳气浮盛，所以发热而汗自出。肌腠疏，风邪外束则恶风，以其发热，风热上壅，故头痛、项强、鼻鸣而干呕。

桂枝汤的灵活运用方法：

（1）太阳病，发汗后，表证已解，惟卫气不和而常自汗出者可用，有时间性的宜在未发热之时，先行发汗。

（2）太阳病，发汗后，表证仍在，脉不浮紧而是浮弱的当用。

（二）桂枝汤证变局

原文第 15 条 太阳病,下之后,其气上冲者,可与桂枝汤,方用前法。若不上冲者,不得与之。

[**提示**] 误下后,根据正气抗病趋势而决定治法。

[**讨论**]

（1）辨证:误下之后,如何观察正气抗病的趋势? 主要从证状分析,如图2-13。

太阳病,误下后 { 1. 表邪仍在——正气抗邪于外 } 复与桂枝汤
{ 2. 其气上冲——正气抗邪于上 }
{ 3. 表邪内陷——则成结胸,协热利,痞证

图 2-13 太阳病,误下后

本证即从第二种情况,观察病的趋势,以决定桂枝汤的运用。其气上冲,可与;不上冲者,不可与。

（2）注家对"其气上冲"的看法不一,约有以下三种,如图2-14。

其气上冲 { 1. 作气逆解
{ 2. 作头痛、恶寒等表证解(如丹波氏"太阳经气上冲,为头项强痛等证")
{ 3. 作奔豚解

图 2-14 其气上冲

以上三种说法,各有见地,但以第三种的可能性较少。总之,太阳病误下后,正气有向上向外之机,仍宜从表而解。且当表邪将陷未陷之际,一时表证或不并见,而仅有气上冲现象,不久,表证当仍出现,故可用桂枝汤;若表证气上冲等全然不见,为表邪已陷,就不可用桂枝汤了。

原文第 56 条 伤寒,不大便六七日,头痛,有热者,与承气汤。其人小便清者,知不在里,仍在表也,当须发汗。若头痛者,必衄,宜桂枝汤。

[**提示**] 指出表里兼病的辨证关键,从而决定汗下之法。

[**讨论**] 我们怎样知道表里兼病? 头痛发热是表证,数日不大便是里证;但也有数日不大便而仍属表证的,也有里证而有头痛发热的,应该加以辨别。

（1）辨证:如图2-15。

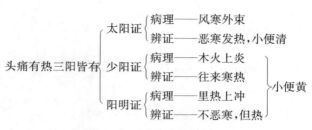

图 2-15　头痛有热的辨证

除了小便和热型之外，更可从脉搏上辨别，如表证脉浮，里证脉沉。

（2）治疗：如图 2-16。

$$不大便六七日，头痛有热\begin{cases}小便清——表证，宜桂枝汤\\小便黄——里证，宜承气汤\end{cases}$$

图 2-16　头痛有热的治疗

应该用哪一个承气汤？根据这里的证候，应该用调胃承气汤。

"头痛者必衄"一句，应当在"宜桂枝汤"句下解，这是倒装笔法，意思是说不大便六七日，头痛甚有热，而小便清的，宜桂枝汤。如头痛甚的有衄血的可能，因里热甚，所谓阳气重故也，并不是衄后还用桂枝汤。"必"字不可作肯定解。

原文第 45 条　太阳病，先发汗不解，而复下之，脉浮者不愈。浮为在外，而反下之，故令不愈。今脉浮，故在外，当须解外则愈，宜桂枝汤。

[**提示**]　太阳病虽经误下，脉浮者，仍从表治。

[**讨论**]　此条分两个内容：①太阳病——脉浮者不愈。说明太阳病不应该下（与原文第 44 条同义）。②浮为在外——宜桂枝汤。说明太阳病虽经误下，脉仍浮者，仍当解表。

太阳伤寒，发其汗，汗出不解而脉浮者，宜桂枝汤解外，不可下，下之为逆。虽下未成逆者，为正气胜，其脉仍浮，仍宜桂枝汤。

根据"发汗不解"可知仍有表证，因上两条强调辨证，此则强调辨脉。因此"气上冲""小便清""脉浮"等皆辨证关键。

原文第 57 条　伤寒，发汗已解，半日许复烦，脉浮数者，更可发汗，宜桂枝汤。

[**提示**]　伤寒汗出余邪未尽，因而复烦，仍宜汗解。

[**讨论**]　伤寒发汗已解——太阳证已罢，热退脉平。

复烦,脉浮数——余邪未尽,正与邪争。

治疗:宜桂枝汤解表,否则表证必将复现。

太阳伤寒未解,为什么宜桂枝汤,而不宜麻黄汤?因已经发汗,不可再用峻汗的麻黄汤,恐发汗太过,导致伤津或亡阳的变证。

原文第24条 太阳病,初服桂枝汤,反烦不解者,先刺风池、风府,却与桂枝汤则愈。

〔提示〕 说明汤药与针刺合用的优越性。

〔讨论〕 如图2-17。

初服桂枝汤——不得汗(病重药轻)表不解
反烦不解——邪不外达,正邪相争 ｝先刺风池、风府,泄其经热——复与桂枝汤

图2-17 汤药与针刺合用

所谓"初服桂枝汤",即一剂分三服,第一服为初服,初服不得汗,所以表不解;其所以反而增烦的原因,并不是初服桂枝汤的错误,乃病重而药力不及的关系。这时宜先刺风池、风府,泄太阳经之邪热,使病势减轻,再给桂枝汤,便汗出而愈。如果不用针刺,仍服桂枝汤也可愈,只是病人烦热更甚,增加病人的痛苦和恐惧,合用刺法,就可以避免这些瞑眩现象,其优越性也就在此。

风池在耳后发际陷中(约入发际一寸),左右各一,主大风、中风、伤寒、疟疾等。

风府在项后入发际一寸,大筋内宛宛中,太阳经脉连于此。

四、桂枝汤禁例

(一)脉紧无汗禁

原文第16条(下半节) 桂枝本为解肌,若其人脉浮紧,发热汗不出者,不可与之也。常须识此,勿令误也。

〔提示〕 无汗不得用桂枝汤。

〔讨论〕 脉浮紧,发热无汗——表实证,宜麻黄汤;若误用桂枝汤——衄血,心烦,懊侬。

脉浮缓,发热自汗——表虚证,宜桂枝汤;若误用麻黄汤——厥逆筋惕肉瞤。

表实证,误用桂枝汤,不得汗,反而阳亢,阳盛则衄,或为心烦懊憹。

表虚证,误用麻黄汤,汗出过多,则亡阳而厥逆,伤阴,筋肉失养而筋惕肉瞤。

(二)酒客禁

原文第 17 条 若酒客病,不可与桂枝汤,得之则呕,以酒客不喜甘故也。

[提示] 湿热素盛之体,不得用桂枝汤。

[讨论]

(1)什么叫酒客病?酒客,平素嗜酒之人;病,即病中风。

(2)酒客中风,何以不可与桂枝汤?酒客胃多湿热,桂枝汤辛甘温散,助热碍湿,且其不喜甘,故得之则呕。

桂枝汤原非吐剂,且方中有生姜,具止呕作用。其所以得之则呕,正由于上述原因。得之则呕,则药不能入,故不得与之。

附:临床上也有酒客服桂枝汤不呕者,以其不恶甘故也,此种病人,可与之。若平素恶甘者,陆渊雷谓"去甘枣加葛花、枳椇子",可作参考。

(三)服汤吐者禁

原文第 19 条 凡服桂枝汤吐者,其后必吐脓血也。

[提示] 温药伤阴的预后判断。

[讨论]

(1)服桂枝汤,何以会吐?这是胃中素有湿热(经常有胸满痛、欲吐等),今复患外感,且与宿疾并发,里有湿热,不适于辛温之剂,因而作吐。

(2)服桂枝汤何以会吐脓血?桂枝辛温,与内热相搏,久则伤及营血,故服后每有吐脓血之患。后的意思是不一定指当时也。

小结

　　桂枝汤的灵活运用方法,在前章已讨论了一部分,指出太阳病汗后,表证已解,而常自汗出,或发热汗出者,可用桂枝汤调理;又伤寒汗后,表证仍在,而脉浮弱者,亦宜用之。今又在桂枝汤变局中更作了进一步的讨论,凡属以下几种情况者,均可使用本方。

（1）太阳病，误下后，其气上冲的。

（2）表里兼病，而小便清的。

（3）太阳病，误下之后，表证仍在，其脉仍浮的。

（4）伤寒汗后，病解半日许，复烦，脉浮数的。

除此以外，还要注意桂枝汤的禁证：①脉紧无汗。②酒客不喜甘者。③服汤后吐者。如果对以上所述桂枝汤的主证、变证以及禁忌证，能有明确的了解，那么桂枝汤的运用也就基本上掌握了。

五、桂枝汤类证变法

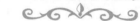

（一）桂枝加厚朴杏子汤证

原文第 18 条 喘家作，桂枝汤加厚朴杏子佳。

[提示] 宿有喘疾，又病中风之治法。

原文第 43 条 太阳病，下之微喘者，表未解故也，桂枝加厚朴杏子汤主之。

[提示] 误下表未解而微喘之治法。

[讨论] 此两条同样有桂枝汤证，又同样有喘证，虽然发病的过程不同，一为素有宿疾，一为误下致喘。然而总的机制还是一致的，因而治疗同样用桂枝加厚朴杏仁汤。

喘家中风——外感引动宿疾而喘。

误下微喘——邪未内陷，正气上逆。

一是外感风邪，兼有湿痰而喘；一是下后邪未内陷，正气上逆，和第 15 条下后气上冲的病机相同。因此都用桂枝汤解外，复加杏仁定喘，厚朴宽中下气。

（二）桂枝加葛根汤证

原文第 14 条 太阳病，项背强几几，反汗出恶风者，桂枝加葛根汤主之。

[提示] 桂枝汤证兼项背强之治法。

［讨论］

（1）太阳病,何以会项背强。

项背强的原因:①太阳经脉循项背而行,风寒侵入,经气不舒。《内经》:"邪入于输,腰脊乃强。"②津液不上达,太阳经脉失于濡养。

（2）项背强加葛根的理由:葛根其气轻浮,能鼓舞胃气上行以生津液。

《本经》云"葛根能起阴气",张洁古说"葛根升阳生津",就是输送津液的意思。

（3）方组讨论:本方之麻黄,当有错误,以汗出不当用麻黄,否则与葛根汤无别。方后云"不须啜粥",亦以啜粥为佳。

（三）桂枝麻黄各半汤证

原文第 23 条 太阳病,得之八九日,如疟状,发热恶寒,热多寒少,其人不呕,清便欲自可,一日二三度发,脉微缓者,为欲愈也;脉微而恶寒者,此阴阳俱虚,不可更发汗、更下、更吐也;面色反有热色者,未欲解也,以其不得小汗出,身必痒,宜桂枝麻黄各半汤。

［提示］ 邪微表郁,宜小发汗证治。

［讨论］ 本条应分四节看,太阳病,一日二三度发是总冒(即以下三者的共同证状)为第一节。"脉微缓者,为欲愈也"为第二节,是从脉象来判断其病欲自愈。"脉微而恶寒……更吐也"为第三节,从脉证判断其病为表里两虚,不可再用汗、吐、下三法(本方亦在所禁)。"面色反有热色"以下为第四节,即本方的主治证。为了把它分析清楚,在下面分别讨论。

（1）本证:①太阳病(脉浮、头项痛)八九日如疟状,发热恶寒,热多寒少。②一日二三度发,面色反有热色,身必痒。

（2）病机:如疟状一日二三度发——邪正斗争现象。如图 2-18。

热多寒少——正气已见回复(热多)病势渐微(寒少)
面有热色——阳气怫郁在表   } 邪衰正亦微——治宜小汗
身痒——汗欲出不得出,邪郁肌表

图 2-18 病机(桂枝麻黄各半汤证)

"如疟状"即寒热休作,是邪正斗争的现象,正气奋起,与邪斗争,阳气浮盛,所以发热;正气退,邪留肌表,风寒外束,所以恶寒。

"热多寒少"，发热为正气卫外的现象，热多，说明正气渐盛，恶寒乃风寒外束，寒少说明邪已衰微。然而病已八九日，邪轻正气也衰，所以寒热进退不已，而病不愈。因此虽有恶寒证，也不能用麻黄汤峻汗，只宜小汗法的本方。

"面色反有热色"，由于阳气怫郁不得越，热炎于上，所以微呈赤色。"身痒"是邪郁肌表，欲汗不得汗的表证，我们在劳动中将出汗时，皮下作痒，也是这个原理。

（3）辨证：如图2-19。

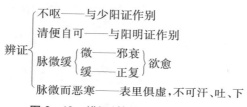

图2-19　辨证（桂枝麻黄各半汤证）

"不呕"，寒热如疟，很像少阳热型，但少阳多呕，此不呕，且有太阳证，可以别之。

"清便自可"（清，圊字简写，厕所也），即大便正常，与阳明之腹满便秘作别。

"脉微缓"，微脉，虚寒证有之，但必沉而无神，此微而脉缓（从容和缓）是邪衰正复的脉象，所以为欲愈。

"脉微而恶寒"，即脉既沉微无神，恶寒甚，而发热反少，这是阳虚的脉证，虽有表证，不可以本方发汗，宜桂枝加附子汤。

（4）治疗：桂枝麻黄各半汤。

（四）桂枝二麻黄一汤证

原文第25条　服桂枝汤，大汗出，脉洪大者，与桂枝汤如前法。若形似疟，一日再发者，汗出必解，宜桂枝二麻黄一汤。

［提示］　服桂枝汤后的两种转变。

［讨论］

（1）辨证：如图2-20。

服桂枝汤（尚有中风证）｛大汗出，脉洪大（汗不如法，病仍不解），无烦渴者——桂枝汤
寒热如疟（服桂枝汤，汗出不解）——宜桂枝二麻黄一汤

图2-20　服桂枝汤后的两种变证

大汗出,脉洪大,是白虎汤的脉证,何以要用桂枝汤呢?因无烦渴,而表证仍在,故仍用桂枝汤,使邪达表,如果病势继续发展,则有趋入阳明之可能,可参看原文第26条的辨证和治疗。

中风证,服桂枝汤病不解,形如疟,日再发,与上桂枝麻黄各半汤证病情相似。为什么不与桂麻各半汤而用本方呢?在下面方义中说明。

(2)方义:本方用桂枝汤解表,因有恶寒表邪之征,故佐麻黄以汗之。但无面色赤、身痒,为表邪不甚,比上证更轻,故麻黄的剂量用得更少。

(五)桂枝二越婢一汤证

原文第27条 太阳病,发热恶寒,热多寒少,脉微弱者,此无阳也,不可发汗,宜桂枝二越婢一汤。

[提示] 太阳病表邪未透,里有郁热之治法。

[讨论] 太阳病:①寒热如疟,热多寒少(微烦渴者)——可发汗,宜本方。②脉微弱(表阳虚微)此无阳也——不可发汗。

"微烦渴",以方测证,本方用石膏,当有微烦、口渴等证。但与大青龙证不同。彼表里寒热俱甚,此则表证轻,里热亦微(参看原文第38条大青龙汤证)。

"宜桂枝二越婢一汤"句,当在热多寒少句下解,并不是无阳不可发汗而反用本方。

以上三方,都有太阳病寒热如疟等证状,但表邪较甚者(面有热色,身痒),宜桂麻各半汤;表邪轻者,宜桂枝二麻黄一汤,表邪虽轻,而兼里热,证见微烦口渴者,宜桂枝二越婢一汤。

有桂枝汤证而兼喘息者,主以桂枝加厚朴杏仁汤,兼见项背强几几者,则加葛根。

小 结

(1)凡脉浮头项强痛而恶寒者,谓之太阳病(凡条文中有"太阳病"三字,即包括此条脉证)。

(2)太阳病列有三种病态类型——中风、伤寒、温病。

(3)太阳病脉若静者为不传,伤寒二三日无阳明、少阳证者,亦为不传;

反之,脉数急,颇欲吐,或烦躁者,为传也。

(4) 太阳病自愈之期——太阳伤寒有发热者七日愈,无热者约六日愈,中风亦然,但表解而不了了者,约十二日愈。其将愈欲解之时,宜从巳至未时观察。其所以愈的理由,以行太阳本经尽故也。如果欲作再经,针足阳明之三里穴,以预防之。

(5) 桂枝汤的主证——头痛、发热、汗出、恶风。

(6) 病机——风邪伤卫,卫强而营弱,营弱则阴不内守,卫强则不密,故汗出,阳气浮越则头痛、项强、发热,肌腠疏则恶风。

(7) 桂枝汤的主要功能——调和营卫,解肌发汗。

(8) 表证的治疗原则——外证未解,不可攻下,下之为逆,当先解外。

(9) 有关辨证和治疗规律:① 辨证,误下后气上冲——正气驱邪向上向外,小便清者——邪热在表,尚未传里,解外宜桂枝汤。② 治疗规律,汗后脉浮,表未解,邪仍在表,宜本方(桂枝汤)。伤寒汗后,余邪未尽,复烦,可发汗,宜桂枝汤。

(10) 桂枝汤三禁:①脉浮紧,发热汗不出。②酒客中风。③服桂枝汤吐者。

(11) 太阳病误下后微喘或喘家中风——桂枝汤加厚朴杏子。

(12) 太阳中风,兼见项背强者——桂枝汤加葛根。

(13) 太阳寒热如疟:①表邪较甚者(面有热色,身痒)——桂麻各半汤。②表邪轻者(无面有热色,身痒)——桂二麻一汤。③表邪虽轻,而兼里热,证见微烦微渴者——桂二越一汤。

六、麻黄汤证

(一)麻黄汤证正局

在未讨论原文之前,我们先回忆太阳病脉证治法大纲中指出太阳病有中风、伤寒之分。仲景以有汗脉缓的称为中风,主用桂枝汤,前章已作详尽的叙述。对于伤寒的证状,第 3 条原文指出:"太阳病,或已发热,或未发热,必恶寒,体痛,呕逆,脉阴阳俱紧者,名为伤寒。"这句话纲领性地说明了伤寒的主要证状。现在这一部分更为具体地提出了太阳伤寒的脉证及其治疗;但是必须和第 3 条原文前后互参,才能对本证的证治有全面的认识。

原文第 35 条 太阳病,头痛,发热,身疼,腰痛,骨节疼痛,恶风无汗而喘者,麻黄汤主之。

[**提示**] 太阳伤寒的证治。

[**讨论**]

(1) 证候:头痛发热——(外感风寒一般证状)为阳气向上向外。

身疼腰痛,骨节疼痛——为寒邪闭表,经气郁束不舒(较桂枝汤证更为严重,因太阳经被寒邪所束,营气不利)。

恶风无汗而喘——卫阳被遏,腠理闭塞,肺气上逆。因表闭则卫气不伸,不能御寒,故恶风。营气不能通达于表,玄府不通,则无汗。喘与无汗有密切关系,因肺主皮毛,皮毛为寒邪所遏,邪气不得外泄,肺气不能宣通,故无汗而喘。

本条虽未提及脉象,但从无汗来看,可知脉必浮紧,与第 3 条"脉阴阳俱紧"互参,更加可以证实了。因寒主收引,营阴郁闭,所以脉紧与无汗,在一般伤寒,常同时并见。因而这两个证状也是本证的辨证关键。

(2) 病机:从以上证状来看,本证的病机为风寒外束,卫阳外闭,营阴内郁,而成表实之证。不言恶寒而言恶风者,因恶风与恶寒不能截然分开,伤寒可以见恶风,中风可以见恶寒,也就是指出中风与伤寒的辨证不在于恶风与恶寒的分别,应该以有汗无汗去分辨表虚与表实。

麻黄汤证与桂枝汤证的区别:桂枝汤证脉缓自汗,为卫阳浮盛、营阴内弱;麻黄汤证脉紧无汗,为卫阳外闭、营阴内郁。

(3) 治疗:开腠理,驱寒邪,是太阳伤寒的主治法则,所以用麻黄汤的发汗峻剂。

(4) 方解:如图 2-21。

(5) 调剂和服法的注意点:①先煎麻黄去上沫。《名医别录》:"沫令人烦。"

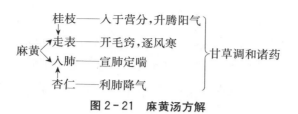

图 2-21　麻黄汤方解

②覆取微汗——这是本方服法的关键,若不温覆,则发汗不能遍身絷絷。③不须啜粥——麻黄汤是发汗峻剂,毋须啜粥,不比桂枝汤是调和营卫剂,非啜粥以助其药力不可。

原文第 51 条　脉浮者,病在表,可发汗,宜麻黄汤。

原文第 52 条　脉浮而数者,可发汗,宜麻黄汤。

[提示]　补充麻黄汤证脉象。

[讨论]　脉浮为病在表,太阳脉浮数是表有热,前面讨论了脉浮紧是麻黄汤证主脉,今脉浮和浮数仍用麻黄汤发汗,这又是什么原因呢? 我们认为必须将本证条文融会贯通,才能全面领会。同时根据条文"可发汗"可见本证必然无汗,也就是说太阳病无汗表实,即使脉浮或浮数,也可用麻黄汤发汗。

刘宏璧说:"但浮不紧何以知其表寒实也,必然无汗始可发也,脉数何以知其未入里也,以脉兼浮故可汗也。"

(二)麻黄汤证变局

原文第 37 条　太阳病十日以去,脉浮细而嗜卧者,外已解也,设胸满胁痛者,与小柴胡汤,脉但浮者,与麻黄汤。

[提示]　说明太阳病十日以去的三种转归。

[讨论]　太阳病十日以去的三种转归:①脉浮细而嗜卧者——外证已解,正胜邪去,趋向自愈。②设胸满胁痛者——转入少阳,与小柴胡汤。③脉但浮者——邪仍在表,与麻黄汤。

(1)太阳病经过十日以上,脉象不见浮紧而见"浮细",证状不见发热、恶寒、头痛、身疼,而见嗜卧,这是正胜邪去以后的疲乏现象,病机向愈的良好转归。

(2)如果外证虽解,而见胸满、胁痛的证状,说明病邪转入少阳,应从少阳论治,宜用小柴胡汤。

(3)如十日以后,其脉但浮不细,汗不出,热不退,则知表证仍在,宜用麻黄汤发汗。

本条的精神实质,是指出太阳病经过一个阶段,可能有以上三种转归,同时提出了三种不同的处理方法。可见仲景是如何细致地辨证施治。

还要补充说明,脉浮细而嗜卧,往往与少阴病的但欲寐、阳明病的嗜卧近似,应该辨别。

(4) 辨证:脉浮细而嗜卧与少阴"但欲寐"、阳明"嗜卧"的区别。①少阴病但欲寐——神气萎疲的朦迷状态(非熟睡),脉微细——虚寒。②阳明病嗜卧——神昏气粗,大热大渴,脉洪大——里热。③本证的嗜卧——熟睡状态,舒适而卧,脉浮细——向愈。

原文第 46 条　太阳病,脉浮紧,无汗,发热,身疼痛,八九日不解,表证仍在,此当发其汗,服药已微除,其人发烦目瞑,剧者必衄,衄乃解,所以然者,阳气重故也,麻黄汤主之。

原文第 47 条　太阳病,脉浮紧,发热,身无汗,自衄者愈。

原文第 55 条　伤寒,脉浮紧,不发汗,因致衄者,麻黄汤主之。

[提示]　此三条都说明太阳表实证与衄血的关系。

[讨论]　汗解与衄解的关系:汗与血同属营阴所化,本是同源异名,且心主血,汗为心之液,所以《内经》说:"夺血者无汗,夺汗者无血。"可以看出汗与血既是异名同源,因此,在某种情况下,太阳表实证往往可以从衄而解。在什么情况之下呢? 在外不得汗、营气内郁、阳气上盛的情况下,则往往衄血。故古人称为红汗,这就是汗解与衄解的关系,原文第 46 条,就是说明不从汗解而从衄解的病证。

第 46 条:本文分两段讨论,总的精神是说明服麻黄汤后,不从汗解而从衄解。

第一段:"太阳病,脉浮紧,无汗,发热,身疼痛,八九日不解,表证仍在,此当发其汗,麻黄汤主之。"(麻黄汤主之句应接在"此当发其汗"下),这主要说明,太阳表实仍在,用麻黄汤发汗从汗而解。

第二段:"服药已微除,其人发烦目瞑,剧者必衄,衄乃解,所以然者,阳气重故也。"这一段说明服麻黄汤后表证稍为减轻,但见病人发烦(身热心烦),目瞑(目闭而眩),这是阳气上盛表现,即仲景所说阳气重故也。"剧者必衄"说明阳气极盛,热逼血上逆妄行而衄。总之,其引起鼻衄的原因,是表邪不能尽从外解,因而阳气上盛而致衄;但衄血也是热邪外泄的表现,故衄血而病减。

第47条:说明太阳表证可以自衄而解。

原因与上条相同:为邪热随衄血向外泄,故愈。

第55条:说明失汗致衄,衄后表实未除,可以再用麻黄汤发汗。

表实证没有能及时发汗,势必邪郁更甚,阳气上盛而导致鼻衄,如果邪热能从血分外泄,也就热退病愈。但是表邪郁闭比较重的,即使出了衄血,也可能表证依然不解,此时宜用麻黄汤开表发汗,即邪从外解。不过,衄血之后,引起变证的也不在少数,因此,衄后不解,再行发汗,必须具备再汗的条件,才能使用。

具备了以下三种条件,表实证仍在、确无里热、阴气未伤,才能确断其衄血原因是寒邪外闭,郁热上盛,而用麻黄汤发汗。

若衄后出现了里热证状,这是阳热亢盛,迫血妄行之证,在治疗上辛温发汗就在禁忌之例,而应该考虑清降里热的方法。

若衄血后,阴气已伤,也不宜再用汗法,汗之则阴气更耗,水不制火,必致造成阳亢阴竭的变证。治疗方法宜乎滋阴凉血。

七、麻黄汤禁例

(一)尺中脉迟禁、误下尺中脉微禁

原文第50条 脉浮紧者,法当身疼痛,宜以汗解之,假令尺中脉迟者,不可发汗,何以知然,以营气不足,血少故也。

原文第49条 脉浮数者,法当汗出而愈,若下之,身重心悸者,不可发汗,当自汗出乃解。所以然者,尺中脉微,此里虚,须表里实,津液自和,便自汗出愈。

[提示] 以上两条,根据尺脉的迟或微,测知里虚而禁汗。

[讨论]

(1)第50条:指出尺中脉迟是营血不足,所以不可发汗。尺中——尺脉,尺以候阴,尺脉迟为阴亏血少,若用麻黄汤发汗,则以汗夺血更伤其阴。

(2)第49条:尺中脉微——阳气虚衰,身重心悸——气虚不运,心阳不振。根据第49条脉证,可知病者阳气已虚,如更发其汗,并虚其表,则里无护卫,必然会导致亡阳之变。本证的治疗,唐容川主用桂枝加附子汤,可参考。

（二）胃家寒禁

原文第 89 条　病人有寒，复发汗，胃中冷，必吐蛔。

[提示]　素体中虚里寒者禁汗。

[讨论]　说明素体中虚有寒的病人，中阳已经不足，如反发其汗，则损伤阳气，胃中虚冷更甚，蛔失温养而蠢动，必致发生吐蛔。吐蛔为胃寒证。胃中寒——中阳不足——必吐蛔。

治疗：古人用理中汤加乌梅丸。

（三）咽喉干燥禁、淋家禁、疮家禁、衄家禁

原文第 83 条①　咽喉干燥者，不可发汗。

原文第 84 条②　淋家，不可发汗，汗出必便血。

原文第 85 条③　疮家虽身疼痛，不可发汗，发汗则痉。

原文第 86 条④　衄家不可发汗，汗出必额上陷，脉急紧，直视不能眴，不得眠。

[提示]　此四条为津亏血弱阴分不足者禁汗。

[讨论]　第 83 条：咽喉干燥者（肺胃津液不足），误汗，咳喘咽痛，甚则吐脓血。

第 84 条：淋家（肾阴久亏，膀胱有热），误汗，小便出血。

第 85 条：疮家（营血久亏），误汗，痉。

第 86 条：衄家（阴虚火旺），误汗，额上陷，脉急紧，直视不能眴，不得眠。

[词解]　① 第 83 条：咽喉干燥者，为肺胃津液不足，若发汗则津液更伤，咽喉干燥益甚，为咳为咽痛，甚则吐脓血，变证百出。

② 第 84 条：淋证长久不愈，非但下焦蕴有湿热，肾阴必然亏损，若发汗，肾阴更伤，导致小便出血。

③ 第 85 条：疮家虽身疼痛，为痈疽，脓血流溢，损伤阴气，营血不足，筋脉失于濡养，若发汗，重伤血液，势必血虚生风，必发抽搐为痉。

④ 第 86 条：衄家经常衄血，大多阴虚火旺体质，若发汗则血液更枯竭，经络干涩，而为额上陷，脉急紧，直视不能眴，虚火更旺而为不得眠。

这里要补充说明：前面第 55 条"因致衄者，麻黄汤主之"，本条衄家又提出禁

汗,实因两者的原因不同。本条为营血不足阴虚火旺,素有衄血病人——不可发汗。第 55 条为表邪郁遏不得外泄,阳盛体实病人——故可发汗。

(四)亡血家禁

原文第 87 条 亡血家,不可发汗,发汗则寒慄而振。

[提示] 亡血家不可发汗。

[讨论] 亡血为大量失血。气随血亡而衰乏,必然气血两亏,若强发汗,则阴气不足而阳气更微,故寒战振慄。

尤在泾说:"阴亡者,阳不守,亡血复汗,寒慄而振者,阴气先虚,而阳气后竭也。"

亡血家(气血两虚)——误汗寒慄而振(阳气衰微不能支持而寒战噤慄)。

(五)汗家禁

原文第 88 条 汗家①,重发汗,必恍惚心乱②,小便已阴疼③,与禹余粮丸④。

[提示] 汗家不可发汗。

[词解] ① 汗家:卫阳素来不固的人,重发汗则心肾两阳皆虚。

② 恍惚心乱:心阳虚则恍惚心乱——心神动荡不能自持(阳亡神散),神虚意乱不能自主。

③ 小便已阴疼:肾阳虚则小便已阴疼——虚阳上越,下焦无阳,气弱不利,茎中涩痛。

④ 禹余粮丸:禹余粮丸方见《伤寒杂病论义疏》介绍作参考。

禹余粮四两　人参三两　附子二枚　五味子三合　茯苓三两　干姜三两

蜜丸如梧桐子大,每服 20 丸。

小结

(1)麻黄汤证脉证及机制。①主证:头痛发热,身疼腰痛,骨节疼痛,恶风(恶寒),无汗而喘。②主脉:浮紧。③辨证:无汗,脉浮紧(表实)。④病机:卫阳外闭,营阴内郁——表实。

(桂枝证:卫阳浮盛,营阴内弱——表虚)

(2)麻黄汤作用:驱寒邪,开腠理,宣肺定喘。

（3）一般服麻黄汤后，汗出而解，阳气盛者亦可从衄而解。

（4）失汗致衄，衄而表实不解者，宜麻黄汤解表。

（5）麻黄汤禁例九条，总的精神不外中寒、里虚、津亏、血少者禁止发汗。

八、麻黄汤类证变法

麻黄汤类证变法其主要者，有大青龙汤、小青龙汤以及葛根汤证，三者之间，在病理机转上虽都属表实证，但也有很大差异。现在讨论如下。

（一）大青龙汤证

原文第 38 条　太阳中风，脉浮紧，发热恶寒，身疼痛，不汗出而烦躁者，大青龙汤主之。若脉微弱，汗出恶风者，不可服之，服之则厥逆，筋惕肉𥆧，此为逆也。

[提示]　说明大青龙汤的主证主脉，并指出阳虚表不固者禁用，及误汗后的变证。

[讨论]　"脉浮紧发热恶寒，身疼痛不汗出"是很明显的麻黄汤证。而"烦躁"一证，乃本条之所特有，原因是风寒外束，热邪内郁，不能外越，故烦躁乃作也。

陶节庵说："烦乃热轻，躁乃热重也。"所谓烦躁者，先发烦而渐至躁；所谓躁烦者，先发躁而后发烦也。

（1）病机：从以上的讨论，可知本条之病理机转是风寒之邪外袭于表，火热之邪闭郁于里所致。

（2）辨证："烦躁"是六经病皆有的证状，而本证之烦躁，乃是与阳明、少阴之辨证要点。

阳明烦躁——无表寒但有里热，多汗，脉洪大或沉实有力，由于阳热独盛所致。

少阴烦躁——有但欲寐,吐利,脉微细欲绝,是阴盛格阳之证。

本证烦躁——外有寒邪,里有郁热,无汗脉浮紧,乃风寒外束,热不得泄所致。

(3)治疗:大青龙汤。

(4)误治后的变证:大青龙汤是治疗无汗、烦躁之表实里热证,如汗出恶风脉微弱,乃表里俱虚之证,若误用大青龙汤,则阳亡于外,阴耗于内,故有厥逆、筋惕肉眴等之变证。

误治变证:①厥逆——阳主四末,阳亡于外,不能布及四肢。②筋惕肉眴——不但阳亡于外,且津液外泄,阴竭不得滋养筋肉,阳虚不能温养筋脉。

[参考资料] 注家对于大青龙汤的运用,有两种不同的看法,如许叔微、方有执说:"麻黄寒伤营,桂枝风伤卫,大青龙汤两伤营卫。"而尤在泾则持不同的意见,他说:"桂枝主风伤卫则是,麻黄主寒伤营则非,盖有卫病而营不病者矣,未有营病而卫不病也。至于大青龙汤证,其辨不在营卫两病,而在'烦躁'一证,其立方之旨,亦不在并用麻桂,而在独加石膏。"

我们认为许叔微等的说法是不够全面的,因为外邪侵卫是由表而里,而营行脉中,卫行脉外,营内而卫外,未有营病而卫不病之理。所以还是尤在泾的说法比较切当。总之,对于桂枝、麻黄、大青龙三方的脉证,应该是有汗脉缓的称桂枝汤证,无汗脉浮紧的称麻黄汤证,无汗脉浮紧而烦躁者称大青龙汤证。

原文第39条 伤寒脉浮缓,身不疼,但重,乍有轻时,无少阴证者,大青龙汤发之。

[提示] 指出大青龙汤的另一脉证,并和少阴身重作出辨证。

[讨论]

(1)大青龙汤证的主证已见上条,本条乃属表寒之轻证,现根据证状分述如下。

脉浮缓,身不疼但重——虽感风寒而较轻浅,且里已蕴热,故脉不浮紧身不疼痛。

柯韵伯说:"寒有轻重,伤之重者,脉阴阳俱紧而身疼,伤之轻者,脉浮缓而身重。"

乍有轻时——尤在泾说:"邪气在或进或退之时,故身体有乍轻、乍重之候也。"

（2）辨证：本条的见证，极易与少阴病中之"四肢沉重"混淆，故提出"乍有轻时，无少阴证者"，为辨证之关键。

大青龙汤轻证——脉浮缓，身重，乍有轻时（属实）。

少阴证——脉微细，但欲寐，四肢经常沉重，这是阴盛阳虚（属虚）。

（3）治疗：大青龙汤。

1）方解：麻黄汤——发散在表之寒邪，加石膏——清除内部之邪热，表里双解。

2）服法注意：①一服得汗即停后服，再服则汗多亡阳，以致可见怕风、不得眠、烦躁等虚脱状态。②汗出过多者，宜以温粉扑之。

附　温粉方（《千金方》）

功用：止汗。

药品：煅龙骨、煅牡蛎、生黄芪各三钱，粳米粉一两。共研细末。

用法：和匀，以稀疏绢包，缓缓扑于肌肤。

（二）小青龙汤证

原文第40条　伤寒表不解，心下有水气，干呕发热而咳，或渴，或利，或噎，或小便不利，少腹满，或喘者，小青龙汤主之。

原文第41条　伤寒心下有水气，咳而微喘，发热不渴，服汤已渴者，此寒去欲解也，小青龙汤主治之。

[提示]　外有表寒里有水饮的证治。

[讨论]

（1）本条的证候，我们认为钱潢的解释比较切当中肯。钱潢说："喘咳者水寒伤肺而气逆也。"《内经》云："形寒饮冷则伤肺。"以肺主皮毛，寒邪在表，水气停蓄，故伤肺气也；或利者，水寒伤胃而下流也；或噎者，本气寒邪，窒碍胃中，气不通行也；或渴或小便不利者，水寒闭于中焦，则下焦之阳气，不得上腾而为津液故渴，上焦之清气不得下降而为渗利，其升降之气化不行，故小便不利而小腹满也。（图2-22）

$$
小青龙汤证
\begin{cases}
主证主脉
\begin{cases}
脉——弦紧 \\
证——干呕发热咳喘
\end{cases} \\
或然证——渴利小便不利而小腹满
\end{cases}
表有寒邪里有水饮
$$

图2-22　小青龙汤证

至于"服汤已渴者"是指服小青龙汤之后,水寒已去,且发热之后,津液未回,所以有口渴证。

(2) 鉴别:大小青龙汤证的鉴别。

相同点:表里两病,寒邪外闭。

不同点:大青龙汤证——热闭于里,表证为多,只烦躁是里证。小青龙汤证——饮伏于内,里证为多,只发热形寒是表证。

(3) 治疗:小青龙汤。

1) 方解:本方为桂枝汤之变法,去大枣之甘腻,加麻黄以开玄府,半夏化饮止呕,细辛、干姜、五味子镇咳祛痰,为治表寒而里有水饮双解之剂。

2) 加减法:水饮到处流动,既能上窜犯肺,又能停滞于中而犯胃,更能下趋膀胱,故用药宜注意加减法。渴去半夏加花粉,微利去麻黄加荛花,噎去麻黄加附子,小便不利、少腹满去麻黄加茯苓,喘去麻黄加杏仁(若表闭而喘则不必去麻黄)。

(三) 葛根汤证

原文第31条 太阳病,项背强几几,无汗,恶风,葛根汤主之。

[提示] 表实证而项背强几几的治疗。

[讨论]

(1) 无汗恶风——太阳表实之症。

(2) "项背强几几"是本证的特征,其原因详桂枝加葛根汤证。

(3) 辨证

1) 与桂枝加葛根汤证的鉴别:桂枝加葛根汤证——脉浮缓汗出,属于表虚。本证——脉浮紧无汗,属于表实。

2) 与麻黄证的鉴别:①相同点——发热、恶风、无汗、脉浮紧。②不同点——麻黄汤证有喘而无项背强几几。本证无喘而有项背强几几。

(4) 治疗:葛根汤。

1) 方解:葛根味甘气凉,能升胃中津液上行,以滋养筋脉而舒其牵引,麻、姜开玄府腠理之闭塞,发汗解表,少佐桂、芍以和营,同甘草、大枣以和里,为开表逐邪轻剂。

2) 葛根汤是否阳明经药? 后世有人认为葛根汤是阳明经药是值得讨论的。阳明病为里热实证,多津液受伤,故立白虎、承气,以清之或下之,以急救津液。葛根虽具有升津作用,但不能清实热而存津液,如阳明燥热证用之,反使津液更亏,阳热愈炽。所以我们认为葛根汤,用之治太阳、阳明合病,下利之偏于表者则可(合病篇详细介绍);如认为即阳明经药,是不够切当的。

小 结

（1）大青龙汤证

1）证状:发热,恶寒,无汗,烦躁,身疼或不疼但重,乍有轻时。

2）病机:风寒外束,闭热于里。

3）辨证要点:①太阳表证,不汗出而烦躁。② 无少阴证。

4）治疗:宜大青龙汤,发汗泄热,两解表里。

（2）小青龙汤证

1）证状:发热而咳,微喘干呕。

2）病机:表寒外干,水饮内停。

3）辨证要点:太阳表寒,发热喘咳。

4）治疗:宜小青龙汤,辛温解表,化饮降逆。

（3）葛根汤证

1）证状:发热恶寒,头痛,无汗,项背强几几。

2）辨证要点:无汗,恶寒,项背强几几。

3）治疗:开表逐邪,舒缓项背筋脉,宜葛根汤。

九、蓄 水 证

上面我们已经讨论了桂枝汤证、麻黄汤证、大小青龙汤证、葛根汤证等,这些都属于太阳经证,其病变主要表现于体表为多。如果经证影响及于其腑,则称之为腑证。病邪偏重于经络,所以称为表证、经证,病邪偏重于腑,所以称为里证、腑证。太阳腑证分为蓄水证和蓄血证两大证型,现在分别讨论于下。

原文第 71 条 太阳病,发汗后,大汗出,胃中干,烦躁不得眠,欲得饮水者,少少与饮之,令胃气和则愈。若脉浮小便不利,微热,消渴者,五苓散主之。

[提示] 蓄水证和汗后伤津胃中干的辨证和治法。

[讨论] 本条分为两节解释。

"太阳病……令胃气和则愈"为第一节,说明大汗伤津,致胃中干的证治。

"若脉浮……五苓散主之"为第二节,说明太阳蓄水证的主证,也就是"五苓散"的主证。

(1) 病因:太阳表邪入腑,热与水结,膀胱气化失职。

太阳蓄水证的成因,是由于表邪传腑影响膀胱的气化作用,水气停滞下焦,不能输布而成。《内经》:"膀胱者,州都之官,津液藏焉,气化则能出矣。"

(2) 辨证:太阳病汗后口渴。

烦躁不得眠,欲得饮水,无脉浮微热等表证——病愈津伤。

脉浮,小便不利,微热,消渴——太阳膀胱蓄水。

太阳病发汗后,证见口渴,有属病将向愈的,是由于发汗后,表邪虽解而津液受伤,胃肠水分不足而需要适当的水分补给,虽然也有烦躁不眠、口渴、小便不利等证状,却没有脉浮、身热等表证,更没有烦渴身大热、脉洪大等阳明证,这是容易识别的。也有属于太阳蓄水证的,则有脉浮、微热等表证,又有消渴、小便不利等里证。两者的区别,主要是有无表证(身热)、表脉(脉浮)。

(3) 病机

1) 汗后津伤自愈证:太阳病,汗不如法,大汗出,伤津——胃肠干燥,心神失养,遂烦躁不眠而渴。

2) 太阳蓄水证:水饮停于下津液缺于上。

脉浮微热——太阳表证未净。

小便不利——膀胱气化受阻,水气不能通利。

消渴——气化失职,水饮停蓄,而津不输布。

太阳病,如果汗不如法,汗出过多,表证虽然可解,而造成了胃肠津液耗伤,影响心神得不到应有的精微濡养,故出现烦躁口干的证状。

太阳蓄水证所以产生脉浮微热等证,是由于汗后表邪未净,且膀胱的气化功能失职,水饮停于下焦,不能输布津液上达,所以出现上则消渴,下则小便不利等证。总的来说,是由于表邪未尽,水停于下,津乏于上的缘故。

（4）治疗

1）汗后津伤——少少与饮之，胃气和则愈。

2）太阳蓄水——解表利水，五苓散主之。

由于病情不同，处治的方法也各异，前者表证已解，病无传变，只要适当补给开水，胃肠得润，自然病愈，但胃气尚弱，不可多饮，多饮则反水化不停。后者表证未解，而水蓄于下，所以须用五苓散表里两解。

（5）方义：二苓、泽泻，淡渗利水，白术健脾行水，桂枝通阳解表。总之，五苓散有健脾利水、温通表阳的作用，阳气通调，则表证可解，且有助于气化转输，此所谓通里达表的方法。

太阳蓄水证，虽然以"脉浮，小便不利，微热消渴"等为主证，但有时也会进一步出现脉浮数、心烦或水入则吐、心下痞等证，所以下面几条，更作出补充说明。

原文第72条　发汗已，脉浮数，烦渴者，五苓散主之。

［提示］　补述上条脉证。

［讨论］　本条是上条脉证的补充说明，即除有上条证状以外，有时也不仅脉浮，而亦会出现浮数的；不仅消渴，也有出现烦渴的。仲景只提出这些不同的脉证，而省去了微热、小便不利等证是一种省笔法。但是这些证候和阳明经证相近似，在临床上应作出区别。

五苓散证烦渴——脉浮数，身热不高，小便不利，舌苔白滑。

白虎汤证烦渴——脉洪大，身大热，面赤，大汗出，舌质干燥。

原文第74条　中风发热，六七日不解而烦，有表里证，渴欲饮水，水入则吐者，名曰水逆，五苓散主之。

［提示］　叙述蓄水证的另一证状——水逆。

［词解］　"有表里证"。表证："脉浮或浮数，发热恶风汗出等"。里证："消渴或烦渴、小便不利、水入则吐"等。

［讨论］

（1）辨证：如图2-23。

太阳蓄水——太阳病发汗后，表证轻，无水入则吐
蓄水兼水逆——中风未经汗解，表证重，水入则吐 ｝表不解而气化失职——五苓散

图2-23　蓄水证辨证

太阳蓄水证或蓄水证见水逆，只不过病情轻重的不同，同样的有脉浮、身热、

口渴、小便不利等表里证状,由于前者是太阳病已经发汗,表证已轻微,且无水入则吐证状;后者则由于太阳中风,未经汗解,所以表证较重,除有中风证外,尚有水入则吐等证,尽管表里证轻重不同,而原因都是表不解而兼气化失职,所以在治疗上同样用五苓散主治。当然它们的病理变化,是有所不同的。

(2)病机:如图2-24。

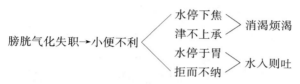

膀胱气化失职→小便不利 { 水停下焦 津不上承 } 消渴烦渴
{ 水停于胃 拒而不纳 } 水入则吐

图2-24 蓄水证病机

膀胱藏津液,气化则能出,而太阳之邪热,随经入腑影响膀胱的气化作用,所以水气不能通调,以致小便不利;而水蓄下焦,下焦水气不行,脾不转输,水气不得上腾而为津液,所以口渴;如水气进而影响到胃,胃中停水不化,则出现"水逆"现象。

总的来说,太阳蓄水证有得于发汗后的,也有得于太阳病未经汗解的,它的主要证候是脉浮、小便不利、微热消渴等表里证状。由于病情有轻重、体质有强弱的不同,因此,所出现的证状,不是机械的,有时会有脉浮数或心烦而渴、水入则吐等病变。而其总的原因,则是表不解兼膀胱气化不行,所以治疗上同样用五苓散主治。

在太阳病过程中,也有类似蓄水证的,在下面进行讨论,加以鉴别。

原文第73条 伤寒,汗出而渴者,五苓散主之;不渴者,茯苓甘草汤主之。

[提示] 五苓散证与茯苓甘草汤证的鉴别。

[讨论]

(1)辨证:汗出而渴,小便不利(水蓄下焦),五苓散主之。汗出不渴,心下悸(水蓄中焦),茯苓甘草汤主之。

本条文只提出"汗出而渴,五苓散主之"是省文,应该有脉浮(或浮数)、小便不利、微热消渴(或烦渴)等证。而茯苓甘草汤证与五苓散证,大致相同,所不同的主要是渴与不渴,此外茯苓甘草汤证尚有心下悸或呕逆等证。从厥阴篇第356条可知:"伤寒厥而心下悸,宜先治其水,当服茯苓甘草汤……"

(2)病机:水停心下(心下悸),胃中水蓄(中焦),脾之输化犹可,津液尚能上达,所以不渴。五苓散证,是水停下焦,气化不行,津液不得上布,所以口渴。而茯苓甘草汤证,是水停中焦,所以心下悸,但脾阳的输布虽弱,犹可维持一定的津液上达，所以不渴，因此不用白术、猪苓、泽泻等健脾利尿之品，而用生姜以温胃降逆。

此外，太阳蓄水证往往演变而影响水停心下，出现心下痞满等证，类似痞证，临证时也应该鉴别。

原文第 156 条 本以下之，故心下痞，与泻心汤，痞不解，其人渴而口燥烦，小便不利者，五苓散主之。

［**提示**］ 蓄水之痞与热结之痞的辨证。

［**讨论**］ 辨证：如图 2-25。

$$心下痞 \begin{cases} 按之濡，脉关上浮——痞证 \\ 脉浮，小便不利，身热烦渴——蓄水证 \end{cases}$$

图 2-25 蓄水之痞与热结之痞的辨证

本来是由于误下以后，以致心下痞，一般来说，应该是泻心汤证的，但是也间或有由于蓄水证而形成的。它们的辨证关键，在于小便不利，因为痞证是热结心下，绝不影响膀胱气化，不会有小便不利，关于痞证的详细证治，以后再作讨论。

此外还要与文蛤散证作出鉴别。

原文第 141 条 病在阳，应以汗解之，反以冷水潠之，若灌之，其热被劫不得去，弥更益烦，肉上粟起，意欲饮水，反不渴者，服文蛤散，若不差者，与五苓散。

［**提示**］ 太阳病误用水潠的病变及治疗。

［**讨论**］

（1）辨证：太阳病误用水潠，表证仍在更增皮肤粟起，烦而欲饮不渴——文蛤散。服文蛤散汗出不差者，脉浮，小便不利，微热口渴——五苓散。

病在表，虽然身壮热，也应该用汗解法发汗退热，不能用冷水潠或洗，误用之，不仅表证不去，邪热反而被冷水遏阻，皮上起粟粒而增烦，是由于热不外解的关系。热邪虽甚，津液未伤，所以欲饮而不渴，这时应当发汗解热，宜文蛤散，服后汗出而表邪未尽，又见五苓散证的，可与五苓散。

（2）方义：文蛤散，只文蛤一味，能生津止渴，利小便，无解表作用。柯韵伯、陆渊雷等认为当作"文蛤汤"颇有见地。

文蛤汤即大青龙汤去桂枝加文蛤，有发汗解表清热除烦止渴等作用。

原文第 127 条 太阳病，小便利者，以饮水多，必心下悸；小便少者，必苦里急也。

［**提示**］ 以小便利与不利，辨别水停部位。

[讨论] 辨证。

小便利,心下悸(水停在胃)——茯苓甘草汤。

小便少,少腹里急(水停下焦)——五苓散。

小便畅利而心下动悸,是水停在胃的证候,因胃内停水,胃气不得通畅,所以筑然而动悸,此外每有眩冒等证,治宜茯苓甘草汤。小便少而少腹急迫,是水停下焦,膀胱气化不利的象征,属五苓散证,但必须根据脉证。这里主要是辨知蓄水部位,叙证简单,所提出茯苓甘草汤和五苓散只可供参考。

小 结

（1）蓄水证原因：太阳病,邪热随经入腑,热与水结,膀胱气化失职。

（2）证状：脉浮或浮数,小便不利,微热消渴(或烦渴),汗出,或中风证不解,渴欲饮水,水入则吐。

（3）治疗：五苓散主之。

（4）辨证

1）太阳病发汗太过,肠胃津伤,烦躁不眠而渴,无表证及阳明证的,适当补给水分,可以自愈,不可与五苓散。

2）太阳表证汗解后,口不渴而心下悸的,是水停中焦,非太阳蓄水证,宜茯苓甘草汤。渴与不渴是辨证的关键。

3）太阳病,误以水渍、灌,表证仍在,无汗粟起,烦而欲饮不渴的,这时应当用文蛤散发汗清热,不可用五苓散;若服文蛤散汗出表仍未解,口渴而小便不利的,才是五苓散的适应证。

十、蓄 血 证

蓄血证是太阳府证的另一种类型,病因和蓄水不同,是邪热与瘀血互相搏结而成,但证有轻重之分,蓄血有新久的不同,因此在治疗上有宜用桃仁承气汤、抵当汤、抵当丸等各异。现在分别讨论如下。

原文第 106 条 太阳病不解,热结膀胱,其人如狂,血自下,下者愈。其外不解者,尚未可攻,当先解其外。外解已,但少腹急结者,乃可攻之,宜桃核承气汤。

[**提示**] 蓄血证的病因、证状及治疗步骤。

[**讨论**] 本条应该分两段讨论:"太阳病不解……下者愈"为第一段,主要说明蓄血证的来源及自愈证。"其外不解者……宜桃核承气汤"为第二段,说明蓄血证不能自愈的证状及治疗步骤。

(1)病因:太阳病不解,热结膀胱。

太阳病在经邪热不解,而随经入腑与血相搏。见"如狂,少腹急结"等证,是为热结膀胱。"膀胱"不是指贮尿的膀胱,而是下焦的通称。

(2)证状:其人如狂,少腹急结。

所谓"其人如狂"就是说还没有到发狂的程度,发狂则往往是乱说乱动、弃衣而走、登高而歌、踰墙越壁等狂妄现象,如狂则虽有妄言妄动,而不至于狂走;"少腹急结",就是少腹部有拘急结聚的感觉,这就是蓄血证的外候。

(3)病机:其人如狂——病入血分,上犯神明,甚则狂妄。少腹急结——瘀热互结,阻于少腹部。

蓄血证为什么会产生上述证候呢?

"其人如狂",是由于病入血分,上扰神明,而出现神识反常的病理现象,与热犯神明,发为谵语狂妄,证状虽同,而病机却不尽相同。"少腹急结",是由于瘀热互相搏结阻滞于少腹部所致。少腹,玉函作小腹,脐以上称为大腹,脐以下称为小腹。

(4)治疗:这条的治疗步骤分三种情况处理,如图 2-26。

$$太阳病其人如狂,少腹急结\begin{cases}血自下——自愈\\表证未解——先解表\\表证已解——桃仁承气汤\end{cases}$$

图 2-26 蓄血证的治疗

太阳蓄血证,由于病变的不同,治疗上当然也随之而异。以本条来说,它们的共同证状是:"有太阳表证,又有蓄血证的如狂,少腹急结。"如果大便自下血的,瘀热可借血行而外解,则表证可去,蓄血亦已,不须服药。因为药物虽有治病的作用,但也有影响正气的,今正气既能驱邪外出,自不须再用药治疗。假使无自下血的证状,说明邪无去路,表证仍在的,就应该根据病情,先进行解表,否则误用桃仁承气汤等攻下,就有表邪内陷,成为结胸证或痞证的不良后果。用什么方剂去解表呢? 根据《伤寒论释义》和《伤寒杂病论义疏》认为"当先解其外"句下,有"属桂枝汤证"五字,当然,桂枝汤具有解表和温通血行的作用,《素问·调经》:"血气者喜温而恶寒,寒则泣而不利,温则消而去之。"是可以选用的,但只可作参考,仍须结合当前脉证而决定。如果表证已解,只见"如狂,少腹急结"等证,那就可以用桃仁承气汤攻下之。

(5) 方义:桃仁承气汤即调胃承气渴加桃仁、桂枝。调胃承气汤,推荡瘀热下行,桃仁化瘀逐血,桂枝温通血脉。

总之,本方具有去瘀温通推荡的作用,其所以用桂枝,是取其温通血行,不是解表,所以条文叮咛,外解已但少腹急结者,才可用本方攻下。此外,本方适于新瘀血证,也不可不知。

本条是蓄血证轻而浅的治疗。

原文第 124 条 太阳病,六七日,表证仍在,脉微而沉,反不结胸,其人发狂者,以热在下焦,少腹当硬满,小便自利者,下血乃愈,所以然者,以太阳随经,瘀热在里故也,抵当汤主之。

[**提示**] 蓄血证深而重的治疗。

[**讨论**]

(1) 辨证:太阳病,脉微而沉,邪无向外之机,其人发狂,少腹硬满,里证急——久瘀。脉不微沉,尚有外向之机,其人如狂,少腹急结,里证未急——新瘀。

太阳蓄血证,初得病时,表证较重,脉仍浮的,虽然有如狂,少腹急结等证,而正气仍有驱邪向外之机,且瘀滞的时间尚浅,所以须照上条的治法,先解表,然后攻其瘀热。如果病情进一步演变,出现脉微而沉,且发狂,而少腹硬满,说明正气已无驱邪外向的动机,而病情偏重于里,所以虽然仍有表证,也应该先攻其里,这是治疗上的变法,不能机械于先表后里的常规。如狂与发狂、少腹急结与硬满以及脉沉微与否,轻重各不相同,是两者辨证关键。少腹急结是以人感觉小腹部挛急支结不舒,按之虽有微痛紧张之象,但不硬满,是瘀血新结不甚的腹证。少腹硬满则不仅病人感觉满,而且成为有形有物的硬,按之痛甚而有物。

此外少腹满的原因也很多,在诊断上须加以鉴别。

(2) 鉴别

1) 大结胸证——从心下至少腹硬满而痛不可近。

2）阳明府实证——内有燥屎，绕脐痛，小便黄赤。

3）水结膀胱——少腹里急，小便不利。

（3）治疗：抵当汤主之。

（4）方义：水蛭逐恶血久瘀；虻虫、桃仁，推陈致新；大黄荡涤热邪，导瘀下行。全方行血逐瘀。

[**参考资料**]　喻嘉言说：蓄血至于发狂，则热势攻心，桃仁承气不足以动其血，非用单刀直入之将（指本方），不能斩关取胜也。

此外，蓄血证也有见发黄的，治疗虽同，而辨证上则有研究。

原文第 125 条　太阳病，身黄，脉沉结，少腹硬，小便不利者，为无血也；小便自利，其人如狂者，血证谛也，抵当汤主之。

[**提示**]　蓄血发黄的辨证和治法。

[**讨论**]　本条的证候与上文大致相同，除了补述蓄血证有发黄以外，更进一步说明小便利与不利，是辨认有无瘀血的关键。所以虽表证仍在，只要脉沉的就可以攻里，不必拘泥于如狂或发狂的轻重问题。同时说明脉沉，不一定沉而微，也有沉而结的，同样用抵当汤主之。

辨证：蓄血发黄与各种发黄的鉴别。血虚而黄——色黄兼微青。脾虚而黄——色黄兼淡白。燥胜而黄——色黄如熏黑。湿热而黄——色黄明如橘子。瘀血而黄——色黄晕如油，其色微熏而溺色不变，且有蓄血证状（《伤寒杂病论义疏》）。

[**参考资料**]　生生堂治验：有一妇人，全身发黄，医者误认为黄疸。久不愈，先生按腹至脐下即疼痛不可忍，与桃仁承气汤，十余剂痊愈。此证用抵当汤或丸，当收事半而功倍之效。

原文第 126 条　伤寒有热，少腹满，应小便不利，今反利者，为有血也，当下之，不可余药，宜抵当丸。

[**提示**]　蓄血缓证的治法。

[**讨论**]　本条证候和抵挡汤相同，同样有脉沉而微或沉结，或如狂等脉证，这也是省文笔法，只是表里证都比较缓，但比桃核承气汤证的少腹急结则较重。正因为病情较缓，所以不须用抵当汤大剂攻下。因此减轻水蛭、虻虫的分量，而改用丸剂。但什么叫"不可余药"呢？关于这个问题，诸家有不同的理解，辨述于下。

（1）煮而连滓服之（张路玉）。

（2）示其必须用也，余药，即他药，意即非他药所能治，必抵当丸（日人浅田栗园)。

(3) 不可过用药(北京中医教材《伤寒论语译》)。

(4) 不须太猛烈之药攻下。

我们认为第四种说法较为恰当,因为本条证候较之抵当汤证轻缓。不可余药,即对抵当汤较为猛峻而言。

[**参考资料**]　叶天士说:"夏月热久入血,最多蓄血一证,谵语神昏,看法以小便清长,大便必黑为是。"

《伤寒论述义》:"瘀血者,血失常度,瘀蓄下焦是也。盖邪热壅阻血中,则相搏为瘀,血即水类,故必就下以结少腹。结日浅而病势剧者,桃核承气汤证也。结日深而病势慢者,抵当汤丸证是也,但更有轻重,故有汤丸之分矣。"

小结

(1) 蓄血证原因:太阳邪热,随经入腑,热与血互结于下焦少腹部位。

(2) 辨证

1) 在部位上有"少腹急结"之感与"硬满"之证的不同。

2) 在神志上有"如狂"与"发狂"之异。

3) 小便自利,为辨证关键之一。

4) 其他如大便黑而易解、身黄、善忘等证,也可作参考。

(3) 方证鉴别

1) 共同点:①病因;②狂;③小便自利。

2) 不同点

桃核承气证:①少腹急结(结浅);②表解乃可攻里;③逐瘀缓剂,服药后大便微利,不一定下瘀血,仅通大便;④用于瘀血将结之时,浅而轻者。

抵当汤证:①少腹硬满(结深);②脉沉微或沉结,且里证急,虽有表证,先应攻里;③逐瘀峻剂,服药后晬时当下血;④身或发黄;⑤用于瘀结日久深且重。

抵当丸证:病较抵当汤证为缓,不可不攻,又不必峻攻,治须缓图,乃瘀结深而病势缓之证。所以说:晬时当下血,若不下者,更服。

十一、汗吐下火迫变证

（一）汗后表虚里实证治

原文第 68 条　发汗病不解，反恶寒者，虚故也，芍药甘草附子汤主之。

原文第 70 条　发汗后恶寒者，虚故也；不恶寒但热者，实也，当和胃气，与调胃承气汤。

〔**提示**〕　说明汗后有转虚转实的不同证治。

〔**讨论**〕

（1）病机

1）转虚——汗后反恶寒（汗出过多，卫阳不固，腠理不密）。

太阳病用发汗剂，是治疗的常规，但如果汗不如法，或且病者素体阳虚，汗后虽然发热、头痛、体疼等之表证已解，但恶寒反而增加者，此由于汗后表阳外泄，腠理开合之司失职，且有陷入少阴之可能，以太阳与少阴相表里，实则太阳，虚则少阴故也。

2）转实——汗后不恶寒但热（胃津伤耗，邪转阳明而成里实之症）。

汗出太多，胃中津液受伤，致邪热转入阳明，化燥化热。故表寒虽解而不恶寒，但里热转盛，身热更炽。尤以素来阳盛体实之人，汗后最易得之。

（2）治疗：发汗之后，既然有转虚（反恶寒）和转实（不恶寒但热）的不同转归，因此，在治疗上也有不同的原则。

1）卫阳虚——芍药甘草附子汤，如图 2-27。

芍药——酸收敛阴 ⎫
甘草——甘缓和中 ⎬敛阴扶阳
附子——辛热扶阳 ⎭

图 2-27　芍药甘草附子汤方解

过汗之后，卫阳外泄，病者虽有反恶寒之状，但仅见阳虚而未至亡阳，故扶之可也。

2）里实——调胃承气汤。

误汗之后，胃津受伤，病邪传里化热，但阴液已虚，不宜用大小承气苦燥之剂大下，免再伤津液，宜以调胃承气汤微和胃气。

以上是汗后转虚转实的处理方法，如果过汗以后，引起阴虚或阳虚的证治怎样呢？下面讨论这个问题。

（二）过汗阴虚阳虚证治

原文第62条 发汗后,身疼痛,脉沉迟者,桂枝加芍药、生姜各一两、人参三两,新加汤主之。

[**提示**] 说明发汗过多,导致气虚营弱的证治。

[**讨论**]

（1）病机

1）身疼痛——过汗损耗阴液,筋脉失养。

这里的身疼痛,是由于过汗引起,和伤寒无汗身疼痛是不同的,其主要的区别如图2-28。

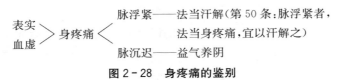

图2-28 身疼痛的鉴别

2）脉沉迟——气血不足,营阴虚损。

沉迟之脉,乃属阴脉,以汗出过多,津液损耗,气血亏弱,不能濡养筋脉所致。

（2）治疗:桂枝新加汤。桂枝汤调和营卫,加重生姜宣通阳气,鼓舞胃阳;芍药益阴敛液,兼抑姜桂之辛,不使汗出,加人参补益气阴。

本条虽是汗后虚证,但尚未发现肉瞤筋惕、汗漏不止等阳虚之证,故不必用真武汤或桂枝加附子汤救急之法。如服之不效,自当考虑应用附子之剂,以温经回阳。

这一条过汗伤津的证治,如果汗后遂漏不止,恶风等阳虚之状,则处理方法便不同了。怎样的不同呢?以下讨论。

原文第20条 太阳病,发汗遂漏不止,其人恶风小便难,四肢微急,难以屈伸者,桂枝加附子汤主之。

[**提示**] 说明汗后导致阳虚证治。

[**讨论**]

（1）病机:汗漏不止,其人恶风,卫阳虚微,腠理不密,玄府不闭。

误汗之后,表阳受损不能卫外,腠理之开合失司,玄府应闭而不闭,所以汗漏不止而恶风。

1）小便难——过汗伤阴,阳虚不化。

过汗则津液耗竭,阳虚则膀胱输运失司,故小便难。

2）四肢微急——阴不濡养,阳不温煦。

《内经》云:"四肢为诸阳之本。"又云:"阳受气于四肢。"今误汗之后,津伤而阳虚,以致阴不能濡养,阳不能温煦,故四肢难以屈伸。

（2）治疗:桂枝加附子汤,方用桂枝汤调和营卫,加附子温经回阳。

鉴别:①过汗伤津,未至阳虚——桂枝新加汤。②阳虚汗漏,未至亡阳——桂枝加附子汤。

以上两条,是汗后阳虚的处理方法,如果病者原属表里俱虚,误用汗法的话,则变证较为复杂,救治亦须多样化,究竟变证如何? 怎样救治? 以下讨论。

原文第29条　伤寒脉浮,自汗出,小便数,心烦,微恶寒,脚挛急,反与桂枝欲攻其表,此误也,得之便厥。咽中干,烦躁吐逆者,作甘草干姜汤与之,以复其阳;若厥愈足温者,更作芍药甘草汤与之,其脚即伸;若胃气不和谵语者,少与调胃承气汤;若重发汗,复加烧针者,四逆汤主之。

[**提示**]　说明误汗后的随证救逆方法。

[**讨论**]

（1）病机

1）原有证状:如图2-29。

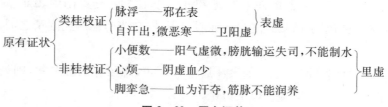

图2-29　原有证状

从以上的分析,本条的原有证状,是表里俱虚的,在治疗上应该用桂枝加附子汤,才是恰当的治法。今单用桂枝汤,这是错误的,因此不但病证不愈,相反的会发生一系列变证。

2）误用桂枝汤后的变证

便厥——阳气虚,不能通达于四肢。

咽中干——津液伤耗,虚火上奔。

烦躁吐逆——阴盛阳虚、邪气上扰。

阳气益虚,阴液更伤之象。

(2) 治疗:随证救治的方法。

1) 先复其阳——用甘草干姜汤(辛甘化阳),阳复则厥愈足温。

2) 次复其阴——用芍药甘草汤(酸甘化阴),阳回阴复,其脚即伸。

3) 若胃气不知,谵语者,这是服用辛温剂以后,阴证回阳,邪转阳明,用调胃承气汤微和胃气,则谵语自除。

4) 如误用桂枝汤之后,重发其汗(如更用麻黄汤),复加烧针(劫取其汗),必致阳亡于外,宜用四逆汤急救回阳。

原文第 30 条 (本条主要是第 29 条之解释,在这里不作讨论了)

原文第 64 条 发汗过多,其人叉手自冒心,心下悸,欲得按者,桂枝甘草汤主之。

[提示] 发汗过多,导致心阳不足的证治。

[讨论]

(1) 病机:叉手自冒心,心下悸,这是心阳素虚之人,或过汗之后,心阳外泄之变证。心中真阳空虚,心下筑筑然悸动不宁,只汗为心液,汗多则心气虚微,故欲得外护。冒即覆盖的意思,两手交叉覆盖于心胸,自觉稍安。

(2) 治疗:桂枝甘草汤,如图 2-30。

原文第 65 条 发汗后,其人脐下悸者,欲作奔豚,茯苓桂枝甘草大枣汤主之。

桂枝——助心阳之气　⎫
甘草——补脾以缓中　⎬护阳缓中
　　　　　　　　　　⎭

图 2-30　桂枝甘草汤方解

[提示] 说明汗后伤及心阳,肾水妄动的证治。

[讨论]

(1) 病机

1) 脐下悸——汗后心阳不足,肾水妄动。

这里的脐下悸和上条的心下悸,有其相同之处,但两者病情又有区别,上条为汗后心阳不足;本条则除了心阳不足之外,更见肾水偏胜,有上凌于心的趋势,所以病势较上条为重。

2) 欲作奔豚——水气有上冲之趋势。

这里欲作奔豚,即是肾水妄动于下,而欲上凌于心之趋势,和《金匮要略》所说的奔豚证是不同的,因《金匮要略》所说的奔豚证,证情也较严重,例如:"甚则气从少腹上冲咽喉,发作欲死,复还止。"本证是阳虚水动,尚没有成为奔豚,是在将作而未作之时,所以用苓桂甘枣汤,温阳培土,以制肾水。

(2)治疗:苓桂甘枣汤主之。

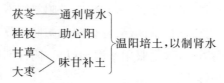

图 2 - 31　苓桂甘枣汤方解

甘澜水——取其性柔而势急。

原文第 75 条(上半节)　未持脉时,病人手叉自冒心,师因教试令咳而不咳者,此必两耳聋无闻也。所以然者,以重发汗虚故如此。

[提示]　说明重发汗阳气虚甚的耳聋。

[讨论]　本条通过问诊,而知病人由于再次发汗,阳气更虚而致耳聋。其主要的病状是"手叉自冒心和耳聋",除前第 64 条已讨论手叉自冒心外,现在谈谈耳聋的问题。

一般耳聋的原因,是有虚实之分,或者是耳朵局部发生疮疖之类,都可以引起。本证的耳聋,是由于重发汗后,导致阳虚精气不能上通于耳所引起的,正如《灵枢·决气》所说:"精脱者耳聋。"它和少阳"中风证的耳聋"有所不同。

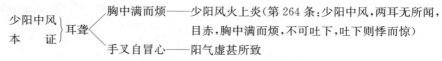

图 2 - 32　耳聋辨证

"叉手自冒心"是辨证的关键,凡是实证,都不喜按覆。

治疗:原文不出方治,根据魏荔彤意见"轻则桂枝甘草汤,重则加参附",这可以作为我们临床上的参考。

原文第 75 条(下半节)　发汗后,饮水多必喘,以水灌之亦喘。

[提示]　说明水寒伤肺而致喘

[讨论]

(1)病机:水寒伤肺,肺气失宣。①饮水多必喘——汗后胃弱,输运无力,水停中焦而射肺。②以水灌之亦喘——汗后玄府不密,水气从皮毛侵入而射肺。

汗后津液不足,如果少少饮之,以补充体液,当无问题,今由于过饮,胃弱不能输化,停滞而上射于肺。又汗后腠理开合失司,玄府不密,如以水沐浴淋洗,则水气得乘机而入,肺与皮毛相表里,故首先犯肺而致喘。从这里足见病后调摄的重要了。

(2)治疗:部分注家的意见,以为饮水多致喘,可用五苓散,以水灌之致喘,可用小青龙汤,但是仅可作为参考。

按:以水灌之而致喘的病机,基本上和第141条上节相同(太阳病,应以汗解之,反以冷水潠之,若灌之,其热被劫不得去,弥更益烦,肉上粟起,意欲饮水,反不渴者,服文蛤散,若不瘥者,与五苓散)。所以我们的意见,还以文蛤散为宜,如以小青龙汤治之,似有病轻药重之弊。

(三)汗后虚满证治

原文第66条　发汗后,腹胀满者,厚朴生姜半夏甘草人参汤主之。

[提示]　说明汗伤脾阳,中虚气滞的证治。

[讨论]

(1)腹胀满——汗后损伤脾阳,外邪乘虚入胃,气滞不宣,壅聚而为胀满。

脾为胃行津液,输送精微于全身各部组织,为后天之根本。今脾阳为过汗所伤,因之邪得乘虚而侵入,中州之气不得宣达,形成腹胀满。这种证状,都胀满而不硬痛,就是有痛也很轻微,以手按之则感舒服,它和"阳明胃家实腹部硬满而拒按"有所区别。

(2)治疗:厚朴生姜半夏甘草人参汤,如图2-33。

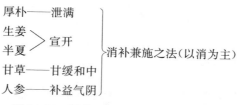

图2-33　厚朴生姜半夏甘草人参汤方解

这种处理方法,是根据《内经》"塞因塞用"的原则提出的。

小结

（1）汗后反恶寒——表虚——芍药甘草附子汤。

（2）汗后不恶寒但热——里实——调胃承气汤。

（3）汗后身疼痛，脉沉迟——津伤血虚——桂枝新加汤。

（4）汗后遂漏不止，恶风，小便难，四肢微急——阳虚——桂枝加附子汤。

（5）表里俱虚（脉浮、自汗出、微恶寒、小便数、心烦、脚挛急），误用桂枝汤后，变证（便厥、咽中干、烦躁、吐逆）的救逆方法：①先复其阳——甘草干姜汤（辛甘化阳）——厥愈足温。②次复其阴——芍药甘草汤（酸甘化阴）——阳回阴复，其脚即伸。③若胃气不和，谵语者（起因：用辛温之剂，或阴证回阳，邪转阳明）——调胃承气汤。④误用桂枝汤后，重发其汗，复加烧针——亡阳——四逆汤，急救回阳。

（6）发汗过多，叉手自冒心，心下悸欲得按者，为心阳不足——桂枝甘草汤。

（7）汗后脐下悸，欲作奔豚——心阳不足，肾水妄动——茯苓桂枝甘草大枣汤。

（8）重发汗而致耳聋，为阳气虚甚而精气不能上通于耳。根据魏荔彤的治疗："轻则桂枝甘草汤，重则加参附。"

（9）汗后饮水多或以水灌之致喘——水寒伤肺。

（10）汗后腹部胀满——虚满（胀满而软，喜按），治之宜消补兼施之法——厚朴生姜半夏甘草人参汤。

（四）汗后胃中虚冷致吐

原文第76条（上半节） 发汗后，水药不得入口为逆，若更发汗，必吐下不止。

［提示］ 说明误汗后胃阳不守而致吐下不止。

[讨论]

（1）病机

1）发汗后，水药不得入口——胃阳受伤，水饮不化，气反上逆而不受。

2）若更发汗，必吐下不止——误再误，胃阳更伤，上逆为吐，下渗为泄泻，即陈修园所谓："胃虚阳败，中气不守，上下俱脱，故吐下不止。"

（2）治疗：原文没有提出治疗，根据发汗后，胃阳更虚，水饮不化的病情来看，当以附桂理中之类温中回阳。

原文第122条　病人脉数，数为热，当消谷引食，而反吐者，此以发汗，令阳气微，膈气虚，脉乃数也。数为客热，不能消谷，以胃中虚冷，故吐也。

[提示]　说明汗后阳虚致吐呈现假象的脉证。

[讨论]

（1）病机

1）数为热，当消谷引食——数为阳脉，本是脾胃健旺之象，脾胃既然健旺，自能消谷引食。

2）而反吐者，此以发汗，令阳气微，隔气虚，脉乃数也——此又从证状上指出本证的脉数不是阳旺，乃是阳虚，误汗后胃阳虚微，隔气空虚，故不能消谷而致吐，如此则脉数者，正是虚阳浮越之象，也就是条文中所讲"数为客热，不能消谷"。客热即假热，实则胃中虚冷，故不能消谷而致吐。

3）数脉讨论：数脉在本条辨证中占很重要的地位，所以有进一步讨论的必要。

按数脉有虚实之分，凡数而有力，乃属实热之数。如数而无力，多为虚损之数。正如陆九芝说："数脉非热甚即虚极。"实在是宝贵的总结。

（2）治疗：《伤寒补亡论》主张用小建中汤；曹颖甫主张用甘草干姜汤，仅可参考。临床还须斟酌。

（3）鉴别：上条是卫阳虚而兼有水饮——温运脾阳而兼利水，本条是纯为胃阳虚——温运胃阳。

（五）汗下后余邪留肺作喘

原文第63条　发汗后，不可更行桂枝汤，汗出而喘，无大热者，可与麻黄杏仁甘草石膏汤。

原文第 162 条 下后不可更行桂枝汤,若汗出而喘,无大热者,可与麻黄杏仁甘草石膏汤。

[提示] 说明汗下后余热未清而作喘的证治。

[讨论]

(1)病机

1)汗出而喘——汗下之后,表邪虽然减轻,但余热未清,内迫于肺,肺气失宣而喘。

2)无大热——不是无热,指次于阳明病内外俱炽的蒸蒸壮热,因热灼于里,而表热不甚。

3)本条与小青龙汤证同有喘咳之象,它们的区别是小青龙汤证表有寒邪,内有水饮,治宜辛温之剂。本证是余热迫肺,治宜辛凉之剂。

(2)治疗:麻杏甘石汤宣肺清热,如图 2-34。

```
麻黄——开泄肺气 ┐
石膏——直清里热 │ 宣肺清热
杏仁——降气平喘 │
甘草——甘缓和中 ┘
```

图 2-34　麻杏甘石汤方解

有汗用麻黄的问题:有汗禁用麻黄,是指麻黄汤而言。因麻黄与桂枝配伍,发汗作用始著,本证仅用麻黄一味,且与石膏配伍,则能透发在里之郁热,故有清肺热、宣肺气的作用,其意不在发汗而在定喘。

无大热用石膏的问题:石膏与知母相配,能清阳明里热,今与麻黄杏仁配伍,能清肺热而平喘,表无大热而里热迫肺者,用之甚当。总之,配伍不同,作用亦异,不能执一不化。

这两条是汗下后,余热未清而迫肺作喘的证治,如果误汗劫津,热传阳明的话,则处理就不同了。究竟不同在哪里呢?下面就讨论这个问题。

(六)误治劫津热传阳明证治

原文第 26 条 服桂枝汤,大汗出后,大烦渴不解,脉洪大者,白虎加入参汤主之。

[提示] 说明汗不如法,内传阳明,胃津被劫的证治。

[讨论]

(1)病机:大汗出后,大烦渴不解——说明了胃津损耗,气阴不足,阳明篇说:"伤寒三日阳明脉大。"今见到脉洪大,足见病邪已经传入阳明,成为热甚伤津之证。

（2）治疗：白虎加人参汤。方用白虎汤清解里热，加人参补益气阴（详见阳明篇）。

（七）误吐下伤胃液胸阳

原文第 120 条　太阳病，当恶寒发热，今自汗出，反不恶寒发热，关上脉细数者，以医吐之过也。一二日吐之者，腹中饥，口不能食；三四日吐之者，不喜糜粥，欲食冷食，朝食暮吐，以医吐之所致也，此为小逆。

［提示］　说明因误吐而胃阳受伤，有轻重不同的变证。

［讨论］

（1）病机

1）恶寒发热，是太阳病必有证状；今自汗出，反不恶寒发热，说明太阳病已无，而似是阳明，但阳明应有不恶寒反恶热，准此又非阳明可知。

2）关上脉细数——关上为脾胃所属，脉细是虚，数乃热象，并且出现在误吐之后，所以是胃虚假热之征。而其病情的轻重，与病期的长短也有关系。

3）一二日吐之者，腹中饥，口不能食——因初病邪浅，正气未虚，胃阳虽伤而不甚，但总因误吐后胃中虚冷，故虽饥而不能进食。

4）三四日吐之者，不喜糜粥，欲食冷食，朝食暮吐——病久邪深，正气已虚，所以变证较重。不喜糜粥，欲食冷食，乃假热之象。其朝食暮吐者，又是胃中虚冷的明证。

这里的一二日、三四日，应当灵活看待，即初病久病之意。

$$呕吐的寒热\begin{cases}食入即吐——胃中有热\\朝食暮吐——胃中虚冷\end{cases}时间不同，病因各异$$

图 2-35　呕吐的寒热辨

尤在泾说："朝食暮吐，谷入于胃而运于脾，脾伤则不能糜，脾不磨则谷不化，而朝食者暮当下，暮食者朝当下，若谷不化，则不得下，不得下必反而上出。"

（2）治疗：常器之说小半夏或半夏干姜汤。《金匮要略》中说半夏干姜散。

以上是太阳病误吐而致胃阳受伤，因而不能消谷引食，还有误吐之后，可以引起不欲近衣、内烦等类似阳明之状，如下面第 121 条即是。

原文第 121 条　太阳病吐之，但太阳病当恶寒，今反不恶寒，不欲近衣，此为吐之内烦也。

［**提示**］　误吐而引起内烦。

［**讨论**］

（1）病机：如图2-36。

> 今反不恶寒——表已解
> 不欲近衣——有恶热之感　}表解而里不和
> 内烦——气阴已伤之虚烦

图2-36　误吐而引起内烦的病机

注家对"不欲近衣"有三种不同的看法。

1）太阳病误吐，邪乘虚入胃。

2）太阳病误吐，形成阴盛格阳之里虚寒证（其理由为仅见不欲近衣、内烦等，不见有表寒里热之三阳证）。

3）《医宗金鉴》的意见是表已平而里未和。

我们认为《医宗金鉴》的看法较为切当，因为太阳病误吐之后，病者没有恶寒之状，这说明表证已平，而有不欲近衣、内烦等的感觉，是由于误吐之后，中气虚损，热邪内郁所致。如果是蒸蒸发热的话，便是阳明病了。

（2）治疗：用竹叶石膏汤，清热宁烦，益气养阴。

这里治疗的方法，也是根据《医宗金鉴》的意见。当然，在临床时还须结合脉象、舌苔等灵活掌握。

原文第123条　太阳病，过经十余日，心下温温欲吐，而胸中痛。大便反溏，腹微满，郁郁微烦，先此时自极吐下者，与调胃承气汤。若不尔者，不可与。但欲呕，胸中痛微溏者，此非柴胡汤证，以呕故知极吐下也。

［**提示**］　吐下后调胃承气汤证与大柴胡汤证的辨证。

［**讨论**］

（1）病机：如图2-37。

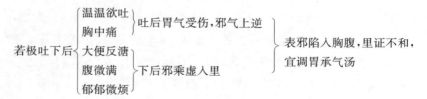

图2-37　极吐下后的证治

以上的证状,如果不是极吐下引起,则非表邪陷入胸腹,就不宜用调胃承气汤和之,当应溯究其得病之来源,以便进行处理。

从原文来看,如果不宜用调胃承气汤,似乎可以用大柴胡汤,但是否可用,还应进一步分析,如图 2-38。

但欲呕——少阳病
胸中痛——太阳病
微　溏——太阳、少阳共有病
似是柴胡证,实非柴胡证

图 2-38　极吐下后证候分析

由此可知,本证虽然似柴胡汤证而实非柴胡汤证,因为柴胡汤证是有心烦喜呕、胸腹胁苦满、腹中痛等之证状,而本证不然。所以原文告诉我们,"此非柴胡汤证"。故大柴胡汤亦不可用也。"以呕故知极吐下也"一句,是补述第一节之病情,而作进一步肯定。

(2)治疗:如果不是极吐下引起,调胃承气汤既不适用,但又不是柴胡汤证,根据《医宗金鉴》的意见是属于太阳少阳合病,可以用黄芩加半夏生姜汤。

小结

(1)汗后水药不得入口,或吐下不止,为胃阳素虚,凤有停饮。如脉数不能消谷引食而反吐者,为胃阳虚微,假热外越之象。

(2)汗下后汗出而喘,无大热者,为热邪迫肺,治宜麻杏甘石汤。

(3)服桂枝汤后,汗大出,大烦渴不解,为津伤而邪传阳明。治宜白虎加人参汤。

(4)太阳病误吐后,其主要见证为关上脉细数,腹中饥而不能食,或欲食冷食,以及朝食暮吐等。一般初病,误吐胃阳虽伤不甚,久病则胃阳更伤,以久病正虚故也。

(5)太阳病误吐,也有引起不欲近衣、内烦等,此属表解而里不和。

(6)"极吐下"引起温温欲吐,胸中痛,大便反溏,腹微满,郁郁微烦,为表邪陷入胸腹,可用调胃承气汤,否则应另行考虑。同时,此证虽似柴胡汤证而实非柴胡汤证,故大柴胡汤也不可用。

（八）总论误下变证

原文第 140 条　太阳病,下之,其脉促,不结胸者,此为欲解也。脉浮者,必结胸;脉紧者,必咽痛;脉弦者,必两胁拘急;脉细数者,头痛未止;脉沉紧者,必欲呕;脉沉滑者,协热利;脉浮者,必下血。

[提示]　太阳病误下后脉证变化的总论(以脉测证法)。

[讨论]　病机。

（1）其脉促,不结胸者,此为欲解也——促脉,据高阳生《脉诀》云:"指下寻之极数,并居寸口,曰促,渐加即死,渐退渐生也。"表病误下见脉促,邪有外达之势;不结胸,是邪未内陷,故说此为欲解也。

（2）脉浮者,必结胸——浮脉,指表指上,下之后,仍见脉浮,是表邪甚盛不为下衰,必乘虚而陷入清阳之位,与水饮互结而为结胸。

（3）脉紧者,必咽痛——脉紧主痛,下之后,邪盛于内,损及少阴之络,故咽痛。

（4）脉弦者,必两胁拘急——弦,是肝脉,两胁是肝胆部位,少阳之脉循胁络于耳,下后邪传少阳,故必两胁拘急。

（5）脉细数者,头痛未止——细为虚,数为热,下后虚阳上奔故头痛不止。

（6）脉沉紧者,必欲呕——沉紧脉,主里寒,误下邪陷入里而不容,格拒上逆则欲呕。

（7）脉沉滑者,协热利——误下后,里热,协表邪而下泻,故谓协热利。

（8）脉浮滑者,必下血——浮滑乃气分热炽的现象,热炽气分,内迫营阴,扰动其血,而主下血也。

[参考资料]

（1）各家对本条的看法

1）认为非仲景原文,乃后人羼入,如陆渊雷氏、柯韵伯氏以及日人山田氏、丹波元简氏皆有此意见,故删而不取。

2）《医宗金鉴》认为经文传写有误,必须加以更正:①脉促当是脉浮,始与不结胸为欲解之义相属。脉浮当是脉促,始与论中结胸胸满同义。"促"⟺"浮"。②脉紧当是脉细数,脉细数当是脉紧,始合论中二经本脉。"紧"⟺"细数"。③钱潢、尤在泾等,都随文解释,认为这是仲景详言误下之脉证,以尽其变。④王日休氏对本条增补治法:a.脉浮结胸,可用桂枝去芍药汤。b.脉紧咽痛,可用桔梗汤。c. 脉弦两胁拘急,可用小柴胡汤加桂枝。d. 脉细数头痛未止,可用当归四逆汤。e. 脉沉紧欲呕,可用甘草干姜汤加黄连。f. 脉沉滑,协热利,可用白头翁汤。g. 脉浮滑,必下血,用芍药甘草汤加秦皮。

（2）我们的意见:本条前人解释颇不一致,文意费解,我们亦不必斤斤在脉上计较。总而言之,通过本条讨论之后,叫我们进一步要掌握"辨证论治"的精神,在未确定可下的诊断以前,千万不要滥施攻下。《内经》上告诉我们说:"不宜下而更攻之,诸变不可胜数。"就是误下后,应当综合多种证状,加以分析归纳,在脉证互参、四诊并重的原则下,作出正确的结论,再加以治疗,方不致误事。

原文第 139 条 太阳病,二三日,不能卧,但欲起,心下必结,脉微弱者,此本有寒分也。反下之,若利止,必作结胸。未止者,四日复下之,此作协热利也。

[提示] 表证兼有寒饮,误下后,导致结胸和协热利的变化。

[讨论] 病机。

（1）表证兼有寒饮的证状表现:不能卧,但欲起,心下必结,脉微弱者,此有寒分也。

注:寒分,痰饮寒饮之类。结,结满之意。

（2）误下的变证:反下之,利止——必作结胸——邪结胸膈,与寒饮凝聚。未止者,四日复下之——此作协热利——挟表热而下利。

注:本条之协热利大多是属于虚寒性的,后条当详解。

总之,表证误下,变证百出,本条中心就举例说明了这样一个问题。误下后,若邪不上结,势必下注,促使我们注意对下法的应用,宜谨慎从事。

（九）误下遂利不止证治

原文第 34 条 太阳病,桂枝证,医反下之,利遂不止,脉促者,表未解也。喘而汗出者,葛根黄芩黄连汤主之。

[提示] 误下邪陷阳明热利的证治。

[讨论]

（1）原因:太阳病,桂枝证,医反下之。

（2）病机

1）利遂不止——误下后,邪热下迫。《内经》:"暴注下迫,皆属于热。"

2）脉促者,表未解也——促为阳脉,表未全解,正气尚有抗邪外达之势。

3）喘而汗出者——邪束于表，阳扰于内，里热偏盛，邪热上逆。

尤在泾说："无汗而喘，为寒在表，喘而汗出，为热在里，是其邪陷于里者十之七，而留于表者十之三，其病为表里并受之病，故其法也宜表里两解之法"。

（3）治疗：葛根黄芩黄连汤，如图2-39。

葛根——轻清外发，清热止利 ┐
芩连——苦寒之品，以泄里热 ├解表清里——里热偏盛
甘草——甘缓和中，协和诸药 ┘

图2-39　葛根黄芩黄连汤方解

总之，本条是表证误下后，阳邪入里，里热偏盛之协热下利，其病机仍有外解的趋势；在证状上，当以利下不止，喘而汗出为主证，与邪气外盛，壅遏不解，汗出而喘的麻杏石甘汤证又有不同。

原文第163条　太阳病，外证未除，而数下之，遂协热而利，利下不止，心下痞硬，表里不解者，桂枝人参汤主之。

［提示］　误下后协热利、虚寒的证治。

［讨论］　病机：本条与上条之葛根芩连汤证都是误下于太阳之表，造成协热下利的病变；但有虚实寒热之不同，治法上也不能一样。在病机方面：上条是误下后向阳明热实方面发展；而本条是误下邪陷，为太阴虚寒方面的变证。其显著的不同证状如下。

表里不解：表——表热未除。里——利下不止，心下痞硬。

从这里也说明了一个问题，协热利的变化，有虚寒和热实两种转归。原文第139条协热利的病机，则近乎本条。兹从虚寒热实两种不同的协热利的机制、原因、治疗等，扼要地列表鉴别如下（表2-1）。

表2-1　葛根芩连汤与桂枝人参汤两方比较表

方　名	葛根芩连汤证	桂枝人参汤证
原　因	（太阳病，医反下之）太阳病，误下导致协热下利	太阳外证未除而数下之
证　状	遂利不止，喘而汗出	利下不止，心下痞硬
病　机	误下邪陷，从阳明热化	误下邪陷，从太阴寒化
性　质	表里俱热	表有热，里虚寒
治　疗	清热解表	温中和表

注：桂枝人参汤即理中汤加桂枝，以理中温理脾胃，桂枝和表达邪。

（十）误下损胸中之阳

原文第91条　伤寒,医下之,续得下利,清谷不止,身疼痛者,急当救里;后身疼痛,清便自调者,急当救表。救里宜四逆汤;救表宜桂枝汤。

[提示]　申述表寒里虚,宜先里后表的治疗原则。

[讨论]　本条在《金匮要略·脏腑经络先后》曾说:"问曰,病有急当救里救表者,何谓也? 师曰,续得下利,清谷不止身疼痛者……"即本条之义。

(1) 表里治疗规律:如图2-40。

```
下利清谷不止——里证也,中阳不振,肠胃虚极,
            故下利完谷不化        ┐
                               ├ 里重于表急当救里
身疼痛——表证也                   ┘

清便自调——里证已和,正气复 ┐
                        ├ 表重于里急当救表
后身疼痛——表仍未已        ┘
```

图2-40　表里治疗规律

(2) 一般原则:里实——先表后里。里虚——先里后表。

[参考资料]　本条讨论时,应结合原文第90条:"本发汗而复下之,此为逆也,若先发汗,治不为逆,本先下之,而反汗之,为逆,若先下之,治不为逆。"原文第92条:"病发热头痛脉反沉,若不差,身体疼痛,当救其里,四逆汤方。"原文第372条:"下利腹胀满身疼痛,先温其里,乃攻其表,温里宜四逆汤,攻表宜桂枝汤。"互参三条都是说明了治疗伤寒表里缓急的法则。

原文第21条　太阳病,下之后,脉促胸满者,桂枝去芍药汤主之。

原文第22条　若微寒者,桂枝去芍药加附子汤主之。

[提示]　误下邪陷胸阳受伤之证治。

[讨论]

(1) 病机

1)胸满——误下损胸中之阳,而阴邪弥漫。

2)脉促——阳气遏而求伸。

3)微寒——作微恶寒解,卫阳虚也。

(2) 辨证:与原文第140条"太阳病下之,其脉促不结胸,此为欲解"之比较。

1）脉促不结胸——病欲解，可不治而愈，故未列方药。

2）脉促胸满——虽未到结胸程度，但因胸阳受伤，出现胸满证状，在程度上已有了进一步的发展，故主以桂枝去芍药汤方。

（3）对下后脉促的认识：《伤寒论》促脉共四条，除第349条"伤寒脉促，手足厥逆可灸之"属厥阴范围外，余三条都是上面讲过的，下后脉促的证象。

原文第140条："太阳病下之其脉促不结胸者，此为欲解也……"——正气有抗邪向外之势，尚无邪陷现象。

原文第34条："太阳病桂枝证医反下之，利遂不止，脉促者，表未解也……"——虽下利，而邪气尚有外达之势。

原文第21条："太阳病下之脉促胸满者……"——阳气被遏而欲伸之象。

综上观之，凡下后而见脉促，不论其证状为胸满、利不止或喘而汗出等，都是邪气有向上向外的趋势，在辨证施治的同时，宜注意及此。

（4）方义

1）桂枝去芍药汤——因胸满故去芍药，芍药乃阴柔之品，不宜于胸阳不足之候。

2）桂枝去芍药加附子汤——因卫阳不足，外现微寒，加附子以温经助阳。

（十一）下后复发汗表里俱虚

原文第60条 下之后，复发汗，必振寒脉微细，所以然者，以内外俱虚故也。

［提示］ 下后复汗，导致内外阴阳俱虚。

［讨论］

（1）病机：如图2-41。

下之后——伤阴——▶脉细——阴不继
复发汗——伤阳——▶脉微振寒——阳亡
 从脉凭证是病入少阴

图2-41 下后复发汗表里俱虚的病机

（2）治疗：本条虽未列方药，但从脉微细振寒来看，内外阴阳俱虚之候，可参附子四逆辈，回阳为主，顾阴为副。

原文第61条 下之后，复发汗，昼日烦躁不得眠，夜而安静，不呕不渴，无表证，脉沉微，身无大热者，干姜附子汤主之。

［提示］ 下后复汗，阳虚阴盛之证治。

[讨论]

（1）病机

1）昼日烦躁不得眠——白昼阳气用事，阳微不能胜阴而能与阴相争。

2）夜而安静——夜则阴气独治，阳微不能与阴相争。

3）不呕不渴——无少阳、阳明证，知其里无热，非传里之热邪。

4）无表证——无恶寒、头痛等表证，也测知其非表不解之烦也。

5）脉沉微——气虚于里，知其纯阴无阳。

6）身无大热——则有虚阳外越的小热现象。

从其证状表现总的情况来看，纯是一个阴盛阳虚的现象。

（2）各家的解释

1）成无己认为："阳旺于昼，阳欲复，虚不胜邪，正邪交争，故昼日烦躁不得眠。夜阴为主，阳虚不能与之争，是夜则安静。"——"昼日阳旺，夜阴为主"。

2）张路玉认为："阴不病而阳病。"

3）程郊倩认为："虚阳扰乱，外见假象。"

4）徐灵胎认为："阳虚有二证，有喜阳者，有畏阳者，大抵阴亦虚者畏阳，阴不虚者喜阳。"此因下后阴亦虚，故反畏阳也。

我们认为：本条要点在于烦躁辨证，《伤寒论》上有阳盛之烦躁，有阳虚之烦躁（如本条），有表不解外寒内热之烦躁……因之有必要举例辨证说明之。

（3）辨证

1）阳盛阳虚烦躁之辨证：①阳盛烦躁——呕、渴——里有热——脉浮弦大。②阳虚烦躁——不呕不渴——里无热——脉沉微。

2）与外寒内热（大青龙汤证）烦躁之辨证：①大青龙汤证——解表清热。表寒——发热，恶寒，头痛，身疼，无汗，脉浮紧。里热——烦躁（气势壮盛）。②干姜附子汤证——温阳逐寒。无表证——身无大热，无头痛身疼。里寒——脉沉微，烦躁，语声低微。

（4）方义：干姜附子汤——用干姜附子二味单捷之剂，以回阳救急。

1）不取甘草者，嫌其甘缓而碍姜附之力。

2）与四逆汤比较，彼重在厥，故以甘草先调其中而壮四肢之本，本方重在阳虚，寒极发躁，故用急救回阳之药，而无取扶中为治耳。

3）柯韵伯说："姜附者阳中之阳也，用生附而去甘草，则势力更猛，比四逆为峻,回阳当急也。"左季云说:"虚阳如萤火之将息,复有微光也。"

原文第69条　发汗,若下之,病仍不解,烦躁者,茯苓四逆汤主之。

[提示]　汗下后阴阳俱虚。

[讨论]

（1）病机:如图2-42。

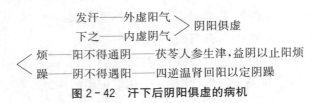

图2-42　汗下后阴阳俱虚的病机

注:① "病仍不解"——非表不解,指其病证仍不解之义。
　　② 一般来说,发汗则外虚其阳,误下则内虚其阴。
　　③ "烦躁"——阴阳俱虚,邪独不解,故生烦躁。
　　④ 茯苓四逆汤即四逆汤加茯苓人参二味。

（2）证状:以药测证。

1）本条叙证简单,可以以药测证,对比条文,来找出规律。

2）茯苓四逆汤=四逆汤加人参,重加茯苓。①四逆汤——温经回阳,脾肾虚寒——四肢厥逆,吐利脉微,踡卧神萎,溲清……②人参——益气生津——擅治一切虚弱。③茯苓——《神农本草经》:"安魂养神。"《名医别录》:"益阴气,保神气。"——治烦躁惊悸……

3）本证的脉证:烦躁惊悸,脉微或细,或厥逆吐利,舌干少津,身瞤面眺……

（3）鉴别:干姜附子汤证和茯苓四逆汤证。

两方同为误汗下后的变证,又是同见烦躁的证状,方药都从四逆汤加减化裁。究竟有什么不同之处,列表鉴别如下(表2-2)。

表2-2　干姜附子汤证和茯苓四逆汤证的鉴别

方　名	干姜附子汤证	茯苓四逆汤证
病　因	先下后汗,阳虚阴盛	先汗后下,阴阳俱虚
病　势	病势较急,急宣回阳	病势较缓,救阴扶阳
作　用	单捷之剂,回阳急救	大剂复方,补阴复阳

（十二）误汗下导致水气不行

原文第67条　伤寒若吐下后,心下逆满,气上冲胸,起则头眩,脉沉紧,发汗则动经,身为振振摇者,茯苓桂枝白术甘草汤主之。

[提示] 吐下后,中阳受损,水饮内停。

[讨论] 病机。

(1) 心下逆满——中焦,停水不化。

(2) 气上冲胸——气逆水饮上泛。

(3) 起则头眩——寒水上冒。

(4) 脉沉紧——里寒挟饮。

(5) 发汗则动经,身为振振摇者——汗出过多,泄其表阳,阳虚液伤,寒气浸淫,经脉空虚,则发生身不自主的颤抖动态。

从以上证状来看,多是属于水饮内停、中阳不运所导致的一系列变化。

"发汗则动经,身为振振摇者",有两种不同的意见:①认为这一类证状,是属于苓桂术甘汤证。②认为这一类证状,是误治变证,属于真武汤证。"心下逆满气上冲胸,起则头眩,脉沉紧"为苓桂术甘汤证。

我们初步体会两者在病机上是类似的,而其证状则有轻重不同的程度而已。

(1) 苓桂术甘汤证——轻——中阳虚,水饮内停——故用桂枝、苓、术、化水蠲饮。

(2) 真武汤证——重——肾阳虚,水气泛滥——故用附子、生姜、苓、术、芍等温寒散水。

注:① 苓桂术甘汤证——起则头眩,心下逆满,气上冲胸,身为振振摇。

② 真武汤证——头眩,心下悸,振振欲擗地。

③ 真武汤证的具体证治,以后还要详谈。

本方与苓桂甘枣汤证的鉴别,如表2-3。

表2-3 苓桂术甘汤证和苓桂甘枣汤证的鉴别

证 别	苓桂术甘汤证	苓桂甘枣汤证
证 状	心下逆满,气上冲胸,起则头眩,脉沉紧……	脐下悸,欲作奔豚
原 因	吐下后,饮停中焦	发汗后,停饮于下
处 方	用白术重在培土以制水	倍茯苓重在渗湿以利水

原文第28条 服桂枝汤,或下之,仍头项强痛,翕翕发热,无汗,心下满微

痛,小便不利者,桂枝去桂加茯苓白术汤主之。

[提示] 汗下后,表邪未除,水气停滞之证治。

[讨论]

(1) 病机

1) 头项强痛,翕翕发热,无汗——表邪未除。

2) 心下满,微痛,小便不利——水气停滞。

(2) 治疗:本条病机既有外不解的不得汗,复有水内停的小便不利,是内外之邪俱不得排泄,因此单纯的发表,是不能治愈的。根据古人传统的治疗原则,凡是水气已经停滞中焦兼有表邪未罢,欲使表解水泄,则当以利小便为主,兼以通阳达表。

(3) 方义:桂枝去桂加茯苓白术汤。苓、芍、生姜利水散寒,甘、枣、白术培土制水。

唐容川说:"此与五苓散互看自明,五苓散是太阳之气不外达,故用桂枝以宣太阳之气,气外达则水自下行,而小便利矣。此方是太阳之水不下行,故去桂枝重加苓术,以行太阳之水,水下行则气自外达,而头痛发热等证,自然解散,无汗者必微汗而愈矣。然则五苓散重桂枝以发汗即所以利水也。此方重在苓术以利水,利水即所以发汗也。"

(4) 辨证

1) 心下满微痛:小便利——欲成结胸。小便不利——则为停水。

2) 头痛:十枣汤——饮邪上攻,表证已解——泻水逐饮。本证——表未解、饮内停——通阳达表,利水蠲饮。

3) 心下有水气:小青龙汤证——未经汗下——喘咳发热恶寒为主。本证——已经汗下——心下满痛小便不利为主。

(5) 讨论去桂去芍的问题:本条去桂去芍的问题,是历来各家争论的焦点,兹综合各家的意见,以及我们的看法,以供参考。

各家的意见:

1) 认为欲去桂的——如王肯堂、尤在泾、柯韵伯、陈念祖、徐灵胎等。

理由:①无汗忌桂。②表邪挟饮,不可攻表,必治其饮,饮去则表自解。③方后有"小便利则愈"一语,可见以利小便为主。

2) 认为欲去芍的——如《医宗金鉴》、日人吉益南涯、尾台氏等。

理由:①头痛项强是桂枝证(如原文第 166 条:病如桂枝证,头不痛,项不强……当吐之……)。②一方决无去君药之理——经文有桂枝去芍加附子汤,桂枝去芍加蜀漆龙骨牡蛎汤……其所去皆不过臣佐药。③加苓术逐水气,桂枝散其满,去芍而欲专其力也,以观逐水气之剂,未尝有芍药,故当去之。

3)不言桂枝去桂或去芍,主张桂枝汤加茯苓白术——如成无己、日人丹波元简等。

理由:①外证未解用桂枝汤。②水饮内停小便不利加苓术。

4)认为本条经文有错简——如钱潢、日人喜多村等。

理由:头项强痛,中风伤寒皆有,翕翕发热是中风证,无汗则又是伤寒本证,就此数证,为风寒兼有无疑也。但服桂枝汤是治风未治寒,乃后人传写之误,即用之也不验。

5)认为去芍去桂均可——阎德润《伤寒论评释》。

理由:"桂和术同为芳香性健胃药,去彼加此者,亦因其已服桂枝汤不差故也,如以为不去桂枝另加术,则二味发生协同作用其力强矣。亦不必勉强改去桂为去芍,如头项强痛将何以镇静之乎,故以斥去芍药者亦非也,我以为二味之作用相同,去彼改此,不必取烦。"

我们的看法:根据中医学辨证论治的精神,宜参照当时的情况来决定去桂与去芍。

1)若汗下后亡津液,而水饮内停者,宜去桂——偏于阴虚。

理由:人体禀赋不同,汗下后阴阳之虚亏也异,故若素体阴虚,汗下后重亡其津液,又兼内有停饮患者,斯时若再辛温发散,则益耗其阴,甘淡渗利则更劫其津,因之当宜去桂,去桂后其方药之组成与药理方面也起了变化。芍药、甘草益阴饮津,生姜、大枣辛甘化阳,茯苓、白术渗湿利水。

去桂枝之辛温疏散,得芍药、甘草之益阴敛津,使姜、枣之温散而不伤阴;苓、术之利水又不劫津,自可饮去表和,或者饮去后再治其表,亦即寓有先里后表的意义。

适应证:脉细涩,舌干燥无津。

证候:有表不和之头痛,发热,无汗,水气停滞,小便不利,心下满微痛,兼有肌肤不润,肢体挛急等证。

2)若汗下后,阳微停饮而表不和,宜去芍——偏于阳微。

理由:阳微停饮而表不和,不宜再用芍药酸敛阴柔之品,桂枝是阳微停饮要药,不可偏废。试观桂枝去芍加茯苓白术汤方药组成表,即可领会(表2-4)。

表2-4　桂枝去芍加茯苓白术汤方药组成表

桂枝	甘草	大枣	生姜	茯苓	白术	(包含)
∨	∨					桂枝甘草汤
∨	∨			∨	∨	苓桂术甘汤
∨	∨	∨		∨		苓桂甘枣汤
∨	∨		∨	∨		茯苓甘草汤

注:从上表可以看出除桂枝甘草汤,乃治汗出过多,心阳虚馁之方以外,其他三方均是《伤寒论》中治饮要方,而桂枝一药尤为阳虚治饮要药,不可偏废。

适应证:脉微弱或沉紧,舌白滑。

证候:表证——头痛发热,阳微停饮之眩晕,心悸或心下满微痛,小便不利,面㿠神萎等证。

原文第82条　太阳病发汗,汗出不解,其人仍发热,心下悸,头眩身𥆧动,振振欲擗地者,真武汤主之。

[**提示**]　过汗亡阳,肾阳虚而水气上泛。

[**词解**]　身𥆧动——筋肉跳动。

振振欲擗地——站立不稳,摇摇欲坠的样子。

[**讨论**]

(1)病机

1)汗出不解——发汗汗出,病仍不解,非表不解。

2)仍发热——过汗亡阳,虚阳外越。

3)心下悸——胃阳虚而水饮停蓄。

4)头眩——阳气不升。《灵枢·卫气》:"上虚则眩。"

5)身𥆧动,振振欲擗地者——卫外之阳,因过汗而亡,致周身经脉无主(此与苓桂术甘汤之发汗则动经,身为振振摇者,同一意义,不过真武汤证较重而已)。

(2)方义:如图2-43。

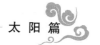

$$真武汤\begin{cases}苓术——甘淡培土制水\\白芍、生姜——酸辛除湿利水\\附子——辛温温经散寒\end{cases}温经散水$$

图 2-43 真武汤方义

注:真武汤之治阳虚,与四逆汤等之单纯阳虚证不同,真武汤之阳虚证,同时必伴有水气泛滥于表里之证状,故总的说,真武汤乃温经散水之剂。

(十三)栀子豉汤证及变法禁例

原文第 76 条 发汗后,水药不得入口为逆,若更发汗,必吐下不止,发汗吐下后,虚烦不得眠,若剧者,必反复颠倒,心中懊憹,栀子豉汤主之;若少气者,栀子甘草豉汤主之;若呕者,栀子生姜豉汤主之。

原文第 77 条 发汗若下之,而烦热胸中窒者,栀子豉汤主之。

原文第 78 条 伤寒五六日,大下之后,身热不去,心中结痛者,未欲解也,栀子豉汤主之。

[提示] 汗吐下后,余热未净,留扰胸膈的证治(栀子豉汤证的成因、证状、治疗加减法)。

[讨论]

(1)证状

1)虚烦——指无实邪之谓,与胃实之硬满而烦,白虎之大热而烦,结胸的硬痛而烦等作对比而言。我们不能把它看作是阴虚阳虚的虚字来解释——因病经汗吐下之后,实邪虽去,但余热尚扰于胸膈,致令虚烦不宁也。

2)心中懊憹——阳邪内陷,烦心热躁,闷乱不宁之象。成无己说:"俗为鹘突。"日人王肯堂说:"侬即恼字古通用。"日人丹波元简:"此后世所谓嘈杂。"

3)烦热胸中窒——烦热且窒,较前虚烦等象稍进一步。

4)身热不去,心中结痛,未欲解也——指内外之邪俱不解,心中支结而痛,兼身热不解,较胸窒烦热尤进一步矣。

(2)成因:发汗吐下后余热留扰胸膈,未经吐下表热初传入于胸膈,表邪初传入里(阳明)之候但未到阳明白虎证的程度。

有人认为栀子豉汤证也就是阳明经证之轻者。

(3)辨证:栀子豉汤证,均见烦窒结痛等象,其与陷胸、泻心等证究有何别,故列下表以资识别(表 2-5)。

表2-5　栀子豉汤证、陷胸汤证、泻心汤证的鉴别

证　别	栀子豉汤证	陷胸汤证	泻心汤证
痛的情况	胸中窒支结而痛按之心下濡	按之心下石硬痛不可近	心下痞、痞甚则硬但不痛
主要原因	余热留扰(无形)	热与水结(有形)	邪陷气结(无形)
烦的程度	虚烦(懊恼不眠)	实烦(便秘心下至少腹硬满而痛)	痞烦为主
治疗原则	清热止烦	荡实逐水	开始泄痞

（4）方义：栀子豉汤——宣透解郁，清热除烦。栀子苦泻火，寒胜热，清热泄邪。豆豉轻浮上行，化浊为清。

（5）治疗

1）少气——中气受损，气少不足以言，栀子豉汤加甘草，和中益气。

2）呕者——虚热相抟，中气上逆，栀子豉汤加生姜散逆止呕。

（6）服栀子豉汤后吐与不吐之辨证

1）认为是吐剂的理由(柯韵伯、王好古等)：①方后有"得吐者止后服"字样（"宋版""成本"有此六字）。②瓜蒂散内用香豉。

2）认为不是吐剂的理由(多数注家)：①临床用之每不见吐（我们在治疗时曾用生山栀、豆豉二味各五钱，煎服于病人及常人均不见吐）。②《本草》所载并未言栀子能吐。③经文瓜蒂散二条必云"吐之"字样，而栀豉汤条文并未提及"吐"字。④以吐泻后之虚烦，岂有再容复吐之理。⑤条文有栀豉汤呕加生姜，若谓止呕，岂不自相矛盾。

综上观之，栀豉汤绝非吐剂，但我们在临床上使用栀豉汤时，病或间有因吐而愈者，推其理，因本证是病邪壅结胸膈，邪郁甚时，服栀豉之宣发开郁，可能引起呕吐，是邪上越外出之象，但究属鲜见。

原文第79条　伤寒下后，心烦腹满，卧起不安者，栀子厚朴汤主之。

［提示］　下后邪热内乘壅阻胸腹间的证治。

［讨论］

（1）证治：下后出现的三种不同情况的心烦腹满。

1）心烦不满——邪阻胸膈——虚烦——栀豉汤。

2）腹满不烦——中焦虚寒——里虚——理中汤。

3）心烦腹满——邪壅胸腹——热陷气滞——栀子厚朴汤。

注：① 下后心烦不满者,乃余邪留扰胸膈之栀豉汤证。

② 下后但腹满而不烦,按之濡,或利下不止者,属中阳不运之脾胃虚寒理中四逆等证。

③ 下后既烦且腹满,乃邪壅胸腹,热陷气滞的栀子厚朴汤证。

（2）方义:栀子厚朴汤——清热宽中泄满。栀子止心烦,厚朴泄腹满,枳实消痞实。

本方乃栀豉汤及小承气汤去豆豉、大黄之合剂。为什么不用大黄、豆豉呢?

（1）因不属实烦实满,其证必无燥矢便秘现象,故不用硝黄的攻下,而用栀子的清热除烦。

（2）因邪已入里较深,故不用香豉之宣透达表。

原文第80条 伤寒,医以丸药大下之,身热不去,微烦者,栀子干姜汤主之。

[提示] 峻下后导致上热中寒之证治。

[讨论] 本条由于误以丸药峻下导致寒气留中,同时身热不去,微烦不解,形成寒热交错的变局。根据误治后的变局及所用方剂来推测,必然还有其他的证状,兹补述如下。

上热——身热不去,微烦不解——用栀子清热除烦。

中寒——腹痛便溏,肠鸣下利——用干姜温脾祛寒。

原文第81条 凡用栀子汤,病人旧微溏者,不可与服之。

[提示] 栀子豉汤的禁忌证(中阳不足禁用苦寒之剂)。

[讨论]

（1）旧微溏——中阳素虚的人,未病之前,大便常常溏薄。

（2）禁用苦寒——《内经》:"先泄而后生他病者,治其本。"若迳用苦寒,可能引动旧恙,益伤其阳,加重新疾。

（3）后世发展——根据《本草》,谓栀子生用泻火,炒黑止血,在《临证指南》治外感多用黑山栀。根据临床体会凡用黑山栀(已经炒黑)则寒性已减,在一般使用上尚无大碍,唯虚寒甚宜禁用。

（十四）结胸证(附寒实结胸)

上次讨论的栀子豉汤证,是汗吐下后邪热留扰胸膈的证候。它的主证:虚烦不得眠,反复颠倒,心中懊憹,胸中窒,身热,心中结痛等。如兼见少气的加甘草,呕的加生姜,心烦、腹满、卧起不安的,用栀子厚朴汤,身热微烦的以栀子干姜汤来治疗。总之,随着病情的不同,而予以不同的治疗。

现在讨论的结胸证,在病变部位和证状上与栀子豉汤证,似乎有相似之处,但是二者是有一定的区别。我们从以下讨论中,就能清楚地鉴别出来。

原文第 131 条(上节)　病发于阳,而反下之,热入因作结胸。病发于阴,而反下之,因作痞也。所以成结胸者,以下之太早故也。

［**提示**］　本条指出结胸的成因和痞证成因的不同点。

［**讨论**］　发于阴,发于阳。

结胸与痞证,都是胸膈间的病变,在条文中指出,皆系误下邪陷所致。但由于各人体质的不同,故同一误下邪陷,而转归亦自不同。发于阴、发于阳正是说明这个问题。关于阴阳二字,历代注家各有不同的看法,现举出几个具有代表性的例子来讨论一下。

(1) 陈修园:阳——发热恶寒(阳经),阴——无热恶寒(阴经)。

(2) 柯韵伯:阳——外(形躯),阴——内(心下胸中)。

(3) 黄坤载:阳——风伤卫(中风),阴——寒伤营(伤寒)。

以上三种说法,我们认为都是不够全面的,如:

第一种说法,阴经受病,误下成痞,势必阴寒更盛阳气更微,但在治痞证的诸泻心汤中,大都有芩、连苦寒之品,这就无法解释了。

第二种说法,指内外,但是痞证也有起于太阳、少阳的。

第三种说法,认为风伤卫,寒伤营,但是论中有伤寒与中风互称的,如第 158 条:"伤寒中风,医反下之……"甘草泻心汤证之痞。所以,我们认为:本条阴阳二字不能限于风寒、阴经、阳经、内外等孤立的来理解,应当看得比较广泛一些,它的主要含义,是用对比的方式来说明问题的。具体地讲:①发于阳,正实,邪实(主要是邪实)。②发于阴,胃气虚,内无实邪。

正实不是指正气壮实,系与胃气虚作比较而言。邪实指素有水饮痰浊之类。

正由于病人内在因素的不同,因此误治后的转归:一为邪陷与水饮相结而成结胸,一为邪陷无水饮相结而成痞证。

治病的一般规律,是先表后里,先汗后下,如果表邪尚在,即用下法,会引起很多的病变。本条的结胸与痞证就是一个例子。

原文第 128 条 问曰:病有结胸,有藏结,其状何如? 答曰:按之痛,寸脉浮,关脉沉,名曰结胸也。

[提示] 结胸与藏结,在病变部位及证状上有相似之处,所以仲景并提,以示辨别,但是两者性质不同。

[讨论] 本条指出结胸的主要脉证,并举藏结以示辨证。

(1)鉴别:结胸——性质属热属实。藏结——性质属虚属寒。

结胸证,是误下后,太阳之邪热陷入,与水饮痰浊互结而成,所以它的性质属热属实,与藏结之属虚属寒根本不同,绝不能混淆。至于藏结的病因、证状等,在后面讨论。

(2)结胸的主证主脉

1)证状:按之痛——邪实壅结。

2)脉象:寸浮关沉。

寸关脉候上中二焦,寸浮是邪盛于上,关沉为邪结在里,这是实邪壅结于上中二焦的脉象,其脉来必定有力。

上面所介绍结胸证的主要脉证,尚不够全面,应与以下几条合参,方能得其全貌。

原文第 134 条 太阳病脉浮而动数,浮则为风,数则为热,动则为痛,数则为虚。头痛发热,微盗汗①出,而反恶寒者,表未解也。医反下之,动数变迟,膈内拒痛,胃中空虚,客气②动膈,短气躁烦,心中懊恼,阳气③内陷,心下因硬,则为结胸,大陷胸汤主之。若不结胸,但头汗出,余处无汗,剂颈而还,小便不利,身必发黄。

[提示] 本条为外证未解,误下邪陷的两种不同转归,一为结胸,一为发黄。

[词解] ①盗汗:与太阳第 12 条"阴弱者,汗自出"相似,营弱卫强故也。

②客气:邪气从外而来故名。

③阳气:非指正阳之气,指阳邪而言,如正阳之气下陷,攻剂就不相宜。

[讨论]

(1)未泻前脉证及误下后的转归结胸、发黄,如图 2-44。

太阳病脉浮而动数,是表邪正盛的趋势,头痛发热恶寒是表邪证状,微盗汗

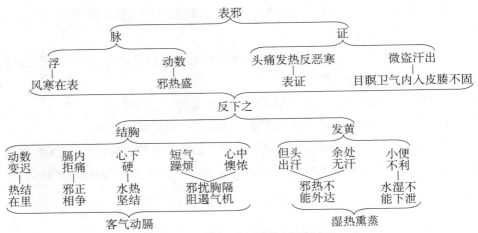

图2-44 未泻前脉证及误下后的转归

出乃阳浮而阴弱。统观以上脉证，为太阳中风证，医者不用桂枝汤解表，反与下法，邪气陷入，与正气相拒，故膈内拒痛，动数变迟，表邪入里心下硬，邪热与水饮聚结，心中懊恼，短气躁烦，为邪热扰动胸膈，饮热阻滞气机，总之是外来客气扰动胸膈而成结胸，治用大陷胸汤以泄热逐水开结。

（2）如果邪不聚于胸中，水热散漫不能从汗而泄，但头汗出，余处无汗，剂颈而还（剂，通齐，界限），邪不外达，再以小便不利，湿热之邪，无从下泄，郁蒸于内，其人身必发黄，这就是表邪误下后的两种不同转归。至于发黄的治疗，在阳明篇讨论。

（3）方义：大陷胸汤，是大黄、芒硝、甘遂三味药组成。大黄开结荡涤实邪，芒硝软坚，甘遂逐水去饮，三味合成具有清热荡实逐水之功，本方妙在大黄先煎，取其熟则行迟，使药力逗留于上中二焦，合乎《内经》"治上制以缓"的精神，与大承气汤的后纳大黄，取其生者行速，药力直达于下，以求速效是不同的。

原文第137条 太阳病，重发汗而复下之，不大便五六日，舌上燥而渴，日晡所小有潮热，从心下至少腹硬满而痛不可近者，大陷胸汤主之。

[提示] 本条是结胸与阳明腑实的辨证。

[讨论] 太阳病，本应发汗，但发汗必须适度，如果汗出太少，邪必留恋，汗出太多，反伤其正，今大发其汗，如水淋漓，津从外越，复妄行攻下，阴液内伤，内外津液均耗，邪反乘虚入里，以致变证蜂起。文中：①不大便五六日——邪热内结。②舌上燥而渴——伤津之征。③日晡所小有潮热——热来如潮之有时。

④从心下至少腹硬满而痛,手不可近——邪热与水饮痰浊互结。

（1）辨证:上述证状,很似阳明府实证,辨别点,在于腹诊方面。

腹痛:①阳明腑实证——腹胀满绕脐痛。②结胸证——从心下直至少腹。

这是两者的根本区别,因为阳明腑实证是燥屎在肠,故虽有腹痛,部位在脐之周围,燥结过甚,虽然临床上也或有心下胀痛证,但这是从下而引及于上,故腹痛还是甚于心下。结胸病变部位在胸膈,因邪结过深,也可影响少腹,必上重于下,这是可以肯定的。

（2）治法:由于热与水结之证,非阳明腑实燥屎可比,故主以大陷胸汤。

原文第 135 条　伤寒六七日,结胸热实,脉沉而紧,心下痛,按之石硬者,大陷胸汤主之。

［提示］　未经误下,邪热内入,与水饮互结的结胸证治。

［讨论］　这是结胸的又一成因,上述的结胸是由误下后,邪乘虚入。本条云"伤寒六七日,结胸热实",可体验出未经误下,邪热内传而成。

（1）脉沉而紧,沉为在里,紧为邪结之盛（痛甚）,与误下成结胸之脉寸浮关沉稍有不同,由于沉紧之脉,每见于阴寒之证。仲景恐后世医者误认此处之脉为阴寒,故标以"结胸热实",为脉沉而紧,点清了眉目。程郊倩说"此处紧脉从痛得之,不作寒断",可说是合乎仲景之意。汪琥说:"结胸脉不但可沉紧,甚至有伏而不见者,乌可以脉沉紧为非热耶？大抵辨结胸之法,但当凭证,最为有准。"确是经验之谈。

（2）心下痛按之石硬,是水热互结已深的明征,是结胸证的主证。

（3）治法:大陷胸汤破其坚结,泄其水热。

原文第 136 条　伤寒十余日,热结在里,复往来寒热,与大柴胡汤,但结胸无大热者,此为水结在胸胁也,但头微汗出者,大陷胸汤主之。

［提示］　本条是大柴胡汤证和大陷胸汤证的辨治。

［讨论］　伤寒失治,迁延十余日之久,邪离太阳而内传。所说热结在里,是指邪入阳明之腑,寒热往来,为邪在少阳,阳明、少阳二经同病,故治用大柴胡汤双解表里（关于大柴胡汤的详细脉证和方义在少阳篇再予讨论,此处从略）。

如果在外没有寒热往来之少阳证,且热不甚,而有心下硬满而痛手不可近的证状,这就是饮热互结的结胸证,而不是邪在少阳的胸胁苦满。因此用大陷胸汤逐水荡实。

柯韵伯说:"发病于阳,热入,是结胸之因,此言水结,是结胸之本,互相发明结胸病原。"

但头微汗出,正指出了虽无大热,不是阴证,因为三阴经证,一般不得有头汗出,若三阴证而有头汗,即成阳气散越的危候了。本证乃邪气不得外达下泄,水热上蒸所致,故以大陷胸汤峻逐在里水热互结之实邪。由于大柴胡汤证的心下痞硬与结胸证之心下硬满而痛,在部位上有相似之处,仲景恐后世混淆,故在本条中二证并提,以资鉴别(表2-6)。

表2-6 大陷胸汤证与大柴胡汤证鉴别表

证 别	大柴胡汤证	大陷胸汤证
成 因	邪结于里(阳明)	饮热互结心下
证 状	往来寒热(少阳) 心下痞硬,郁郁微烦	外无大热 胸满硬痛,手不可近
治 疗	和解攻里	开结逐水

原文第131条(下节) 结胸者,项亦强,如柔痉状,下之则和,宜大陷胸丸。

[提示] 本条是结胸邪偏高位的证治。

[讨论]

(1)结胸者,指结胸之心下硬满疼痛等证而言。

(2)项强,如柔痉,邪结偏高,迫使颈项不能前屈后仰,故项强似痉。真正痉病,不但项强,且会出现角弓反张,手足拘急的全身证状(结胸有偏上偏下之异,从心下至少腹硬满而痛者,是病邪偏于下,本条是病势偏盛于上,故现项强似痉)。

(3)治法:因其邪热与水饮互结于上,故仍主攻下为原则,使水去则紧迫减,外现之项强得松,俯仰转侧得能自如矣。不用大陷胸汤而改以大陷胸丸,因病位偏高,肺气不得舒展,故在大陷胸汤的基础上加葶苈子、杏仁以泻肺气。用蜜做丸,有润养之义,且丸性缓,使其留恋胸中,以解上部之结邪。

原文第132条 结胸证,其脉浮大者,不可下,下之则死。

[提示] 本条为结胸证的治禁。

[讨论] 以上有关结胸证条文都主攻下,因下之使结开水去热清,病能得愈。本条结胸证见脉浮大,禁用下法,并云下之则死,其理由何在?现用示意图加以说明(图2-45)。

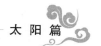

脉浮大 〈 有力——表邪实——宜驱邪外出 〉 下之 〈 邪热再陷郁结更甚 〉 故死
　　　　　 无力——正气虚——应扶正祛邪 　　　　 正气更伤正不御邪

图 2－45　结胸证禁用下法的说明

总之,本条精神要求我们辨证应正确,治疗宜恰当,无犯虚虚实实,仲景举脉示例而已。

原文第 133 条　结胸证悉具,烦躁者亦死。

[提示]　本条是结胸证的死候。

[讨论]　起首即云"结胸证悉具"是包括了结胸证的脉证,如脉沉紧,心下痛,按之石硬,或从心下至少腹硬满而痛,不可近,间又如柔痉状,以及不大便,舌上燥而渴,日晡所小有潮热等证,是病之日久可知,邪之结深自明,久则正气虚,深则病情重,是体衰病重。再见烦躁,是阳气败乱,阴气上逆,阴阳离决之兆,既不任补,又不胜攻,故断为死候。

辨证:第 134 条,短气躁烦,用大陷胸汤主之,而本条说烦躁则死,其故如下。

第 134 条——躁烦——饮阻气机,邪扰胸膈(心中懊恼短气)——邪势方盛。

本条——烦躁——阳气败乱,阴气上逆——正气将竭,御邪无能。

原文第 138 条　小结胸病,正在心下,按之则痛,脉浮滑者,小陷胸汤主之。

[提示]　本条是小结胸证的证治。

[讨论]

(1) 成因:同于大结胸证,误下或未误下,系邪热与痰互结。

(2) 证状:正在心下——局限于胃脘,影响范围较小。按之则痛——不按不痛。

病较轻浅。

(3) 脉象:浮滑,浮为阳邪、滑为有痰(痰热互结)。

(4) 鉴别:①大结胸证,从心下至少腹(全腹部)硬满而痛,手不可近。②小结胸证,仅在心下(局限于胃脘部)按之则痛,不按不痛。

(5) 治法:小陷胸汤,清热涤痰开结。

(6) 方义:小陷胸汤,以黄连、半夏、栝蒌实三味组成。黄连苦寒,清热开结;半夏辛温,化痰蠲饮;栝蒌实凉润,降气涤痰。

由于大小结胸证的邪结有深浅,证状有轻重,故治疗上也有不同。小陷胸汤黄连之下热,轻于大黄;半夏之逐饮,缓于甘遂;栝蒌之润利,减于芒硝,故同名陷胸而有大小之分，就是这个道理。

原文第 141 条（下节） 寒实结胸，无热证者，与三物小陷胸汤，白散亦可服。

[**提示**] 本条是寒实结胸的证治。

[**讨论**]

（1）成因：寒水痰饮所结，聚于胸中。

（2）证状：如结胸状，有心下满硬，甚至连及少腹，大便不通等，与大小陷胸证所不同的，无口渴、舌上干燥、潮热等证。故条文云"无热证者"，这是辨证要点。

（3）治法：本条已明显说出寒实结胸无热证，知其性质属寒属实的阴证无疑，故以温下以祛寒实。但条文中与三物小陷胸汤，使人怀疑，因小陷胸汤有黄连、栝蒌实为寒凉之品，岂可以治寒实之证。因此历代注家认为"小陷胸汤"四字有错，我们也认为必有错误，当是三物白散较为妥切。

（4）方义：三物白散，桔梗、贝母、巴豆三味组成。桔梗开肺气，贝母化痰开心胸郁结之气，巴豆为温性峻泻之品，以祛寒实之结。此方主要作用是化水饮，破寒实。由于本方药力峻猛，因此服时不宜过剂，如服后利不止，进冷粥一杯即止；服后不下利，进热粥一杯即利。得冷则性缓，得热则力猛，这是巴豆的特性，对临床运用的掌握上，是很重要的一个问题。

（十五）脏结证

原文第 129 条 何谓脏结？答曰：如结胸状，饮食如故，时时下利，寸脉浮，关脉小细沉紧，名曰脏结，舌上白苔滑者难治。

[**提示**] 本条是脏结与结胸的鉴别及预后。

[**讨论**] 脏结虽有结胸状的胸腹部硬痛等证，但脏结是寒结于脏，和结胸之邪与水饮痰浊互结于腑不同，故脉证似是而实异。

（1）饮食如故，时时下利，邪结在脏，胃中无实邪阻结，故虽痛而饮食正常，脏寒不能运化，偏渗于大肠，故时时下利。

（2）寸脉浮，关脉小细沉紧，浮乃阳气外越，当是浮而无力，关脉小细沉紧，是阴寒内盛。

（3）舌上白苔滑，阳虚不运而阴浊凝结。

（4）预后：由于脏结是阳气衰败，阴浊凝结之证，故云难治。但必须说明，难治不等于不治,是指不若结胸之邪实正盛,可堪攻下,如能投以四逆理中的一类温阳祛寒方剂,或可挽救其万一。

(5) 鉴别:如表2-7。

表2-7 大结胸证和脏结证的鉴别

病 名	大结胸证	脏结证
证 状	胸腹部硬痛 不能食 不大便	如结胸状 饮食如故 时时下利
脉 象	寸浮,关沉	寸浮,关小细沉紧
舌 苔	舌干燥	苔白滑
病 因	阳邪结于胸中	阴寒凝结内脏
性 质	属热属实	属寒属虚

原文第130条 脏结无阳证,不往来寒热,其人反静,舌上苔滑者,不可攻也。

[提示] 本条进一步指出脏结之属性。

[讨论]

(1) 不往来寒热:包括无太阳表热、阳明烦热等证而言。

(2) 其人反静:以阴主静,故无心中懊侬、烦躁等证。

(3) 舌上苔滑者:与上节舌上白苔滑者同义。

总之,脏结是阳气衰微不振,内动外达之机俱泯,治疗上救阳尚恐不及,岂有再投攻下之理。故仲景特别指出,不可攻下之禁。

原文第167条 病胁下素有痞,连在脐旁,痛引少腹,入阴筋者,此名脏结,死。

[提示] 指出脏结的又一证型。

[讨论] 本条虽也称为脏结,实与上两条所说的证候不同。

(1) 病胁下素有痞,连在脐旁:胁下为厥阴肝经分布之区,云"素有痞",则病已积年累月,非朝夕所成。连在脐旁,为寒邪深伏厥阴脏气,为之瘀塞不通,逐渐增大,是与脐相平,实属阴寒积聚之类,称为脏结,指脏气瘀结不通言也。

(2) 痛引少腹,入阴筋者:在原有宿痰的基础上,再感寒邪,寒邪乘原有虚寒

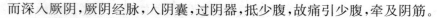

而深入厥阴,厥阴经脉,入阴囊,过阴器,抵少腹,故痛引少腹,牵及阴筋。

（3）预后：由于本证阴寒过甚,阳气竭绝,无抵御之权,故死。

（十六）痞证

痞是一个证状,为心下痞塞的感觉,可出现于很多的证候中。如：①第156条五苓散证,水气停积,影响中上焦时,可以成痞。②第152条十枣汤证,有心下痞硬满,这是悬饮致痞。③第163条桂枝人参汤证,利不止,心下痞硬,是胃气虚而致痞。

以上所举之痞,都是证候中兼见证状,而现在所讨论的,是以痞为主要证候,所以以痞命名。仲景用五泻心汤来主治,因其在病机上、部位上有其近似的地方,而且在治疗上,也有相同之处,故独立成为一个痞证。

原文第151条 脉浮而紧,而复下之,紧反入里,则作痞,按之自濡,但气痞耳。

［提示］ 说明痞之成因及其主证。

［讨论］

（1）成因：①误下表邪入里,壅聚心下。②胃气素虚,邪热乘之陷入。

本条从脉象上说明痞之成因。

脉浮而紧,为表有寒邪,宜用辛温发汗,今不发汗,而反下之,使浮紧之脉,转为沉紧,也就说明了邪热陷入,壅塞于心下,因而变成痞证。但是,痞之形成,除误下外,尚有胃气素虚,邪热乘之而成的。

（2）主证：痞,按之自濡——自觉有痞塞之感,触诊却濡软不硬。

（3）脉象：沉紧。

（4）与结胸证的鉴别：①结胸：有形之邪,按之则痛（小）,从心下至少腹硬满而痛（大）。②痞证：无形之邪,按之濡软不硬,但气痞不舒。

总之,痞证内无痰水实邪,仅热邪入里,妨碍气机开降输化,故仲景云："但气痞耳。"但痞结过甚,也有硬者,不过按之无石硬,无痛,那是肯定的。

以上所提出的是痞证总的概念,包括病因和主证,至于痞证的具体证治及其兼并证的辨治,在以下几条中详细讨论。

原文第154条 心下痞,按之濡,其脉关上浮者,大黄黄连泻心汤主之。

［提示］ 本条是邪热入胃壅滞成痞的证治。

[讨论]

（1）证状：心下为胃脘部，痞而按之濡，仅是妨闷，不痛不硬，又无其他证状，乃是无形之邪热入里，壅聚气分，阻结不舒，即上条所说"但气痞耳"。

（2）脉象：关上浮——关主中焦，浮是阳邪，乃无形邪热独盛于中焦，与一般脉浮多属表证者不同。因此治疗上也有区别。

（3）治法：大黄、黄连泻心汤，泄热开结消痞。

（4）方义：本方只大黄、黄连二味组成。《千金翼方》注：此方必有黄芩，后世医家也认为黄芩、黄连合用，消痞热之效果更为显著。今从此说，方中大黄泄热下气开结，芩、连消除热痞，大黄一般用于泻下，但本证无邪实结滞，所以它的用意并不在于泻下，观其剂量和用法，就能明确。①只承气汤的一半（二两）。②不取煎煮，而用麻沸汤浸渍。

主要是取其轻扬清淡，气味皆薄，有清泄心下邪热之功，非取其攻里荡实之力。《别录》上说：大黄"调中化食，下气和胃"，不仅泻下实热。总之，一种药物的疗效不同，在用法、配伍、剂量上也有一定的关系。

原文第 164 条 伤寒，大下后，复发汗，心下痞，恶寒者，表未解也，不可攻痞，当先解表，表解乃可攻痞，解表宜桂枝汤，攻痞宜大黄、黄连泻心汤。

[提示] 外有表邪里有痞证的治疗原则。

[讨论] 太阳伤寒，先下后汗，在治法上，已是倒行逆施，以致产生一系列的变证。

（1）心下痞：误下后，邪热陷入。

（2）恶寒者：风寒在表，尚未全解。

必须了解"恶寒"二字是代表太阳脉证而言的，所以除恶寒外，可能兼有发热、头痛或身疼、脉浮等证。

（3）治法：表证未解，即使已见里证，若里证不急，仍宜遵守先表后里的原则，所以先用桂枝汤解表，后用大黄、黄连泻心汤清泄痞热。本证是实证，第 191条是虚证，因此治疗先后各不相同。

原文第 155 条 心下痞，而后恶寒汗出者，附子泻心汤主之。

[提示] 本条是痞热而兼表阳虚的证治。

[讨论]

（1）证状：本证心下痞的原因，和大黄、黄连泻心汤证同，惟兼有恶寒汗出的证状,这是邪热有余壅结于里,而成痞证,但卫外之阳不足,所以恶寒汗出。

本条和上条皆是痞而恶寒,但彼为表未解,此为卫阳虚,其机转各有不同,其辨证:①上条恶寒云表未解,必有头痛、发热、脉浮等证。②本证心下痞而后恶寒汗出,并无上述表证存在,故属阳虚。

(2)治法:附子泻心汤,温经回阳,泄热消痞。

(3)方义:本方以大黄、黄连、黄芩、附子四味组成,是寒热互投之方,邪正兼顾之法。设单治痞而遗正,则阳气更虚,恶寒汗出更甚;单补阳而遗热,则痞满增剧,附子温经回阳,故用三黄泄热消痞,尤妙在煎法上用麻沸汤渍三黄,附子别煎,分温和服。尤氏说:"寒热异其气,生熟异其性,药虽同行,而功则各奏。"说明了本方寒热互用、补泻并进、两不相悖的妙用。

原文第 157 条 伤寒汗出解之后,胃中不和,心下痞硬,干噫食臭,胁下有水气,腹中雷鸣下利者,生姜泻心汤主之。

[提示] 本条指示胃虚食滞痞满而挟水气的证治。

[讨论] 本证虽非误下,乃是发汗病解之后,表邪已退,但以胃气未振,余热乘之,水气停滞,所进饮食,难以运化,因而积滞发酵,而成痞证。

(1)证状:①心下痞硬,干噫食臭,水谷不化,积滞蕴热,腐气上逆。②胁下有水气,腹中雷鸣下利,中土未复,水谷不能泌别,清浊不分,因而下注为利。

《内经》云:清气在下,则生飧泄,浊气在上,则生䐜胀。

总之,本条主要特点,是肠胃虚弱,邪热入内,水气停滞发酵,上则为痞,下则为利。

(2)治法:生姜泻心汤,和胃散水泻痞。

(3)方义:本方以生姜、炙甘草、人参、干姜、半夏、大枣、黄芩、黄连八味组成。生姜为君,合半夏和胃散水,连芩涤热泻痞,参草枣补脾胃之虚,干姜温中化水治下利,为消补并用之方,具有和胃散水泻痞的作用。

原文第 158 条 伤寒中风,医反下之,其人下利日数十行,谷不化,腹中雷鸣,心下痞硬而满,干呕,心烦不得安,医见心下痞,谓病不尽,复下之,其痞益甚,此非结热,但以胃中虚,客气上逆,故使硬也,甘草泻心汤主之。

[提示] 本条为胃气重虚之痞证。

[讨论] 表证再次误下,因而伤及胃气,中虚气陷,以致出现一系列肠胃功能的反常证状。现将误下及复下之后的变局,分别讨论如下。

(1)误下后的病情:①下利日数十行,谷不化,《外台秘要》作水谷不化,中气下陷,脾阳衰弱,不能腐熟运化,异于下利清谷,否则宜四逆汤救之。②腹中雷鸣,水谷不化,留滞腹中,冲击作响。③心下痞硬而满,干呕心烦不安。中土衰微,布输无权,以致清气不升,浊气不降,阻塞于中,气逆于上,此时医者见心下痞硬而满,误认为是热邪壅结的实证,再施攻下,以致胃气重虚,邪气更窒,而犯虚虚之戒。

(2)复下后的病情:复下之后,其痞益甚,充分证实了本证的心下痞硬而满,不是实热壅滞,气虚致痞,下之则胃阳更虚,阴寒更甚,而气机不运。推想而知,下利腹鸣等证,势必进一步加重了。仲景所以只提"痞益甚"的目的,在于辨别证候的疑似,从而指明辨证关键。

这里须要说明的,在复下后,只举出痞益甚一证,至于其他的下利、腹鸣、干呕、心烦等证是否完全消失了呢?不难理解,正气愈虚,证情更为加重。

(3)治法:甘草泻心汤,补胃消痞。

(4)方义:本方为生姜泻心汤,去生姜、人参,增甘草干姜分量,方以甘草为君,与大枣合用,补中和胃,干姜辛温助胃阳止利,半夏降逆,芩、连泻痞热,六味成方,具有补胃消痞的作用。但多数注家,认为本方应有人参,如《千金方》《外台秘要》等书。我们认为亦应当有人参,其理由:①半夏泻心汤、生姜泻心汤均有人参。②复下之后,胃气大伤,用以补虚。③人参为消虚痞之要药。④缓客气上逆而除烦。

又本方即生姜泻心汤去生姜,加重干姜,这是生姜泻心汤以治水气为主,故用生姜为君,本证以里虚较重,故重用温中之干姜。

原文第 159 条　伤寒服汤药,下利不止,心下痞硬,服泻心汤已,复以他药下之,利不止,医以理中与之,利益甚,理中者,理中焦,此利在下焦,赤石脂禹余粮汤主之,复不止者,当利其小便。

[提示]　本条指示误下致利,应用各种相应方法,以御其变。

[讨论]

(1)本条分为两段

1)伤寒服汤药,利不止,叙述一误再误的变证。

2)医以理中汤与之至当利其小便,指出服理中汤无效的原因,和利在下焦的两种治法。服药后,以致下利不止,心下痞硬,选用泻心汤类方剂治疗,原无错误,而医者求愈心切,或见效果不著,复以他药下之,遂致下利不止。若是属于中焦虚寒之证,而理中汤亦为对证,但此利不止,并非中土虚弱,而是二次误下,致下焦约束无权,所以关门不禁,理中汤不是收涩固脱之剂,不能收功,所以服后,利下益甚。假使利在于下焦滑脱,当用赤石脂禹余粮汤固涩之剂,若服后仍不止者,当考虑分利法,利小便,使肠中水分从小便排出,大便赖之以实。由此可见仲景治病的灵活性,绝无拘执一方,以御无穷病变的缺点。

(2)治法:从以上讨论中,可以体会到,①误下成痞,宜用泻心汤。②中焦虚寒,宜用理中汤。③下焦滑脱,宜用固涩之剂。④清浊不分,宜用渗利之剂。

(3)辨证:本条与甘草泻心汤,都是重复误下,但二者亦有不同之处。

1)甘草泻心汤证:"痞益甚"——邪热结于心下(胃)。

2)本证:"利不止""利益甚"——虚寒在下(肠)。

(4)方义:赤石脂禹余粮汤。赤石脂酸温敛气,禹余粮固涩胜湿,二味质皆重坠,直走下焦,有收涩固脱之功。

原文第 161 条 伤寒发汗,若吐若下,解后,心下痞硬,噫气不除者,旋覆代赭汤主之。

[提示] 本条是胃虚气逆,痰浊不化的痞证。

[讨论]

(1)成因:痰浊不化所致,汗、吐、下后,中气虚弱。

(2)证状:①心下痞硬,气虚不化,痰浊壅滞于心下。②噫气不除,胃气不和,虚气上逆。

(3)治疗:用旋覆代赭汤,和胃降逆,益气化浊。

(4)方义:

代赭石、旋覆花降气镇逆,半夏、生姜和胃化浊,人参、甘草、大枣补虚和中。降浊气,升清气,痞噫自除。

(5)与生姜泻心汤证的鉴别:本证与生姜泻心汤证都属表邪解后,胃气虚弱的病变,同样有痞硬噫气之证,故有鉴别的必要(表2-8)。

表2-8 生姜泻心汤证和旋覆代赭汤证的鉴别

汤证名称	病因	证状	治疗
生姜泻心汤证	汗解后,胃虚气弱,食滞不化,胁下有水气	心下痞硬,干噫食臭下利	和胃泄痞
旋覆代赭汤证	发汗若吐若下后,胃虚气逆	心下痞硬,噫气不除	和胃降逆

（十七）火逆证

以上所谈的是汗、吐、下三法的误治变证,其中主要是汗、下二法。现将火逆证介绍于下。

（1）定义:火逆证——误用各种火法所导致的变证。

火法,为古代医疗方法之一,由此可以理解,古人的医疗方法是多种多样的,我们应如何进一步研究改进,以便掌握运用,配合药物治疗,在治疗疾病、解除病人痛苦中,起到更大作用,如针灸疗法,现在已被广泛地运用,获得了高度的疗效,解决了非药物所能解决的问题。火法内容丰富,有其一定应用范围与使用禁忌,应用得当疗效确认,使用不当可招致不良后果,称之为火逆。

（2）火法内容:包括温针、烧针、熏、熨、灸等。

（3）火法功用:有发汗、散寒、回阳的作用。

（4）火法适应范围:凡阳虚寒盛的阴性疾患,宜用火法治疗,阳证、热证则不宜使用。太阳表证,以汤药发汗为宜,用火法发汗,则易产生变证。

（5）火逆的类型:火逆后变证类型,概括地分为两个方面,①火邪内犯,损及心阳,而使心神浮越(烦躁、惊狂)。②火邪内迫,伤及营阴,以致动血伤筋(吐血、便血、血痹)。

为什么会产生这两类变证呢?前者多见于火法强迫劫汗之误,汗多伤阳,因此重则证见惊狂,轻则证见烦躁;而后者多见于阴虚火旺或有宿疾(吐血、便血史)的病人,因阴虚之体,往往多虚热,火热相灼,所以会导致吐血、便血等变证。

原文第 119 条 太阳伤寒者,加温针必惊也。

[提示] 说明伤寒表证误用温针治疗的变证。

[讨论]

（1）温针有发汗散寒的作用,伤寒表证为什么不能使用呢?要知太阳伤寒,虽有表邪,究属阳证,温针既助热邪,又烁营血,所以不但达不到治疗目的,反而产生惊狂的变证。

（2）加温针必惊的原因,章虚谷说:"用药后,汗则外解而阳伸,妄用温针,不能解表,反使火气入营,内扰于心则必惊,甚则狂也。"

心藏神而主神明,营气通于心,温针为火热之气,非但内扰营血,而随经脉内犯神明,故致惊。

原文第 118 条　火逆下之,因烧针烦躁者,桂枝甘草龙骨牡蛎汤主之。

[**提示**]　火逆引起烦躁的证治。

[**讨论**]

(1) 对"火逆下之,因烧针烦躁者"的注释有三种不同看法:①认为是经过三误——先火,复下,又加烧针(成氏、尤氏)。②认为是经过两误——烧针即火逆,烧针,下之(《医宗金鉴》、吴仪洛等)。③认为仅是一误——烦躁是火逆的后果,"下之"两字是衍文,应删去。火逆是总的提纲,而烧针致烦躁,是火逆诸证中的一种(山田氏)。

这三种说法,究竟谁是谁非,我们认为无深究的必要。本证的烦躁由于火逆所致,这是肯定的。魏荔彤说:"误治之故有三,烦躁变证则一,立一方以救三误,不必问其致病之由矣。"可称恰当。总的精神,只要属于胸中阳虚,心神浮越的烦躁,就可使用桂甘龙牡汤。

(2) 火逆烦躁的机制,如尤在泾所说:"火气内迫,心阳内伤,则生烦躁。"本条烦躁,是由于火迫导致心神浮越(心阳不足),可从桂枝甘草汤证推测,该证由于发汗过多,其人又手自冒心,心下悸,欲得按者,乃心阳之虚,惟未至于心神浮越,与本证仅有轻重程度的不同。

(3) 方义:本方具有复阳安神的作用,即桂枝甘草汤方中加镇摄安神之品,以桂枝、甘草益心阳缓中,龙骨、牡蛎收敛浮越的神气,心阳复而神气宁,则烦躁自除。

[**参考资料**]　章虚谷说:"此出救治之法也,虽已下之,而无别证,但因烧针而烦躁者,以桂枝、甘草益心脾之气,龙骨、牡蛎镇摄心肝散越之阳,则魂魄安,烦躁止。或问:火逆下之,津液皆伤,何不用养阴之法? 余曰,其表里阴阳气俱已乖逆,若用柔阴之药,反而郁滞不和,更变他证,故以味薄气清者,先收散乱之阳,调和而镇摄之,气和则津液自生,此仲景用法之妙,非常见所能及也。"

原文第 112 条　伤寒脉浮,医以火迫劫之,亡阳必惊狂,卧起不安者,桂枝去芍药加蜀漆牡蛎龙骨救逆汤主之。

[**提示**]　火逆导致亡阳惊狂的证治。

[**讨论**]

(1) 什么叫亡阳? 这里的亡阳,指心阳而言,即心神被火迫而不内守的意思。

（2）亡阳的病机：以热攻寒，邪被火迫，不得外泄，而反内扰神明，发生亡阳惊狂状态。

本条亡心阳的证治，与其他亡阳证治不同，应有所区别。①亡卫阳：汗多恶寒，可治以桂枝加附子汤、芍药甘草附子汤等。②亡肾阳：汗多肢厥，下利恶寒，脉微细沉，宜治以四逆汤一类方剂。

（3）鉴别（与上条）：①上条：火邪内迫，心神受扰而烦躁，证势尚轻。②本条：火邪迫劫，心神不守而惊狂，证势严重。

（4）方义：本方从桂枝汤加减，由于心阳虚而神气外泄，故去芍药，仍用桂枝以复心阳，甘草、生姜、大枣和中调营卫，倍加龙牡，固摄安神，心阳既虚则痰浊易阻，用蜀漆以涤痰逐邪。本方所主的证势紧急，所以方名救逆。

原文第 117 条 烧针令其汗，针处被寒，核起而赤者，必发奔豚。气从少腹上冲心者，灸其核上各一壮，与桂枝加桂汤，更加桂二两也。

［提示］ 因烧针发汗，导致奔豚的证治。

［讨论］ 各一壮：因不止一核，故云各一壮。用艾一灼谓之一壮。

（1）病因与证状：误用烧针，核起而赤（肿如果核状）——烧针发汗，操作中处理不当，针处被寒，寒邪外束，火郁于内，故核起而赤。奔豚（如豚之奔，气从少腹上冲心）——汗多而心阳虚，肾水乘外寒上凌心胸。

（2）治法：内外兼治。

外：先灸其核上各一壮——以散其外寒。

内：再用桂枝加桂汤——温肾阳，制水邪。

（3）桂枝加桂的讨论：各家注解不一，有的认为加桂枝，有的认为加肉桂。

1）加桂枝：①即以桂枝加桂汤，更加桂枝以疏风木而降奔豚（黄坤载）。②桂即桂枝，用桂枝加桂，使桂枝得尽其量（陈修园）。

2）加肉桂：①……然则所加者桂也，非枝也（方有执）。②重加肉桂，不特御寒，且制肾水（徐灵胎）。

3）根据病情决定：若平肾邪，宜加肉桂，如解太阳之邪，宜加桂枝也（章虚谷）。

从以上三方面意见分析，以章氏意见比较全面，若温肾阳宜加肉桂，散外邪宜加桂枝。

［参考资料］ 《金匮要略》认为奔豚从"惊恐得之，肾气上乘于心"。又云："奔豚病，从少腹起，上冲咽喉，发作欲死，复还止。"描述其病因和证状的阵发性。

《难经》："肾之积名曰奔豚。"总不外肾气上逆的关系。

原文第 114 条 太阳病,以火熏①之,不得汗,其人必躁,到经②不解,必清血③,名为火邪。

原文第 115 条 脉浮,热甚,而反灸之,此为实,实以虚治,因火而动,必咽燥吐血。

[**提示**] 表热误火,迫血下行或上行的变证。

[**词解**] ① 火熏:劫汗方法,烧坑铺陈洒水取气,卧病人以熏蒸之,使之出汗。

② 到经:柯氏作过经解释。

③ 清血:即圊血,便血之意。

[**讨论**]

（1）其人必躁——火熏不得汗,表热不解,里热转盛（热无出路）,内扰神明。

（2）清血——火热入营,伤及阴络,迫血下行。

（3）名为火邪——指出了病为火热所致,确定其诊断,以便于获得正确治疗。

（4）脉浮热甚——表热证。

（5）实以虚治——表热证本为阳证实证,而反当虚寒之证以灸之。

（6）咽燥吐血——阳邪亢极,劫阴夺血之变。

说明:前条以太阳病,采用火熏方法,不得汗,因而火热内迫,扰及心神则躁,伤及阴络则便血。

本条以脉浮热甚,这是表实之证,应发表散邪,而反用灸法,当作虚寒病来治疗,所谓"实以虚治"。而结果是实其所实,两实相合,阳邪亢极,是必然的趋势,等于表热证,而用姜附四逆大辛大温之剂,也可预料到劫阴夺血之变。所以仲景说:"因火而动,必咽燥吐血。"动者动其营血也。这两条,都是劫伤营血,但为什么一从上出,一从下出呢?

《医宗金鉴》:"上条火伤阴分,迫血下行,故令圊血,此条火伤阳分,迫血上行,故吐血也。"《灵枢》"阳络伤则血外溢,血外溢则衄血,阴络伤则血内溢,血内溢则后血"可作参考。我们的体会,还要根据患者平素体质或宿疾,如患者是阳盛体质,则上行吐血较多,如患者有宿疾便血证,则下行便血较多。

表热证误用灸或火熏方法:①火伤阳分（阳络）迫血上行——咽燥吐血。

②火伤阴分(阴络)迫血下行——便血。

原文第 116 条(下节) 脉浮,宜以汗解,用火灸之,邪无从出,因火而盛,病从腰以下,必重而痹,名火逆也。欲自解者,必当先烦,烦乃有汗而解,何以知之?脉浮故知汗出解。

〔**提示**〕 误火致痹,并指出自解的机制。

〔**讨论**〕

(1) 腰以下必重而痹的机制:①筋脉失养——脉浮病在表,宜从汗解,如误用火灸,表邪不能从汗而解,反被郁闭,邪热加重,伤及营血,筋脉失却濡养。②湿气留滞——阳气上腾,阴寒下滞,下焦阳气不运,水湿留滞而为痹。

(2) 烦乃有汗而解的机制:邪气还表,而为烦热,正是正邪分争,驱邪外出的征兆,所以知有汗而解,何以知之,脉浮,即正气欲外达的表现。

正邪分争,驱邪外出,烦——正邪相争,脉浮——正气外达,有汗而解。

原文第 116 条(上节) 微数之脉,慎不可灸,因火为邪,则为烦逆①,追虚逐实②,血散脉中,火气虽微,内攻有力,焦骨伤筋,血难复也。

〔**提示**〕 微数之脉,禁用灸法,并说明误治后的变证。

〔**词解**〕 ① 烦逆:烦闷上逆(虚邪因火上攻)。

② 追虚逐实:虚者更虚,实者更实的意思,血虚被火迫是为追虚,热因火盛是为逐实。

〔**讨论**〕

(1) 微数之脉不可灸的原因:凡热证阳证不可用灸,上面已介绍过,脉见微数之人,为阴虚有热,尤不可灸。若反灸之,则热得火气内攻,而烦闷上逆,阴虚内热之证,更加火逆。这是追虚逐实,阴本虚而加火逆伤阴,热本实而反以火助里热,所以郑重告诫"微数之脉,慎不可灸"。

(2) 误灸的危害性:别看艾灸细小,火气虽微,而内攻有力,由于血为火灼,则火毒浸溢于血脉中,筋脉失却濡养,故曰焦骨伤筋,说明火毒为害至为严重,且难恢复。仲景以此语句形容,示人以警惕。

原文第 111 条 太阳病中风,以火劫发汗,邪风被火热,血气流溢,失其常度;两阳相熏灼,其身发黄,阳盛①则欲衄,阴虚②小便难,阴阳俱虚竭,身体则枯燥,但头汗出,剂颈而还,腹满微喘,口干咽烂,或不大便,久则谵语,甚者至哕,手足躁扰,捻衣摸床,小便利者,其人可治。

[**提示**]　火逆坏证,从小便有无观测预后。

[**词解**]　① 阳盛:指邪气。

② 阴虚:指津液。

[**讨论**]

(1) 阳热之证,误以火攻,可致阳盛阴虚的变证。

(2) 其预后在于津液的是否竭绝,而诊察津液的存亡,其外候在于小便。

本条对于火热坏证,叙述比较详细,主要病情,是邪热转盛,气血耗伤。为了便于理解,分下列三节讨论。

第一节:"太阳中风……失其常度"。

指出坏证的原因——太阳中风,以火劫发汗,火热之力迫使风邪内陷,风火相煽,气血紊乱,所以失其常度。

第二节:"两阳相熏灼,……捻衣摸床"。

误治后的变证:①发黄——风邪与火热两阳相并,热蒸血瘀,黄色见于肌表,与阳明发黄有相似之处,但阳明发黄却是湿热交蒸,本证则是血为热蒸,瘀而发黄。②鼻衄——阳盛则上越,迫血上行而为衄。③小便难——阴虚则津液不足于下,火热耗津,水分消失过多。④形体枯燥——是阴阳两耗的表现,外则皮肤经络,内则脏腑气血,俱耗损虚竭。⑤但头汗出,剂颈而还——火热上迫的表现,由于津液内竭,故周身无汗,但又因火热上迫,水气续被蒸发,所以头汗出,剂颈而还。⑥腹满微喘,口干咽烂,或不大便谵语,哕,手足躁扰,捻衣摸床等证状,都是火热炽盛,津液耗竭之候,而且内扰神明,已濒危重阶段。

第三节:"小便利者,其人可治。"

预后的机制——指出小便利,是病人一线生机的关键所在,证明津液尚有来复之机。

津液复:①阴生则阳亢可退,正气抗病的自愈趋势。②方始可任攻下剂。

由于这样,可以得出一个结论,对本证的治疗原则,以补养津液为第一要义,或者养阴之中,寓以祛邪。

[**参考资料**]　柯韵伯说:"凡伤寒之病,以阳为主,故最畏亡阳。而火逆之病,则以阴为主,故最怕阴竭。小便利者为可治,是阴不虚,津液未亡,太阳膀胱之气化犹在也。"阳盛阴虚,是火逆一证之纲领,阳盛则伤血,阴虚则亡津,又是《伤寒论》一书之大纲领。

在治疗方面,本证无处方,黄竹斋《伤寒论集注》附方:人参地黄龙骨牡蛎茯苓汤方,据"古本"补。

人参三两　干地黄半斤　龙骨三两　牡蛎四两　茯苓四两

上五味以水一斗煮取三升,分温三服。

原文第113条　形作伤寒,其脉不弦紧而弱,弱者必渴,被火必谵语,弱者发热脉浮,解之当汗出愈。

[提示]　温热病之类,禁用灸法。

[讨论]

(1)脉不似伤寒:伤寒脉浮按之弦紧,今按之反弱(软弱无力),后世所称伏气温病,邪从内发,初起即有按之无力软弱者(素为阴虚体质)。

《医宗金鉴》说应是数脉,而数脉固然是热,但温邪内发,有里虚不足之内因的,按之无力的也有,那么数脉固然不可用灸法,弱脉则更不可用灸法了。

(2)证状方面也不类伤寒——口渴,此渴也是伏邪内发,与脉弱是有关系的,况且出现在同一因素上。

(3)误火后的变证:"被火必谵语",从上述证状来看,温邪得火,邪热愈炽,就会影响神明,而致神昏谵语,这是必然的趋势。

(4)脉浮汗出而解的机转:如前所谓表证,脉弱身发热,今又见脉浮,为邪气还表,复归太阳,亦温病从营到卫的病机,宜解表之法,汗之而愈。但是可以想见,这种汗法,不是麻黄桂枝的辛温解表法,而应该从温病的辛凉透表法中去选择有关方剂。

小结

火逆证的类型:第一类是火邪内犯,损及心阳,而致心神浮越。第二类是火邪内迫,伤及营阴,以致动血伤筋。

属于第一类的:

(1)轻者烦躁,宜桂枝甘草龙骨牡蛎汤——复阳安神。

(2)重者惊狂,起卧不安,宜救逆汤——复阳安神兼资助中焦,通泄阳气。

(3)肾气上升,奔豚已作,宜用桂枝加桂汤——平冲逆,泄肾邪,兼用灸法。

属于第二类的：

（1）迫血：上行则咽燥吐血，下行则便血。

（2）邪无从出，因火而盛，阳盛于上，阴寒滞于下，腰以下筋脉失养，故重而痹。

（3）气血紊乱变为坏证，可治与否，取决于小便之利与不利。

（4）阴虚血少的人，误灸则火毒散于血脉中，可致焦骨伤筋。

（5）温病之类，不宜于温灸方法。

（十八）欲愈候辨证

前面所谈，是包括汗吐下火逆的变证，下面所讨论的，是虽经误治，而为欲愈候的脉证。

原文第58条　凡病若发汗，若吐，若下，若亡血，亡津液，阴阳自和者必自愈。

［**提示**］　误治后，阴阳自和的自愈证。

［**讨论**］　阴阳自和。

（1）用生津益血之剂，则阴阳自和而病自愈（柯氏）。

（2）指人体的生理功能，虽经误治，但不假药力，机体有自然恢复能力。在临床上如见到脉息均匀，气血调和，食欲渐增，二便正常，即是人体阴阳趋向平衡的现象。

原文第59条　下之后，复发汗，小便不利者，亡津液故也，勿治之，得小便利必自愈。

［**提示**］　津液来复自愈证。

［**讨论**］

（1）小便不利：经汗下后，水分消失过多，津液耗伤。

（2）勿治之：①禁用利小便之剂，治其小便不利。②可益其津液，俟小便自利。

原文第110条　太阳病，二日反躁，凡熨其背，而大汗出，大热入胃，胃中水竭,躁烦必发谵语;十余日振慄自下利者,此为欲解也,故其汗从腰以下不得汗,欲小便不得,反呕欲失溲,足下恶风,大便硬,小便当数,而反不数及不多;大便已,头卓然而痛,其人足心必热,谷气下流故也。

[提示] 论述误火后的变证自愈的机制和自解时的现象。

[讨论] 本条分两部分讨论。

(1) 上半节

1)"……必发谵语……"——说明火热入胃的变证,太阳病不论是伤寒或中风,皆不该有烦躁的情况。病人病在两日内,就有烦躁的证状,很多注家认为是表实里热的大青龙汤证,医者不用此法解表,反而用熨背火热疗法,致大汗伤津,转属阳明燥实证候——烦躁谵语。

2)十余日振慄自下利者,此为欲解也——说明自愈的机制,凡疾病经过了十余日,是会发生演变的。一般证情,有两个转归:一是恶化,一是向愈。这里十余日病情无改变,表示有向愈的机制,人体功能有自愈能力,阴津得到自复,津液四布,外可以从皮腠通汗,振慄鼓邪,内可下通大便,胃热得泄,故为欲解现象。

(2) 下半节

1)"故其从腰以不下得汗……及不多"——补叙误治后的变证(即未得下利自解以前的变证,无非是阳热亢盛所引起的)。

从腰以下不得汗,欲小便不得——津液为阳热耗竭,阴气不能达于下。

反呕——阳盛于上,胃热气逆。

欲失溲:①津耗,失却小便能力。②气不能下达,膀胱失约,收摄力减弱(尿量少)。

足下恶风——阳郁不达于下。

大便硬,小便当数不数及不多——又补叙胃燥津竭的现象。

2)"大便已……谷气下流故也"——申述自解时现象及其机制。

本小节说明邪热退,津液复,阴阳气血得舒展周流,初时邪热亢盛,津液内竭,今则大便通利,初时阳郁厥于下,今则阳气下达,亢热已平,足心转热。

"大便已,头卓然而痛"——由于先大便硬,阳气不得下通,今突然得通,阳气下降,头中阳虚,正邪抗拒于上部的反应,故卓然而痛,阳气下降,郁阳外达,故足心热。

总之,本条说明火逆之后,阳气上盛,阴液受损,其获愈的机制在于阴液来复,才能阳气下降,即所谓"阳得阴而和也"。

原文第93条　太阳病,先下之而不愈,因复发汗,以此表里俱虚,其人因致冒①,冒家汗出自愈,所以然者,汗出表和故也,里未和,然后复下之。

[提示]　冒家汗出自愈证。

[词解]　①冒:冒复,头目不清,如物冒住昏蒙现象。

[讨论]

（1）致冒的转归,一般有两种机制:①浮阳上越,正气欲脱——死候（《伤寒论》第297条少阴病时自冒者死）。②正邪相争,欲汗出的先兆——欲解（本条所讨论）,但为什么会引起冒呢? 必得进一步理解。

（2）致冒的原因,及自愈的机制:①原因,在于表不和的关系。为什么会引起表不和呢? 由于经治失宜,次序颠倒,汗下表里俱虚,但表邪依然未净,邪气蔽于外,阳气被郁,值欲解未解之际,因此,病人有头目昏晕不爽的感觉。喻嘉言说:"表里俱虚,寒气怫郁,其人因致冒。"②自愈的机制,正气胜邪,汗出邪散,表和自愈。但临床上,冒家自愈证,多不见于久病患者。因久病的人,正气多虚,绝不致汗出表和而愈,假如里未和,用轻下缓下的方法,和其里气则愈。

原文第94条　太阳病未解,脉阴阳俱停①,必先振慄汗出而解,但阳脉微者,先汗出而解,但阴脉②微者,下之而解,若欲下之,宜调胃承气汤。

[提示]　本条从脉搏上来判断疾病预后的不同转归和治法。

[词解]　①脉……停:a. 均停,均匀的意思（成、方、喻氏）。b. 停止,沉伏的意思（程氏、钱氏、《医宗金鉴》）。

②阳脉、阴脉:a. 浮沉。b. 尺寸。

[讨论]

（1）对停脉的看法:脉阴阳均匀,正气胜邪,汗出而解,这是可能的,但是当战汗出的证候,其脉象大多不是阴阳均匀,而是见停伏现象为多。因为战汗虽属于正气胜邪的结果,但当郁极求伸,未能鼓邪外达以前,却以沉伏脉象为多见,所以第二说较为近理。

1）停脉:仅一时的反应,瞬间即过,常为欲汗之征。

2）停脉:于下证所见较多,肠有燥矢,腑气不通,里热之甚,脉反沉伏不见,如果常人无故停脉,则多为死候。

（2）阳脉微汗出而解,阴脉微下之而解。

六脉沉伏:独阳部(寸)现微微而动——阳部之邪实盛,汗出而解。独阴部(尺)现微微而动——阴部之邪实盛,下之而解。

这种说法,在临床上是符合的,但攻下时,宜用缓下法——调胃承气汤。

十二、坏　　病

所谓坏病,也就是丹波氏所说:"误治之后,阴阳无复纲纪,证候变乱,难以正名也。"(见《伤寒论释义》)说明误治后所产生变乱的坏象。

原文第 16 条(上节)　太阳病三日,已发汗,若吐,若下,若温针,仍不解者,此为坏病,桂枝不中与之也,观其脉证,知犯何逆,随证治之。

[提示]　误治后的坏证和救误的治则。

[讨论]

(1) 成因:由于误用汗、吐、下、温针等治疗之后,导致阴阳气血错乱,失其常度,以致引起坏病的严重证候。

(2) 治法:随证治之是救治坏病的原则,证情因误治而变得复杂异常,已非初起的表证可比,所以就不再是桂枝汤所能治疗,必须审慎处理,要根据病情演变和反映的具体证候,然后决定其治疗方法,这就是救误的原则。但不仅坏证如此,"审证求因,辨证论治",对其他病证,也需如此。

原文第 153 条　太阳病,医发汗,遂发热恶寒,因复下之,心下痞,表里俱虚,阴阳气并竭,无阳则阴独,复加烧针,因胸烦,面色青黄,肤𥆧者,难治,今色微黄,手足温者易愈。

[提示]　坏病以望诊决定预后。

[讨论]　本节分二节讨论。

(1) "太阳病,医发汗……复加烧针,因胸烦"。

1) 烧针前的病情:是已经汗下,表里俱虚,以致邪陷成痞。在太阳表证时,用发汗的方法是对的,但由于汗法不得当,不仅表邪未解,反致卫阳外虚,这时又复误用下法,因而邪热乘虚陷入而成痞证。

"表里俱虚,阴阳气并竭,无阳则阴独"是申述汗下后的病情和成痞的机转。

误汗——伤其阳——表虚(无阳——指表阳虚和胃中阳气不足)。

误下——伤其阴——里虚(阴独——指里有痞而言,里阳不足,邪陷成痞)。

2)烧针后的病变:胸腹部不仅痞满,更加烦闷不安,由于误治后致阴阳两伤,正气衰弱而邪气加剧,形成了痞满的证状。在这个情况下,医者更错误地施用烧针治疗,致火气内攻,不仅胸腹部痞满,而且更加烦闷不安了。

(2)"面色青黄……难治,今色微黄……易愈"——通过望诊决定疾病预后。

1)难治:①面色青黄——青暗而黄(土虚木乘)脾胃已败。②肤𬌗——(肌肤𬌗动)阳气大虚,不能温煦。

2)易愈:①面色微黄——脾土正常颜色反映胃气尚佳。②手足温——阳气来复,温于四末,气血尚充。

原文第 160 条 伤寒吐下后,发汗,虚烦,脉甚微,八九日心下痞硬,胁下痛,气上冲咽喉,眩冒,经脉动惕者,久而成痿。

[**提示**] 误治后阳虚饮搏,筋脉失养,而成痿证。

[**讨论**]

(1)误治后的坏证

1)虚烦,血虚则烦;脉甚微,气虚则脉微——气血两虚。

本条伤寒证,未经发汗,先行吐下,不解,又重行发汗,这是治疗程序失当,以致引起很多的变证。

2)心下痞硬胁下痛,气上冲咽喉眩冒——是邪搏饮停的证状。

一般病到了八九日,正气当复,邪气当罢,但由于正虚邪盛,阳气不布、阴邪停留,搏结于胸胁,而成为水饮内停,所以出现心下痞硬,胁下痛,如水饮上泛,则咽喉部有上冲的感觉等证。

心下痞硬胁下痛——正虚邪盛水饮内停,发生痞硬,牵引胁下作痛。

气上冲咽喉眩冒——水饮上泛头目昏晕的感觉。

3)经脉动惕——由于气血两虚,又加饮邪搏结,津液不能布散诸经,筋脉失却濡养,表阳不足,水饮渗于经脉,如真武汤证,上则眩晕,外则振振身𬌗动。

(2)久而成痿的机制:经汗吐下后,津液已伤,而复搏结为饮,津液势难散布诸经,经脉失却濡润于前,又不能长养于后,日久不愈,筋弛骨萎,成为痿证。

(3)辨证:①本证——"心下痞硬胁下痛……经脉动惕"。在水饮未搏结之前,即虚烦脉微(表里阳气俱损,阴分亦伤)。②苓桂术甘汤证——心下逆满,气上冲胸,起则头眩,脉沉紧,发汗则动经,身为振振摇(中阳虚水饮内停)。③十枣汤证——心下痞硬满,引胁下痛,干呕短气,头痛,汗出不恶寒,或下利呕逆(水饮停在胸胁的实证)。④瓜蒂散证——胸中痞硬,气上冲咽喉,不得息,寸脉微浮,心下满而烦,饥不能食,手足厥冷,脉乍紧,痰饮积于胸中,有上逆之势。

(4)治法:①柯氏认为是半夏泻心汤证治之失宜,久而成痿,不能按《内经》所谓五脏热久而成痿的治疗方法,如用竹叶石膏汤之类则大谬。②魏荔彤说:"在未成痿之先,主张用苓桂术甘汤倍桂枝加附子治之。"③舒驰远主张重用附子、人参以及白术、茯苓、半夏、草果、南星、姜黄、虎掌骨之品,多服方能奏效。

十三、里　虚　证

本篇分四条,一为建中汤证,一是里急先救里的证治,一是炙甘草汤证,一是对结代脉的解释。

原文第 102 条　伤寒二三日,心中悸而烦者,小建中汤主之。

[提示]　小建中汤证。

[讨论]

(1)悸而烦的原因:本文指出,伤寒表证初起,未经汗下,即见悸烦的证状,足见患者素体阴阳两虚,阳气虚则悸,阴气虚则烦,此气血不足之候。这种病证,即使表邪未解,亦不可纯用解表法。

(2)治法:用小建中汤,温养中脏,补虚和里,使气血两调,外邪亦能自解,这是寓攻于补的方法。

(3)方义:本方是桂枝汤变法,倍芍药加饴糖,且以此为君,是温养中气、平补阴阳、调和营卫之剂。

原文第 92 条　病发热头痛,脉反沉,若不差,身体疼痛,当救其里,宜四逆汤。

[提示]　舍证从脉的治疗。

[讨论]　脉沉当是沉而微细,才是里虚之证,方宜四逆汤治疗,不然沉数、沉实等,就不适宜。可与第 91 条参看,"伤寒医下之,续得下利,清谷不止……救表宜桂枝汤",这是表急救表、里急救里的方法。

陆渊雷的补充意见:"若不差,当有阙文,以意推之,当云,发热头痛脉反沉,可与麻黄附子细辛汤;若不差身体疼痛,下利呕逆者,当救其里,宜四逆汤。"有参考价值。

脉有余而证不足,则从证,证有余而脉不足,则从脉,有余可假,不足为真,这是符合一般规律的,但也不是绝对的。如"大实有赢状",就不是从证的不足,本条是证有余而脉不足,故舍证从脉来决定治疗方法。

原文第 177 条 伤寒脉结代,心动悸,炙甘草汤主之。

原文第 178 条 脉按之来缓,时一止复来者,名曰结;又脉来动而中止,更来小数,中有还者反动,名曰结,阴也;脉来动而中止,不能自还,因而复动者,名曰代,阴也,得此脉者必难治。

[提示] ①炙甘草汤证。②解释结代脉形。

[讨论]

(1) 结代脉形

1) 结脉:缓而中止,止而复还,一止后有若干波动特别加速,即所谓更来小数,虽止而不失至数,但稍有间歇耳(图 2-46)。

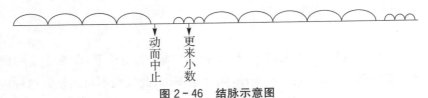

动而中止　更来小数

图 2-46　结脉示意图

2) 代脉:止而不还,断而复动,一止后无加速的递补,即所谓不能自还(图 2-47)。

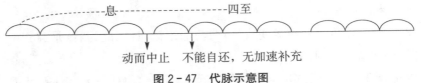

─息─────四至

动而中止　不能自还,无加速补充

图 2-47　代脉示意图

又代脉止有定数;"促"歇止见于数脉者(阳)。

3) 结、代脉都属阴脉。第一条云"脉结代"。但二脉不能并见,其所以并言,不过是歇止的意义。

(2) 得此脉的因素

1) 结脉:气血凝滞,气血不足。

又有无病而亦脉结的,此其素禀的异常,无足为怪,在病变中见到,多是气血衰弱,心力不继,故断而复来。

2)代脉:大病后期得之更属可畏,甚至有由于脏气衰微,力不能继,故脉不至而代者,病多不起。《脉经》:"脉结者生,代者死。"

(3)心悸:①停饮——以饮水多,必心下悸(水寒伤胃,第 127 条)。②邪热——胃不和则烦而悸(少阳篇第 265 条)。③中气虚——悸而烦(小建中汤证)。④气血衰微——心动悸。

本证和脉的间歇是一致的,也是和上条各证的分别处,且心下悸、心动悸、心中悸,更不是一种证候,部位也不同。

(4)炙甘草汤:方义,养血滋阴和阳复脉——又名复脉汤。

本方以炙甘草为君。《别录》:"通经脉,利气血,尤为补中益气之要药,地黄、阿胶、麦冬、麻仁,养血益阴,以上皆阴药,必得人参、桂枝温通阳气,生姜、大枣和胃气,清酒为使,宣通百脉流行气血。"

《千金方》言治虚劳,《外台秘要》言治肺痿,后世补虚诸方大多由此化裁而来。

十四、太阳病类似证辨治

(一)风湿证

风湿病列入太阳篇的原因:风湿证属杂病范围,为外感六淫之一,《金匮要略》记载比较详细,而太阳篇也列入了两条,并不能认为风湿病即一般热病的证候,其所以被列入太阳篇的原因,在于本病感受风湿所致。其临床证状,有骨节疼烦、不能转侧等表现,与太阳篇伤寒或者中风,其性质、证状有类似之处,因此列入本篇以举例说明,而达到二者辨别的目的。

原文第 174 条 伤寒八九日,风湿相搏,身体疼烦,不能自转侧,不呕不渴,脉浮虚而涩者,桂枝附子汤主之;若其人大便硬,小便自利者,去桂加白术汤主之。

原文第 175 条 风湿相搏,骨节疼烦,掣痛不得屈伸,近之则痛剧,汗出短气,小便不利,恶风不欲去衣,或身微肿者,甘草附子汤主之。

[**提示**] 指出风湿的成因和证治。

[**讨论**]

(1)病因:风湿相搏,留着于肌表筋骨之间。

（2）证治:分三方讨论。

1）桂枝附子汤证:

证状,身体疼烦,不能自转侧——风淫所胜,周身疼烦;湿淫所胜,则肢体着重,故难以转侧。

本节描述了身体疼烦等证状,主要是说明风湿证最普通的主证,也是区别于太阳病的中风伤寒证。

不呕不渴——指出风湿的邪在表,无里证。

脉浮虚而涩——浮虚(即浮而无力)——表虚,涩(迟滞不流利),湿邪阻滞经络,非血少之证。

从脉象上看,本证有汗出表疏之证,若无汗表实,则可用《金匮》麻黄加术汤了。

方义:表虚——风湿在表,故用桂枝附子汤,温经散风,胜湿止痛。

2）去桂加白术汤证:证状,除具有桂枝附子汤证外,有"大便硬,小便自利"。

大便硬——由于湿邪伤脾,脾不能为胃行其津液,燥湿不能互化之故(脾湿胃燥),故大便硬。

小便自利——为小便正常通利(既属正常,何以提出,可见上证可能是小便不利),下焦化源清,水道下输膀胱。

方义:为什么本方去桂加术呢? ①去桂的意义:方后说,"此本一方二法,以大便硬,小便自利,去桂也,以大便不硬,小便不利,当加桂"。以此可以了解去桂的作用,在于对二便的影响。因此去桂的意义,第一,无须桂枝辛温通阳化水,第二,桂枝能利小便,实大便(李赞文)。②加术的理由:白术有行水祛湿的功效,不如桂枝的温且燥,从临床上运用,为补脾胃,益元气之品。《别录》记载:"逐皮间风水结肿……益津液",所以白术的行水,是在获得了健脾作用之后,输布津液的结果,与桂枝的温阳化气是有区别的。

3）甘草附子汤证:证状:"骨节疼烦,掣痛不得屈伸,近之则痛剧,汗出短气,小便不利,恶风不欲去衣,或身微肿。"

从证状上看,较以上二方证,已显示风湿两盛,表里阳气皆虚,病情比较严重。

骨节疼烦,掣痛不得屈伸,近之则疼剧——在表之风湿更甚,疼痛证状较前严重,风湿已侵入关节,抽掣引痛,不能运动按摩。

汗出短气,恶风不欲去衣——风湿相搏,阳虚之征。

小便不利,身微肿——湿邪阻碍气机,中下二焦阳气不化,故小便不利,因而湿淫肌表,故微肿。

方义:由于表里俱病,证情较重,本方温阳除湿,以甘草为君,妙在缓攻以尽其邪。

本方减轻附子的研讨:前条风湿在外利于速去,本证表里阳气皆虚,病深达关节,意在缓而行之。(表2-9)

表2-9 风湿三方证治比较表

方 名	药物用量						主证	功用	备 考
	桂枝	炮附子	生姜	大枣	甘草	白术			
桂枝附子汤	四两	三枚	三两	十二枚	二两		身体疼烦,不能自转侧,不呕不渴	祛风胜湿温经散寒	脉搏浮虚而涩
去桂加白术汤		三枚	三两	十二枚	二两	四两	一身尽痛,大便硬,小便自利	崇土输液温经化湿	大便硬、小便自利去桂,以大便不硬、小便不利当加桂
甘草附子汤	四两	二枚		十二枚	二两	二两	骨节疼烦,汗出短气,恶风不欲去衣,小便不利,身微肿	温阳除湿缓痛祛邪	本方附子减轻剂量,以缓行其邪

(二)十枣汤证

原文第152条 太阳中风,下利呕逆,表解者,乃可攻之,其人漐漐汗出,发作有时,头痛,心下痞硬满,引胁下痛,干呕短气,汗出不恶寒者,此表解里未和也,十枣汤主之。

[提示] 外感风邪,引动水饮的证治。包括三个内容。

(1)叙述十枣汤的主证:心下痞硬,引胁下痛,干呕,短气,头痛,汗出有时。

(2)治疗步骤:表解者乃可攻之。

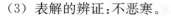

（3）表解的辨证：不恶寒。

［讨论］

（1）本证是风邪引动饮病（悬饮）十枣汤证，是一种水饮停积胸胁之间的证候，《金匮要略》称之为悬饮。本条是外感风邪所诱发的饮病，故条文上冠以"太阳中风"四字。

（2）证状：心下痞满，引胁下痛——水渍胸膈，牵引作痛。

呕逆——水气犯胃，胃气上逆。

短气——水气上迫于肺。

漐漐汗出——水气外走皮肤。

头痛——水饮上干清阳。

下利——水饮下攻于肠。

从证象上看来，凡此皆属水饮之邪为病，上、中、下三焦水气充斥现象。

（3）治法：水气既如此严重，上下充斥，内外泛滥，非用攻逐不可，一般利水化饮之剂，已不济于事，故用攻逐水邪峻剂十枣汤。

（4）方义：用芫花、甘遂、大戟，都是逐水猛药，尤以甘遂性最峻有毒，故用大枣顾其脾胃，缓解峻毒，减轻逐水峻药的副作用。

柯氏："预培脾土之虚，且制水势之横，又和诸药之毒，既不使邪气之盛而不制，又不使正气之虚而不支。"

（5）辨证：①"表解者，乃可攻之"——必待解表后乃可攻之，而"不恶寒"适为表解的认证要点；但本条虽有头痛，是饮邪上干的关系，并非表证，而最初是由于外感诱发，有表证汗出恶寒发热等证候，所以指出应在表解后乃可攻之。②身体壮实者宜之，不得轻用。③药后瞑眩情况，常有恶心、头晕、厥冷等证状。

（三）瓜蒂散证

原文第 166 条　病如桂枝证，头不痛，项不强，寸脉微浮，胸中痞硬，气上冲咽喉不得息者，此为胸有寒也，当吐之，宜瓜蒂散。

［提示］　指出吐剂的适应证及病原。

［讨论］

（1）病因："此为胸有寒也"，"寒"一般作痰解，但使用吐法，不是仅限于痰涎浊饮，如《金匮要略》"宿食在上脘者当吐之"。

日医浅田氏:以为胸中有寒之寒,非寒热之寒,亦不必拘泥寒是痰,意思就是指邪实;如厥阴篇第355条"邪结在胸中"是也。总之,瓜蒂散的应用范围是胸中邪实,但本证确为痰所引起。

(2)证状

1)病如桂枝证,头不痛,项不强——指有汗出恶风等如桂枝汤证,虽然不是主证,在临床上,亦可能见到,不同于桂枝证者,头不痛,项不强,因此本证没有表邪。

2)胸中痞硬,气上冲咽喉不得息——是本证着眼处,这是痰涎阻塞胸膈,甚至上冲咽喉,影响气机,呈现痰涎上涌之势,故采用"因其势而越之"的催吐方法。

(3)方义:酸苦涌泄之剂。

瓜蒂——味极苦,善吐胸中邪实。

赤小豆——甘平味微酸,能行水气。

香豉——辛甘,轻清宣泄,载药上行,以助涌吐。

(4)注意点:①胸中有实邪,并有欲吐之势。②素有吐血咳血的患者,以及体弱、老年、孕妇当忌之。

(四)针刺期门法

原文第 108 条　伤寒腹满谵语,寸口脉浮而紧,此肝乘脾也,名曰纵,刺期门。

原文第 109 条　伤寒发热,啬啬恶寒,大渴欲饮水,其腹必满,自汗出,小便利,其病欲解,此肝乘肺也,名曰横,刺期门。

[提示]　以五行生克,说明病理变化。

[讨论]

(1)什么叫纵横顺逆?乘其所胜是相克名曰纵(水乘火、金乘木),乘其所不胜是反侮名曰横(火乘水、木乘金),子乘其母是倒施名曰逆(水乘金、火乘木),母乘其子是相生名曰顺(金乘木、木乘火)。

(2)证状

1)纵——肝热移脾。①腹满——《内

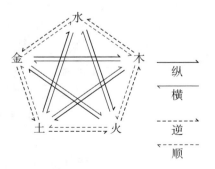

图 2-48　五行生克示意图

经》："诸胀腹大,皆属于热。"(属土实)②谵语——《内经》："肝气盛则多言。"(属肝旺)③寸脉浮紧——弦象,辨脉篇："脉浮而紧者,名曰弦也。"弦出肝脉。

本证为肝木实热移热于脾,侮其所胜,直犯脾土,此属纵的一类。

2）横——肝热移肺:①发热啬啬恶寒——非表证为肝气不宣。②腹满渴饮——肺津不布,水停于腹。③小便不利——观下节小便利,病欲解,可知为肺气不能通调水道。

本证发热恶寒形似表证,实为肺气不宣,如腹满口渴,多饮,小便不利,非土实的满,此肝旺挟火克金,脾津不上归于肺,肺津不布,故大渴,肺气不能通调水道。饮多而水气不化,故腹满,小便不利,这是侮所不胜,属于横的一类。

（3）治法:刺期门,乳下二肋,肝之募穴。

（4）后人的疑问讨论:《医宗金鉴》列入存疑篇,柯氏删之。

1）如腹满谵语,近似阳明胃实证,应用承气汤,刺期门,是不能愈其病的理由,我们认为未见阳明沉迟实大的脉搏和潮热腹痛等证状,故不从阳明实证治法。

2）明系表寒而兼停水,刺期门,即使腹满可愈,而外证绝不解的理由,我们认为未见太阳头痛、项强、发热、恶寒的表证,则不是太阳表证,故不从太阳治法。

总之,这两条的主要精神,以五行生克说明病理变化,仲景仅举此病例,示人以举一反三的方法。我们的理解也很肤浅,其中的精奥,尚有待今后的努力。

太阳篇小结

太阳病为热病最初阶段,属外主表,故有太阳为诸经之藩篱的譬喻。病在太阳,给予适当治疗,即可获得解除和缩短病程;若治不如法,亦往往会促使病邪内传。所以本篇中少阳、阳明以及三阴的证治都有,就是这个道理。

[性质] 表证。

太阳为三阳之表,故属表证。至于病因,却是六淫之不同,《内经》："人之伤于寒也,则为病热。"因此,表寒是因,表热是证。

脉证:①伤寒——发热恶寒,无汗,脉浮紧。②中风——发热恶寒,有汗,脉浮缓。③温病——发热而渴,不恶寒。

一般来说有三个证型,即伤寒、中风、温病的不同。但伤寒、中风,虽说是风为阳邪,寒为阴邪,其实二者并不是绝然对立的,病邪不过在证状上表现分别而已。至于温病则与伤寒、中风差异很大,两者是对立的,中风、伤寒初起有表证,可用辛温解表法,而温病则已化热,只宜于辛凉解表法,由于病因证情不同,故治法亦异,虽然仲景"举证略方",但是本论有许多方剂,是适宜于温病的。后世温病学说,都是从《伤寒论》的基础上发展起来的,并补充了《伤寒论》治疗温病的不足,如果把《伤寒论》和温病完全对立起来,这是不正确的。对于证状的分别并非困难的事,只要在"审证求因""辨证论治"的原则上就可获得正确理解。如温病初起必有口渴内热,如第113条"形作伤寒,其脉不弦紧而弱,弱者必渴。"第6条"太阳病发热而渴不恶寒"等,但初起有时也有恶寒,惟时间短暂和轻微一些。

[治法]

1. 太阳病经腑二证的正治法

(1) 经证:①伤寒无汗的表实证——麻黄汤。②中风有汗的表虚证——桂枝汤。

(2) 腑证:①太阳邪传于腑,热与水结的蓄水证——五苓散。②太阳邪传于腑,热与血结的蓄血证。浅——桃仁承气汤,深——抵当汤,缓——抵当丸。

太阳病有经证、腑证的不同,经病宜发汗,在腑病宜利水逐瘀,但发汗要分表实、表虚。伤寒无汗而表实的宜麻黄汤,中风有汗而表虚的宜桂枝汤。利水要分部位的在上在下,如水蓄在下(膀胱)用五苓散,水停于中的用茯苓甘草汤,水寒外阻,里有郁热的用文蛤散。蓄血要区别血结的深浅,如浅的用桃仁承气汤,深的宜抵当汤,缓的宜抵当丸。

2. 兼变治法 ①项背强几几:表实——葛根汤(又治表邪外束兼下利者),表虚——桂枝加葛根汤。②喘咳(有汗)——桂枝加厚朴杏仁汤。③表寒里热不汗出而烦躁——大青龙汤。④里挟饮邪(干呕发热而咳)——小青龙汤。⑤和营卫小发其汗——桂麻各半汤,桂二麻一汤。⑥调和营卫清解里热——桂枝二越婢一汤。

我们知道证候的转变是错综复杂的,绝不会一成不变。所以本篇又详述了许多兼证和变证治法,如太阳病项背强几几无汗用葛根汤;和阳明合病,表邪外束而下利的,也可用本方;有汗的用桂枝加葛根汤,喘家中风或下后微喘的用桂枝加厚朴杏子汤;外有表邪,里有郁热,不汗出而烦躁的用大青龙汤;内挟水饮,干呕发热而咳的,用小青龙汤解表散水;若太阳病延久失汗或汗不如法,寒热如疟,日数度发的,既不适于单用麻黄汤,也不适于单用桂枝汤,则有桂麻各半汤、桂二麻一汤、桂二越一汤等三方,可随证采用此兼变的治法。

3. 禁例

(1) 桂枝汤禁忌:①脉紧无汗(表实证)。②内蕴湿热(胃内有痈脓)。③服汤吐者(酒客)。

本方应用范围,非常广泛,但论中禁例三条,亦不可不知。

(2) 麻黄汤禁忌——津亏、血弱、中寒、阳虚。

本方禁例有九条,但约言之,不出这四个方面。

[辨证]

1. 误汗变证

(1) 误汗转虚变证:①汗后恶寒,阴阳俱虚——芍药甘草附子汤(固阳益阴)。②汗后表未解,血气两虚——桂枝新加汤(调和营卫补充气血)。③汗后阳虚,汗漏不止,恶风小便难——桂枝加附子汤(急回其阳以固其阴)。④汗后心阳虚心下悸——桂枝甘草汤(扶心阳)。⑤脐下悸欲作奔豚——苓桂甘枣汤(助心阳利肾水止上逆)。⑥脾阳伤而气滞腹胀满——朴姜夏草参汤(助脾消胀满)。⑦肾阳虚心下悸,头眩身瞤欲擗地——真武汤(温经散水)。

太阳病,邪从汗解,固所当然,但治疗失当,或汗出太过,或汗出不彻,或当汗不汗而反下,或既下而复汗,因此一经误投,变证迭出,又因为人之体质强弱不同,虽同属一类变证,而病理机转,也有深浅不同。上述证候,都属正虚为主,至于误治转实的证候归纳如下。

(2) 误汗转实变证:①汗后但热者而胃中燥实——宜调胃承气汤。②汗后热邪迫肺,汗出而喘无大热者——宜麻杏甘石汤(清解肺热)。③内传阳明津伤热炽表里俱热汗出烦渴脉洪大——宜白虎汤。

误汗转实,有邪不从外解而入里成实的调胃承气汤证,有热邪迫肺,喘而汗出表无大热的麻杏甘石汤证,有热炽伤津大渴引饮的白虎汤证,这是属于转实的一类。

2. 误吐变证　①胃阴受伤,反胃假热证状(关上脉细数)(第120条)。②发生内烦。

前者由于胃阳受伤腹中饥口不能食,或不喜糜粥,欲食冷食,朝食暮吐;后者因吐后气液已伤,虚烦而热。

3. 误下变证

(1) 下利:①表未解者(脉促)——仍当解表。②兼里热喘而汗出——葛根芩连汤。③里寒(虚气内结)心下痞硬——桂枝人参汤。④虚寒至甚下利清谷——四逆汤。

(2) 胸阳受伤——脉促胸满者——桂枝去芍药汤。

(3) 结胸证

1) 大结胸证:①性质,属阳属实为有形的邪结(重)。②成因,病发于阳,因而下之,热与水结;未经误下,传经之热与水互结。③脉象,寸脉浮关脉沉,动数变迟(误下);脉沉而紧(未经误下)。④证状,膈内拒痛,心下痛,按之石硬甚至从心下至少腹硬满而痛,不可近,间有如柔痉状。⑤治疗,荡实逐木——大陷胸汤。峻药缓下——大陷胸丸。禁忌——结胸脉浮大的,不可下,下之则死。预后——结胸证悉具烦躁者死。

2) 小结胸证:①性质——属阳属实,有形之邪结(轻)。②成因——误下或未经误下,传经之热与痰互结。③脉象——浮滑。④证状——正在心下按之则痛,不按不痛。⑤治疗——宜小陷胸汤,清热消痰开结。

3) 寒实结胸:①性质——属实属寒而无热。②成因——热与痰水互结。③证状——与结胸证略同。④脉象——沉紧。⑤治疗——三物白散,化其寒水破其结实。

4) 脏结:①性质——属虚属寒,无阳证。②证状——证如结胸状,唯饮食如故,时时下利,舌苔白而滑腻,关脉细小沉紧,邪结深入,里阳不振,内动外达之机俱泯。③治疗——难治。另一种宿恙与新邪互结,是阴盛阳绝的死候。

上面所谈到的结胸,是由热邪因误下而内陷,与有形的痰水互结而成,但因其证状有轻重寒热的不同,所以有大小虚实的差异。至于脏结一证,虽类似结胸,实是正阳虚微已极,为难治的证候,与结胸应该分别看待。

5)痞证:①成因,多因误下而成,无形邪热内陷。胃气素虚而热邪陷入。②证状,心下痞塞或痞满但按之不痛而濡。③治疗原则,表解乃可攻。④辨证,大黄黄连泻心汤证——热邪壅滞,心下痞,按之濡,关上脉浮。附子泻心汤证——热邪有余,卫阳不足,前证而复恶寒汗出。生姜泻心汤证——干噫食臭,腹中雷鸣下利。甘草泻心汤证——再度误下,胃气重虚,心烦不安,其痞益甚。赤石脂禹余粮汤证——痞证误下而致利不止,下焦滑脱。旋覆代赭汤证——胃寒气逆,心下痞,噫气不除。

4.误汗下后变证　①内外俱虚——振寒脉微细。②阳虚阴盛——昼烦夜静,不呕不渴,脉沉微——干姜附子汤。③阳虚脱液——汗下后不解烦躁——茯苓四逆汤。④表邪内饮相搏——服桂枝汤或下之仍头项强痛……小便不利——桂枝去桂加茯苓白术汤。

5.误汗吐下变证　①胃阳虚——心下逆满,气上冲胸,起则头眩——苓桂术甘汤。②热扰胸膈——虚烦不眠,心中懊憹,胸中窒,心中结痛——栀子豉汤(清热除烦)少气加,甘草呕加生姜。③心烦腹满——栀子厚朴汤(除烦泄满)。④膈热脾寒——栀子干姜汤(清膈温中)。

6.火逆证　火迫劫汗可引起两种病变类型。

(1)火邪内迫心神浮越:①烦躁(轻)桂甘龙牡汤。②惊狂(重)——宜救逆汤。③奔豚(肾气上冲)——桂枝加桂汤。

(2)火邪内迫动血伤筋:①迫血,上行则咽燥吐血,下行则便血。②伤筋,阳盛于上湿寒滞下——腰重而痹,阴虚血少误灸——焦骨伤筋。③机制——气血紊乱坏证可治与否,取决于小便的利否。

7.里虚证　①心中悸而烦——宜小建中汤(温养中脏)。②脉结代心动悸——宜炙甘草汤(生血复脉)。

8. 风湿证　①风胜于湿——桂枝附子汤证(不呕不渴,脉浮虚而涩)。②湿胜于风——桂枝去桂加白术汤证(大便硬,小便利)。③湿留关节——甘草附子汤证(骨节疼烦掣痛不得屈伸)。

9. 桂枝汤类似证　①风邪引动胸胁间水饮,心胁下痞硬满痛,短气——十枣汤(峻逐水邪)。②邪阻胸中,气上冲不得息——瓜蒂散(涌泄实邪)。

10. 刺期门法　根据中医学理论体系——五行学说,以说明病理变化,从而获得正确的治疗。

太阳篇已经告一段落,它的内容甚多,头绪纷繁,初学时甚不易于理解,但只要详细研究,分析判断,就不难找出其常与变、主和次的客观规律,从而作为辨证论治的方法,掌握了这个关键,就能使我们条分缕析,纲举目张。正如仲景自序所说:"若能寻余所集,思过半矣。"学过此篇,再学以下各篇时,收获更大。

阳　明　篇

概　说

阳明病在三阳经发病过程中是一个比较严重的阶段，也就是说，是正邪相争最剧烈的时期。

1. 阳明病性质　里实热证。因为病邪已传于里，邪气最盛，阳气最旺。《内经》："阳胜则热。"因此说是里热实证。

2. 阳明有经腑二证之分　有热无积之无形实热者——经证，有热有积之有形实热者——腑证。

3. 阳明病治疗原则　经证——清热，腑证——攻下。

由于阳明病有经腑之分，它的治疗也就有清、下两个大法，这是根据《内经》"热者寒之"和"留者攻之"的原则而来的，在阳明篇中占有相当重要的地位。至于清法和下法的具体运用，后面再作详细的叙述。

一、阳明病大纲

原文第180条　阳明之为病，胃家实是也。

[提示] 概括地指出阳明证的病机。

[讨论] 本条以胃家实列入提纲,足见阳明病没有不是胃家实的。

胃——阳明篇里的胃是泛指肠道而言。例如原文第 215 条:"胃中有燥屎五六枚。"原文第 217 条:"以有燥屎在胃中。"人尽皆知燥屎是结在大肠而不会在胃里的。另外,阳明经有手阳明大肠、足阳明胃之别。本篇所讲之阳明是统括手、足阳明,即指全部胃肠在内。《灵枢·本输》:"大肠小肠皆属于胃。"于此可以明白胃的含义了。

实——邪气旺盛之意。《内经》:"邪气盛则实。"余无言说:"食物积滞而实者实也,热邪积滞而实者亦实也,食物积滞者承气证,热邪积滞而实者白虎证。"根据上述,我们可以清楚地知道这里的胃家实是包括经、腑二证。有的注家认为是单指腑证而言,这是因为在一般情况下,"胃家实"多是代表腑证而言,但是在讲阳明病时单指腑证,这是不全面的,因为本条为阳明病之提纲,是统括经、腑二证的。

原文第 179 条 问曰:病有太阳阳明;有正阳阳明;有少阳阳明,何谓也? 答曰:太阳阳明者,脾约是也;正阳阳明者,胃家实是也;少阳阳明者,发汗、利小便已,胃中燥烦实,大便难是也。

[提示] 指出阳明病的三种不同成因和病证。

[讨论]

(1) 脾约——津液素亏,脾不能为胃行其津液而致胃中干燥,太阳之邪乘虚而入,热与燥结,故不更衣。此为太阳阳明。

(2) 胃家实——阳气素盛,胃有宿食。太阳之邪入里,燥热与宿食互结而致实满硬痛者,此为正阳阳明。

(3) 大便难——少阳病本应和解,若反用发汗利小便的方法,使胃中津液受伤,少阳之邪乘胃燥转属阳明,以致大便艰涩难出,此为少阳阳明。

由于它们的成因不同,因此在治疗上亦应有所差别,太阳阳明的脾约证可用麻仁丸润下;正阳阳明的胃家实证用承气类攻下;少阳阳明的大便艰涩难出,用润导法润下。但是总的原则不外乎:夺液致燥者,使用滋燥;热盛致燥者,治以攻实。其具体用法,后面还要作详细的介绍,本条重点讨论的是阳明病的三种成因。

注:更衣——古时人们大便后多要更换衣服,不更衣,即不大便的意思。

原文第 181 条 问曰:何缘得阳明病? 答曰:太阳病,若发汗,若下,若利小便,此亡津液,胃中干燥,因转属阳明,不更衣,内实,大便难者,此名阳明也。

[提示] 说明太阳病亡津液转属阳明。

[讨论] 病在太阳的时候,误行汗(太过)下利小便,耗伤胃中津液,以致胃中干燥,因而转属阳明,现分两点讨论。

(1)误治:如图3-1。

误治 { 发汗(太过) 攻下 利小便 } 亡津液

图3-1 太阳病误治

太阳病而用发汗,原是正常的治疗。但发汗太过,则津液外泄;不当利而利其小便,则津液下泄;太阳病而误用攻下,则津液下夺。三者误治虽异,而其亡津液的结果却是相同的。这就是前面所说夺液致燥的一种。

(2)误治后果不更衣,内实大便难成阳明腑实。

为什么伤津后会出现几种不同的病情呢?这主要与伤津程度之轻重、体质之强弱和宿积的有无等有着密切关系。但必须说明这三者只是在证状上有轻重的不同,在性质上并无区别,都是肠中干燥,阳明腑实之证。

原文第182条 问曰:阳明病外证云何?答曰:身热汗自出,不恶寒反恶热也。

[提示] 指出阳明病的外候。

[讨论] 首先要讨论阳明病的外候是什么?为什么会产生这些外候?

(1)外候:①身热,汗自出——里热太甚逼津外出。②不恶寒,反恶热——外无表邪,里热已盛。

其总的病机是胃家实。

换句话说:胃家实是病根,发热汗自出,不恶寒反恶热是病情。

(2)辨证:由于本条发热汗自出的证候,与太阳中风有相似之处,因此有提出来鉴别的必要。

太阳中风——翕翕发热(扪之则热),汗少恶风,口不渴,脉浮缓。

阳明病——蒸蒸发热(近之即热),汗多恶热,口大渴,脉洪大。

注:翕翕——形容发热的轻浅。
　蒸蒸——热势自内蒸达于外,有如蒸笼一样。

原文第183条 问曰:病有得之一日,不发热而恶寒者,何也?答曰:虽得之一日,恶寒将自罢,即汗出而恶热也。

原文第184条 问曰:恶寒何故自罢?答曰:阳明居中主土也,万物所归,无所复传,始难恶寒,二日自止,此为阳明病也。

[**提示**] 主要说明阳明病恶寒的原因和自罢的机制。

[**讨论**] 这两条文义相连,主要阐明阳明病初起恶寒的原因及其自罢的道理,因此把它们联系起来讨论。

(1) 恶寒原因:本经自感外邪。因为初期表气被阻的关系,故有轻微的恶寒现象。由于它的性质与太阳表寒不同,所以有以下两个特点。

(2) 特点:①时间短暂。②不药自罢。

可见本经自感与太阳表证之恶寒是完全不同的。

(3) 自罢的机制:"阳明居中主土,万物所归,无所复传。"这三句话恰到好处地从根本上说明了恶寒自罢的病机,这是以取类比象的说法,引用阴阳五行学说来作解释的。因为胃为阳土,位居中央,化水谷生五味以营四旁,而四旁有疾皆能入胃。譬如土生万物而后又重归于土,故曰"万物所归"。换句话说,就是不论三阴三阳任何一经之邪都能传入阳明。又因胃为阳土,传入之邪皆从燥化热化,所以开始虽然恶寒也能不药自罢。至于"无所复传"一句则又指出了阳明病的另一特征,六经之邪传至阳明化燥成实之后,每多一下即愈而不会再传他经,故曰"无所复传"。同时也说明阳明病的预后一般是良好的,所以陆九芝先生有"阳明无死证"之说。不过,必须说明这是相对而言的,只能领会它预后的佳良,绝不是概括所有的阳明病都是不会传变,或没有死证的。

原文第185条 本太阳,初得病时,发其汗,汗先出不彻,因转属阳明也。伤寒发热,无汗,呕不能食,而反汗出濈濈然者,是转属阳明也。

[**提示**] 表证失治,邪热内传而转属阳明:本条主要说明病在太阳时,治不如法或者失治,使邪热内传变为阳明。

[**讨论**]

(1) 太阳病汗出不彻(彻,除也):①发汗不够;②邪气太盛。转属阳明。

第一节说明病在太阳时因用药不恰当,以致汗出得不够,邪未尽去,而化热传里,转属阳明。但是也有由于邪气太盛,虽经发汗亦不能尽去其邪,因而发展成为阳明病的。二者都有可能。

(2) 太阳转属阳明的特征:"汗出濈濈然。"(即连绵不断之意)

有些注家对于有"呕不能食"认为是少阳转属阳明。也有人认为这是太阳表证当汗不汗,失治而邪热传里。以为太阳伤寒亦有"呕逆"一证。我们认为无论是太阳或是少阳,都有转入阳明病的可能。总之,从太阳病、少阳病的无汗或汗出不爽,而转为汗出濈濈然的,就是转属阳明的特征。

原文第 187 条 伤寒脉浮而缓,手足自温者,是为系在太阴。太阴者,身当发黄,若小便自利者,不能发黄,至七八日大便硬者,为阳明病也。

原文第 188 条 伤寒转系阳明者,其人濈然微汗出也。

〔提示〕 叙述太阴病转属阳明的机制。

〔讨论〕 此两条文义相连,因此合并讨论。

(1)脉浮而缓,手足自温,为太阴脉证——太阴脾湿之脉大多浮缓无力,与太阳中风之浮缓有力不同。况且太阳中风必有发热、头痛等表证,本证手足温而不发热,足见不是阳经病证。同时也与厥、少二阴之手足厥冷不同。故原文曰:"属太阴。"

(2)发黄——太阴病为什么要发黄呢?因为太阴属脾主湿土,脾病则湿邪郁滞,故小便不利致使邪无出路而发黄。反之,若小便自利,则邪有出路不致发黄了。由此可见,发黄与否和小便的利与不利有着密切的关系。

(3)转属阳明的机制——七八日后正气来复,虚证转实,湿邪化燥,大便转硬而成为阳明。这就是古人所说"虚则太阴,实则阳明"的道理,也就是太阴与阳明相为表里而互相转化的一个具体例子。

"濈然微汗出"是补充说明转属阳明病后所表现的特征。

原文第 186 条 伤寒三日,阳明脉大。

〔提示〕 说明阳明病脉象。

〔讨论〕 本条可从两方面来探求其脉大的原因(图 3-2)。

脉大原因 ⟨ 生理——阳明经为多气多血 / 病理——阳明病为表里俱热 ⟩ 正盛邪实,阳气最旺,因此,脉象大而有力

图 3-2 脉大的原因

二、阳明病欲解时

原文第 193 条 阳明病欲解时,从申至戌上。

〔提示〕 预测阳明病欲解时刻。

〔讨论〕 本条与太阳病欲解时同义,可参考太阳病欲解时。

三、阳明病清法

阳明病有经腑二证之分,治疗大法以清热和攻下为主。

所谓清法,就是借助药物的能力,清除机体内部过亢之无形实热,使生理功能恢复到正常状态的一种方法,如白虎汤、栀豉汤之类。至于它的适应证候和具体的运用方法,下面分别讨论。

$$阳明\begin{cases}经证——清热\\腑证——攻下\end{cases}$$

图 3-3　阳明病治疗大法

(一)白虎汤证

原文第 176 条　伤寒脉浮滑,此以表有热,里有寒,白虎汤主之。

[**提示**]　指出阳明经证的脉象、证候性质和治法。

[**讨论**]　本条主要从脉象上说明阳明经证的证候性质。

(1)脉:浮——浮为表热;滑——滑为里热,表里俱热。

(2)表有热——由里热熏蒸而来,非外感风寒之表证发热。

(3)里有寒——当作里有热,否则和表里俱热的脉浮滑是不相符合的。但是各注家对于里有寒的理解并不一致。下面举出两个例子作重点讨论:①方中行认为"里有寒,"这个"寒"字是指发病原因,意思是说寒是病因,热是证状。②程郊倩认为根据第 350 条(《伤寒论释义》):"脉滑而厥者,里有热也,白虎汤主之"一条中之"厥"字,"表里"二字应当互易,即改为"里有热,表有寒"。

我们认为这两种看法都有它的片面性。现在分析一下其具体内容:首先看方中行的说法,里热由表寒传变而来当然没错,但是既已传里化热之后再称为寒,似乎就讲不通了。反过来讲假如真正是内里有寒的话,则又为腹满吐利之太阴病了,更非白虎所宜。让我们再进一步举两个例子来证明,如本论第 225 条是表热里寒;第 317 条是里寒外热证《伤寒论释义》,这两条都是表热里寒证。它们都没有用白虎汤,前者用的是四逆汤,后者用的是通脉四逆汤,都是以温中回阳救逆为主,由此可知本条非里寒可知。

其次,再看程郊倩的说法,表里互易后,里有热当然没有错,但是表有寒就又解释不通了,本论第 350 条是"热厥"证与"表有寒"是有区别的。热厥证四肢虽然厥冷,胸腹依然是灼热的,所以不是表寒。其脉必沉伏而滑,本条为浮滑之脉,非热厥可知。反过来讲如果真正是表有寒的话,那就成为第38条表寒里热的大青龙汤证了。

我们认为既非表有寒,也非里有寒,而是表里俱热证。其具体证状如:表热——不恶寒,反恶热;里热——烦渴,汗出。

表里俱热的根据是什么?首先从前面所讲的脉浮滑来看,毫无疑问是表里俱热,若是里有寒就一定不是脉滑了。其次从以药测证的方法来看,白虎汤为辛凉重剂,清解火热之方,非表里俱热的阳明经证,断不可用。

总的来说,在本条应该明确阳明经证的主脉是浮滑,证候性质是表里俱热,治疗宜白虎汤。

(4)白虎汤的作用:清热保津。

(5)方解:石膏辛寒解肌,清肺胃无形实热;知母滋阴清热,助石膏之力;甘草、粳米甘缓养胃,益气调中。

(二)白虎加人参汤证

原文第 170 条　伤寒脉浮,发热无汗,其表不解,不可与白虎汤;渴欲饮水,无表证者,白虎加人参汤主之。

[提示]　指出白虎汤的禁忌和白虎加人参汤的适应证。

[讨论]　本条主要说明使用白虎汤的宜忌,分两点进行讨论。

(1)表不解,不可与白虎汤:因病邪在表,尚未传里化热,应当辛温透散,使邪从外解,而白虎汤是辛凉重剂,误用之徒伤正气:①正阳被抑,表不易解。②中阳受损,形成里寒的变证。

(2)渴欲饮水(里热伤津)无表证者(即无恶寒发热无汗等证),白虎加人参汤清热生津;假设复有恶寒无汗之表证,为大青龙汤证。

下半节的中心是"无表证"一句,它说明在有表证的情况下亦可以出现渴欲饮水,从这里足见仲景之立法是非常精湛的。但不是白虎汤证所能主治,必须表证全罢,纯属里热方能使用。如里热而伤及津液者,则又宜在白虎汤中加入人参以生津止渴。但本条重点是讨论白虎汤的宜忌,非白虎加人参汤的主症,后面再详细介绍。

原文第 169 条　伤寒无大热,口燥渴,心顶,背微恶寒者,白虎加人参汤主之。

原文第 168 条 伤寒若吐若下后,七八日不解,热结在里,表里俱热,时时恶风,大渴,舌上干燥而烦,欲饮水数升者,白虎加人参汤主之。

[**提示**] 里热炽盛、伤津化燥之证治。

[**讨论**] 从这两条原文的内容,可以看出白虎合并人参汤证的形成原因及其病机。现在分述如下。

(1)形成原因:①阳明经热炽盛,导致气阴两伤。(189)②吐下伤津,传里化热。(168)

(2)证候讨论:①口燥渴心烦;②大渴舌上干燥而烦。阳热过盛,津液受伤。从渴欲饮水数升及心烦不安来看,便知其里热伤津的程度是相当严重的。

上条说明表不解者,不可用白虎汤。现在这两条的证状有时时恶风,背微恶寒,无大热的现象,却用白虎加人参汤治疗,其原因何在?讨论如下。

1)无大热。

2)背微恶寒时时恶风:汗出过多。①里热迫津外泄,表热随之放散,因此肤表之热,反而不高,但并非里无大热。②汗多则腠理开泄,表气虚因而有微恶风的感觉,均非表证未解。

上述证状,都是由于里热过亢、气阴大伤所致,不是单纯的白虎汤所能治疗,应用白虎加人参汤,以达到清热与补气生津的要求。

3)恶风的辨证:阳虚——口中和,脉微细,四肢厥冷,宜附子汤。

阳盛——口燥渴,脉洪大,汗多,心烦壮热,宜白虎汤。

太阳中风——脉浮发热,汗出不多,无里热证,宜桂枝汤。

由于我们前面所讨论的:背微恶寒和时时恶风,很易与太阳表证之全身恶寒尤其是少阴阳虚之背恶寒相混,因此,有提出鉴别的必要。

4)辨证:如图 3-4。

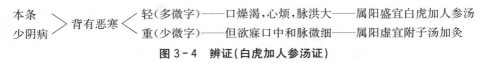

图 3-4 辨证(白虎加人参汤证)

(三)栀子豉汤证

原文第 228 条 阳明病,下之,其外有热,手足温,不结胸,心中懊恼,饥不能食,但头汗出者,栀子豉汤主之。

［**提示**］ 阳明病下后,余热留扰胸膈的证治。

［**讨论**］

（1）下后余热留扰胸膈:①"外有热,手足温"说明本证下后余热未清。手足温是指很轻微的热,不同于白虎证的壮热,但也不是太阴病的手足温,因太阴病是没有发热的,本证是外有热。把外有热、手足温连起来看,可知是余热未清。②"心中懊憹,饥不能食"是本条重点,为下后余热留扰胸膈之间的明证。

（2）本证是散漫无形之邪热:"不结胸"是提出来作为辨证用的,因为太阳病有误下邪陷而出现心胸硬满疼痛的结胸证者,这里提出"不结胸",就是告诉我们本证没有心下硬痛之证,不是有形之实邪。因此,虽然也是病在胸膈之间,但仅是散漫无形的热邪,与结胸证根本不同。

"但头汗出"为胸膈之间的郁热上蒸。

（3）治疗:栀豉汤宣郁除烦。(前面已讲过不再复述)

（四）阳明病清法辨证

原文第 221 条 阳明病,脉浮而紧,咽燥口苦,腹满而喘,发热汗出,不恶寒,反恶热,身重;若发汗则躁,心愦愦,反谵语;若加温针,必怵惕,烦躁不得眠;若下之,则胃中空虚,客气动膈,心中懊憹,舌上苔者,栀子豉汤主之。

原文第 222 条 若渴欲饮水,口干舌燥者,白虎加人参汤主之。

原文第 223 条 若脉浮发热,渴欲饮水,小便不利者,猪苓汤主之。

［**提示**］ 阳明经证误行汗下温针后的变证和辨治。

［**讨论**］ 这三条文义相连,所以合并一起,由于内容较多,共分本证和变证两部分来进行讨论。

（1）原有证状:阳明经热独盛。

1）脉浮而紧:太阳伤寒脉浮紧,应不出汗,今发热汗出而脉浮紧,是属阳明邪热亢盛,以浮为阳盛,紧为邪实,不必以脉浮紧定属于表寒。

2）咽燥口苦:里热灼津。

3）腹满而喘:热盛于里,故腹满而气粗如喘。本证腹满按之并不硬满疼痛,与腑证腹满按之硬痛者自是不同。

4）发热汗出,不恶寒,反恶热:阳明里热特征,为辨证要点。

5）身重:阳明主肌肉,热甚故觉身体困重。

从上面一系列证状来看,完全是阳明经热独盛的证状,虽然原文中未举出治疗方法,但是不难看出应当用白虎汤清解里热。不幸的是医者反而用了发汗、攻下或温针的方法来进行治疗,因而造成了一系列严重的病变。下面我们进一步讨论由于误治而产生的变证。

(2) 误治后的变证

1) 误汗——阳明发汗,必致夺液伤津,胃燥成实,因而出现"心愦愦谵语"等证。

2) 温针——以火济火,火气助热,灼伤津液而使阳邪更甚,内犯神明,因而引起惊惕、烦躁不眠等心神不变的现象,与第119条"加温针发惊"的意义相同。

3) 误下:①余热留扰上焦胸膈,故出现懊侬不安,舌上有苔等证,宜栀豉汤轻宣上焦邪热。②邪热客于中焦,胃津被灼,故见口舌干燥、渴欲饮水之证,宜白虎加人参汤清热生津。③邪热客于下焦,肾阴胃液被劫,而又水气不行。因而小便不利,渴欲饮水宜猪苓汤滋燥利水。

(3) 白虎加人参汤证与猪苓汤证的鉴别:如表3-1。

表3-1　白虎加人参汤证与猪苓汤证的鉴别表

汤 名	白虎加人参汤	猪苓汤
原 因	热甚灼津,气阴两伤	阴虚有热,水气不利
证 状	汗多,小便自利,脉洪大,燥渴不止	汗少,小便不利,脉浮,渴欲饮水
方 义	清热,补气生津	育阴,清热,利水
禁 忌	表不解者禁用	津伤口渴者忌用

(4) 猪苓汤方解:如图3-5。

原文第224条　阳明病,汗出多而渴者,不可与猪苓汤。以汗多胃中燥,猪苓汤复利其小便故也。

[提示]　指出猪苓汤的禁忌证。

[讨论]

猪苓、茯苓——淡渗利水
泽泻、滑石——清热利水 育阴清热利水
阿胶——————滋阴

图3-5　猪苓汤方解

(1) 汗多禁用猪苓汤的原因:"汗出多而渴"是邪热内盛,津液外泄的燥渴,非属水气不化,不是利小便所宜。假设误用猪苓汤再利其小便,则津液势必更趋衰耗,故在禁忌之例。

（2）辨证：为了把本条各个部分之间的关系分析得更加清楚，须对一些类似证状从本质上加以鉴别和说明。

1）渴欲饮水：①白虎加人参汤——热盛伤津，引水自救（汗多，小便利）。②猪苓汤——阴虚内热，气化不行（汗少或无汗，小便不利）。

2）脉浮发热：①猪苓汤——阴虚内热——滋阴利水。②五苓散——表邪未尽——化气利水和表。

（3）清法三方鉴别表，见《伤寒论释义》。

这个表简明扼要地鉴别了清法所讲述的三个方剂，对分析和理解上是有着一定的作用的。

小 结

（1）白虎汤为辛凉重剂，清大热之方，表不解，解后无大热（或里热不盛）者均不可轻投。

（2）白虎加人参汤必须在热盛伤津的情况下才可使用。

（3）栀子豉汤是治疗汗、吐、下后余热留扰胸膈而设，里热盛者用之无效。

（4）猪苓汤是治疗阴虚内热、小便不利、渴欲饮水的方剂，汗多烦渴者禁用。

四、阳明病下法

（一）承气证论述

阳明病有经证、腑证之分，凡是属于无形散漫之邪热，象大热、大汗、大渴、脉大……（阳明经病四大证）称之为阳明经证，就需要以白虎汤一类的清法去治疗。凡是属于有形的热实，象大便秘结、小便数、蒸蒸发热或日晡所潮热、手足濈然汗出、绕脐痛、烦躁发作有时、脉沉实等证状，就称为阳明腑证，那就需要以承气汤一类的下法来治疗了。《内经》上说"中满者泻之于内"，也就是泻下法运用的原则。

原文第 239 条 病人不大便五六日,绕脐痛,烦躁,发作有时者,此有燥屎,故使不大便也。

原文第 218 条 伤寒四五日,脉沉而喘满,沉为在里,而反发其汗,津液越出,大便为难,表虚里实,久则谵语。

[提示] 阳明腑实证燥屎内结的主要证状,及误汗伤津而致大便秘结成实的变化。

[讨论]

(1) 燥屎的依据

1) 脉象:沉(实而有力)。

2) 证状:①不大便五六日——腑气不通,若一般的大便不通,也无其他不舒服的感觉,即使再多数日,亦无问题,待其津液来复,其便自通(如热病初愈津亏便闭)。至于便闭而兼有绕脐痛、烦躁发作有时等证状,必是肠中有燥屎之象。②绕脐痛——肠有燥矢壅结不通使无出路,所以绕脐而痛。但本证之绕脐痛,一定伴有里热证状,如不恶寒反恶热、潮热、谵语等。与《金匮要略·腹满寒疝宿食病》,瘦人绕脐痛及寒疝绕脐痛有显著的区别(例如《金匮要略》:"腹满时减,复如故,此为寒,当与温药。""夫瘦人绕脐痛必有风冷,谷气不行,而反下之,其气必冲,不冲者,心下则痞也。""寒疝绕脐痛,若发则白津出,手足厥冷,其脉沉弦者大乌头煎主之。")。阳明腑实的绕脐痛为里热实证(伴有腹满痛、拒按、烦躁等征象),寒疝的绕脐痛为里虚寒证(伴有喜按、得温则减、手足厥冷等征象)。③烦躁谵语——燥屎内结,阳热炽盛,扰及神明则生烦躁。④喘满(腹满而喘)——宿食内阻,气郁不通则腹满,浊气上干,影响及肺则喘,肺与大肠相表里,故气粗似喘也。⑤汗出为津液外越。

(2) 喘满的辨证:喘满有表实(麻黄汤)及里实(承气汤)两类。

1) 表实的喘满——脉浮喘而胸满为太阳表实的麻黄汤证,宜汗不宜下。(参阅第 36 条原文太阳与阳明合病喘而胸满者不可下,宜麻黄汤主之)

2) 里实的喘满——脉沉(有力)腹满而喘,为阳明里实的承气证,宜下不宜汗。(参阅本节第 218 条)

(3) 误治的后果:假使见到脉沉喘满的阳明里实证不用下而反发其汗,则其变证示意如下(图 3-6)。

$$应下而反发其汗 \begin{cases} 津液越出——表虚里实 \\ 大便为难——燥热不下 \end{cases} 久则谵语$$

图 3-6　误治的后果

注：① 表虚里实——虚字与实字作对待言，即表已解里成实。

② 大便为难——误汗伤津，肠燥屎结，热实不下，扰犯神明，久则谵语。

因之柯韵伯说："发汗是胃燥之因"，"便难是谵语之根"。说明：发汗——胃燥——便难——谵语有其一定的连锁性。

（二）调胃承气汤证

原文第 248 条　太阳病三日，发汗不解，蒸蒸发热者，属胃也，调胃承气汤主之。

原文第 249 条　伤寒吐后，腹胀满者，与调胃承气汤。

原文第 207 条　阳明病，不吐不下，心烦者，可与调胃承气汤。

[**提示**]　太阳初传阳明或误吐下后，胃中燥热的调胃承气汤证。

[**讨论**]

（1）病因

1）由于汗吐下亡津液，胃中干燥而转属。如第 248 条："太阳病三日发汗不解，蒸蒸发热者，属胃也。"第 249 条："伤寒吐后腹胀满者，调胃承气汤主之。"

2）由太阳过经自传阳明。如第 105 条："伤寒十三日过经谵语者以有热也……"第 207 条："阳明病不吐不下心烦者可予调胃承气汤。"

（2）脉证

1）脉——不浮而实大。

2）证：①全身证状，蒸蒸发热——表邪已解，热聚阳明的特征，与太阳的翕翕发热，少阳的往来寒热，应作区别。蒸蒸者，犹蒸笼之热聚于内，气蒸于外也。所以阳明之蒸蒸发热，同时必伴有汗出。②神志方面，心烦——胃有郁热，若误吐下后传入阳明，往往是郁郁微烦。谵语——也是阳明实热的特征。③腹部证状，腹微满或腹胀满。④二便方面，小便数赤。大便秘结，有时便溏（溏垢）。

（3）治疗：调胃承气汤，润燥通便。

（4）方义

1）组成：大黄苦寒泻下，荡涤实热；芒硝咸寒润燥，通便软坚；甘草甘以缓中,协和硝黄。

本方主要作用润肠软坚和胃荡实是泻下的缓剂。

2) 适应证:本方适应于燥实内阻而痞满较轻,燥屎结而未甚之证,故不用破气的枳、朴。

3) 本方既有硝、黄,且芒硝之量大于大承气,为何不称攻下?

本方未用行气之品,且更有甘草之甘缓,对泻下力量已减轻了。

在服法上也有区别,如第29条方后说明:"少少温服之。"不令其顿服,亦不是分温再服,是不取其峻下,只取其留在胃肠里发挥他的清热濡燥作用,达到热清燥濡,胃津回复,胃气自和,胃调则诸气皆顺,故名调胃承气汤。本方在量重顿服时也未尝不可达到泻下作用。在临床上使用时也不专限于燥矢内结而后方用者,意义即在于此。

原文第105条 伤寒十三日,过经谵语者,以有热也,当以汤下之。若小便利者,大便当硬,而反下利,脉调和者,知医以丸药下之,非其治也,若自下利者,脉当微厥,今反和者,此为内实也,调胃承气汤主之。

[提示] 说明阳明实热证,误用温下,形成下利,复从脉象辨别下后的虚实。

[讨论]

(1) 本证的成因:邪传阳明,里热谵语,医以丸药误下而致下利。

(2) 病机:虽见下利,乃是旁流溏垢,其内实犹在。

(3) 辨证:为什么说是内实旁流,而不是下后脾胃虚寒之下利? 本条可从脉象上鉴别:①丸药误下之旁流下利——脉调和(指脉仍是内实现象,沉而数或沉实有力,也就是脉证相符)。②脾胃虚寒之自下利——脉当微厥(不可下篇"脉初来大,渐渐小,更来渐大"乃是虚寒脉象也)。

(4) 治疗:仍宜调胃承气汤。但仲景在经文中又说过,下利而谵语者,有燥屎也,宜小承气汤。为什么这里不用小承气汤呢? 其理由本条既经丸药峻下,虽内实未去,但脾胃中气已伤可知,并且燥实而痞满不甚,故以调胃承气汤相宜也。

(三) 小承气汤证

原文第250条 太阳病,若吐、若下、若发汗后,微烦,小便数,大便因硬者,与小承气汤和之愈。

原文第213条 阳明病,其人多汗,以津液外出,胃中燥,大便必硬,硬则谵语,小承气汤主之。若一服谵语止者,更莫复服。

原文第214条 阳明病,谵语,发潮热,脉滑而疾者,小承气主之。因与承气汤一升,腹中转气者,更服一升,若不转气者,勿更与之。明日又不大便,脉反微涩者,里虚也,为难治,不可更与承气汤也。

[提示] 从阳明伤津化燥成实的机制,进一步说明小承气汤的主要脉证及其服法和变证。

[讨论]

(1)伤津化燥是便硬内实的主要原因。如第250条:"太阳病若吐若下若发汗,微烦,小便数大便因硬……"以及第213条之"阳明病,其人多汗以津液外出,胃中燥大便必硬……"

(2)便硬是微烦谵语之根:因伤津化热,继即便硬燥结腑热不下扰及神明,必致轻则微烦,重则谵语。如第213条"……胃中燥,大便硬,硬则谵语"。

(3)小承气汤的主要脉证

1)脉:滑而疾(沉的基础上出现滑而疾的脉象)。

2)证状:微有潮热,汗多,微烦或见烦躁,腹胀满,大便硬,小便数。

(4)服小承气汤探测燥屎法。与承气汤一升,腹中转失气者,更服一升。说明:肠中燥矢内结的阳明腑实证,是服药后药力不逮,屎未出而气先下趋,所以再服一升。若不转失气者,勿更予之。说明:大便虽硬未实,必初硬后溏,故不可再与之。

(5)小承气汤证预后:第214条文:"服承气汤后,明日又不大便,而脉反微涩者,里虚也为难治。"按:小承气汤应当是脉滑而疾,今反见微涩,这是什么原因?因脉微是气虚,涩是血虚,气血两虚,而邪气犹实,大便又不通。因而补正则碍邪,祛邪则碍正,攻补两难,所以说难治。

$$脉\begin{cases}微——气虚\\涩——血虚\end{cases}正虚\\不大便燥实未去——邪实\end{cases}补正碍邪,祛邪碍正,故曰:难治$$

图3-7 小承气汤证预后

难治不等于不治,我们的意见:可以扶正祛邪,攻补兼施。如后世陶节庵黄龙汤之类可以进服,录此以备参考。

(6) 方义:小承气汤——通便消痞除满。

1) 组成:大黄通地道,厚朴除胀满,枳实消痞实。

2) 煮法:三物同煮不分次第,分温二服,初服更衣后勿服。即第 213 条所说,一服谵语止者,更莫复服,亦即中病即止之意,谨防攻伐太过。

3) 适应证:本方重在胀满痞实,便闭而燥屎将结之际,有别于调胃承气汤之燥实而痞满不甚。其不用芒硝,即大便闭而未坚(芒硝咸能软坚)。又不同于大承气之硝、黄、枳、朴俱用,乃燥实痞满坚全备,故后世称小承气汤谓之和下剂。

(四)大承气汤证

原文第 215 条 阳明病,谵语有潮热,反不能食者,胃中必有燥屎五六枚也,若能食者但硬耳,宜大承气汤下之。

原文第 217 条 汗出,谵语者,以有燥屎在胃中,此为风也,须下者过经乃可下之,下之若早语言必乱,以表虚里实故也,下之愈,宜大承气汤。

原文第 255 条 腹满不减,减不足言,当下之,宜大承气汤。

原文第 241 条 大下后六七日不大便,烦不解,腹满痛,此有燥屎也,所以然者本有宿食故也,宜大承气汤。

原文第 238 条 阳明病下之,心中懊恼而烦,胃中有燥屎者可攻,腹微满,初头硬,后必溏,不可攻之,若有燥屎者宜大承气汤。

原文第 242 条 病人小便不利,大便乍难乍易,时有微热,喘冒不能卧者,有燥屎也,宜大承气汤。

原文第 212 条 伤寒若吐若下后不解,不大便五六日,上至十余日,日晡所发潮热,不恶寒,独语如见鬼状;若剧者,发则不识人,循衣摸床,惕而不安,微喘直视,脉弦者生,涩者死。微者但发热谵语者,大承气汤主之,若一服利则止后服。

[提示]

(1) 阳明腑实证燥屎内结的辨证。

(2) 大承气汤的主要脉证及其运用和禁例。

(3) 指出阳明燥实热炽伤津的预后是以阴气存亡为安危。

[讨论]

（1）燥屎的辨证

1）阳明病潮热谵语：反不能食者胃中必有燥屎五六枚也——大承气汤。能食者但硬耳——胃中气化自行，腑气未实——小承气汤。

在第215条原文中说明：阳明病其外候已见到潮热谵语，一般的看法，燥屎内结无疑，但仲景又指出了必须通过深一步问诊，来决定其燥屎的有无和腑实的轻重程度，然后决定治疗的原则。

"反不能食者"——是由于燥屎内结，气机壅滞不通，所以反不能食。阳明腑实到燥屎内结的阶段，临床上的表现多是不能食。那么为什么又称是"反"？因前人有胃热则消谷善饥之说，今因热伤胃津，气化不能下行，燥屎阻滞于里，故云反不能食。

又山田氏认为"反"字当作烦，因声近而误。并说伤寒谵语有潮热理应不能食，岂得谓之反乎，例如，第238条："心中懊憹而烦，胃有燥屎可攻。"第214条："烦不解腹满痛者此有燥屎也……"说明了烦与燥屎的关系密切。"胃中"系泛指肠中而言，"五六枚"乃假定之数也。

2）便秘腹满：腹满而痛拒按或腹满不减减不足言——燥屎内结。腹微满或不痛——初硬后溏。

如第241条原文说明了腹满是燥屎内结的特征，腹满不减，减不足言，又区别于太阴虚满的时满时松，他如呈喜按，拒按，按之痛与不痛，舌苔之黄白，均可作为燥屎有无的依据。

3）大不便：烦不解，腹满痛兼有潮热谵语等——有燥屎。无所苦——乃非燥屎，不可攻之。

不大便是腑气不行，地道不通，但不一定都是燥屎内结。必需视其兼症情况来作决断。如第241条："大下后六七日不大便烦不解腹满痛者，此有燥屎也。"又如第239条："病人不大便五六日，绕脐痛烦躁，发作有时者，此有燥屎。"均可为例。至若不大便多日无所苦，没有其他显著的燥实证状，绝非燥屎实证者可比，不可滥施攻下。

4）燥屎内结与小便的利与不利：小便利大便硬——阳明燥实内结。小便不利燥实内结——阳明热炽津竭。

阳明腑实燥屎内结，其形成之初，必出汗多，小便数，伤津化燥，然后成实。

所以在仲景经文中一再指出,"小便利,屎定硬乃可攻之,小便少者未定成硬"等语,但当阳明热炽伤津的时候,临床上也能出现小便不利,燥屎内结,如第242条所云即是。但可以从大便乍难(燥结)、乍易(旁流),喘冒不能卧等证作为辨证要点。在临床上也可以触诊辨之,手按其腹必有硬块作痛拒按等出现。

(2) 大承气汤主要脉证

1) 脉:沉迟、实大或迟而滑。

2) 证:潮热,汗出多,喘冒不能卧,手足濈然汗出。

谵语,懊恼,烦不解,目中不了了,睛不和,循衣摸床。

腹满痛,绕脐痛。

大便硬,小便数,自利清水色纯青。

(3) 阳明正虚邪盛,腑实危候及其预后:如第212条所述是阳明腑实的危候,该证经过吐下不解,不大便五六日至十余日,邪势既盛,正气已虚严重的病证,除了潮热、谵语等一般大承气汤证之外,甚至"发则不识人,循衣摸床,惕而不安,微喘直视"。不但阳明本腑燥热内实,且热迫心神,阴液内竭,而神明受扰肝风内动。

预后:当此生死关头,可从脉象上进行诊察。

脉弦者生——阴气尚存,脉涩者死——阴血枯竭,以阴气之存亡为安危。

(4) 大承气汤的运用:凡表里俱病之证,必须过经里实,太阳证罢,方可下之。

如第217条:"汗出谵语者以有燥屎在胃中,此为风也,须下者,过经乃可下之。"示意如下(图3-8)。

汗出——此为风也(太阳中风之表虚证) ⎫ 表里俱病需下者过经乃可下之以表
谵语——燥屎在胃中 ⎭ 虚里实(即表和无病,阳明里实)故也

图3-8 大承气汤的证治

若下之过早,则可以引起正气虚而神不守舍,语言错乱之证。

(5) 方义:大承气汤。

1) 组成:大黄、芒硝、枳实、厚朴,开塞通闭,攻坚泻实。

2) 本方合调胃承气、小承气诸药于一方,乃三承气中最峻猛之一方,即后世所称峻下剂。适应于阳明病痞、满、燥、实、坚俱备之时,乃可用之。方中厚朴之量,倍于大黄,是否与临床实践相符,抑或传写有所差误。

3）三承气汤药物组成和主要功用的分析：如图 3-9。

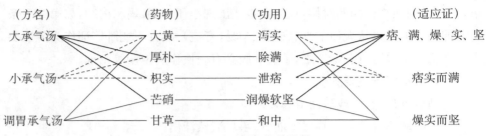

图 3-9　三承气汤的比较

原文第 253 条　阳明病发热汗多者，急下之宜大承气汤。

原文第 254 条　发汗不解，腹满痛者，急下之宜大承气汤。

原文第 252 条　伤寒六七日，目中不了了，睛不和，无表里证，大便难，身微热者，此为实也，急下之宜大承气汤。

［**提示**］　阳明三急下的证治。

［**讨论**］

（1）急下的意义：急引火热从大肠而出，庶津液不致尽劫，所以有"釜底抽薪""急下存阴"的解释。

（2）急下的范畴

1）第 253 条："阳明病发热汗多者急下之。"此"阳明病"三字必包含胃家实三字的意义在内（腑实见证），否则与阳明经病白虎汤证之热渴汗多没有区别？本条重心是在汗多，若再延宕，恐内热甚而逼阳于外，将有液脱阳亡之虞。因此，在阳明胃实可下的时候，再见到发热汗多是阳亢阴竭之候，宜以大承气汤急下之。

钱潢："潮热自汗、阳明胃实之本证也，此曰多汗，非复阳明自汗可比矣。里热炽盛之极，津液泄尽，故当急下，然必以脉证参之，若邪气在经，而发热汗多，胃邪未实，舌苔未干厚而黄黑者，未可下也。"

2）第 254 条："发汗不解腹满痛者急下之"——阳明病本有若发汗则躁之诫，又有汗多急下之法，今其病发汗不解，则知其汗之误矣。斯时再见到腹满实而痛，大便秘结，必转入阳明腑实燥屎内结无疑矣。宜急下之。

成无己："发汗不解邪热传入腑，而成腹满痛者，传之速也，是需急下之。"

但此处腹满痛与第 66 条厚朴生姜半夏甘草人参汤之汗后腹胀满不同（气虚按之并不坚痛、苔不黄燥等），与第 78 条栀子厚朴汤之由于大下之后，身热不去，心中结痛者又不同(热结胸中无硬满现象)。

3) 第252条:"伤寒六七日,目中不了了,睛不和,无表里证,大便难,身微热,此为实也急下之。"其重心乃在"目中不了了,睛不和。"凡病至危急,必察两目,《内经》:"视其目色以知病之存亡也。""五脏六腑之精气皆上注于目。""热病目不明,热不已者死。"可知两目的神色与内脏的变化有密切关系。

"目中不了了"是患者两目视物不明,由于阳亢阴竭的关系。睛不和者,是医生视病人之睛光昏暗散乱。《医宗金鉴》:"目中不了了,睛和者,阴证也。睛不和者,阳证也。此热结神昏之渐危恶之候,急以大承气汤下之,泻阳救阴,以全未竭之水可也。睛不和者,谓睛不活动也。"大便难,乃其燥热不从下泄,热潜在里,故外见身微热,此时亦无表里证,(半表半里证),所以说此为实也,当宜急下之,釜底抽薪,以保存其仅有一息的阴气,亦符合《内经》上所说的"病在上,而取诸下"的治疗原则。

(3) 后人对三急下的看法:高士宗、张令韶、张隐庵等氏认为阳明三急下证,乃由悍热之气使然,非仅肠胃之燥实。因此,不一定痞、满、燥、实、坚悉具,然后可下。

我们认为阳明病之三急下,病因都由于阳亢、阴竭、胃燥、津枯,而其病机则都是由于腑气不通,里热不下,所以在这个时候要因势利导,急下存阴。以上三条之阳明病、腹满痛、大便难均可为例。

(五) 下法辨证

原文第203条 阳明病,本自汗出,医更重发汗,病已差,尚微烦不了了者,此必大便硬故也。以亡津液,胃中干燥,故令大便硬。当问其小便日几行,若本小便日三四行,今日再行,故知大便不久出。今为小便数少,以津液当还入胃中,故知不久必大便也。

[提示] 误汗伤津,是大便硬结之因,并以小便的多与不多来诊断大便硬与不硬的方法。

[讨论]

(1) 便硬的原因:伤津致燥。①本自汗出——阳明热蒸本自汗出。②医更重发汗——再耗其津液。

柯韵伯说:"阳明主津液所生病,故阳明病多汗,因而阳明之治,白虎之清热,承气之泻下,皆为保护阳明津液而设也。"本自汗出有二因:①太阳表虚;②阳明里实。本条因辨证不明,误阳明里实为太阳表虚而重发其汗。

(2) 便硬的根据:"微烦不了了",汗后"病已差,尚微烦不了了"是便硬之征。"差"不等于愈,作病势减轻解释,谓阳明病的不恶寒、反恶热、汗出多等证,均已减轻,而见微烦不了了的证状。这是由于误汗伤津,胃中干燥,邪热归并入腑,故发烦。烦是燥热外征,即大便硬结所致。

(3) 以小便的多与不多来诊断大便的硬与不硬:若小便日三四行,今日再行,故知其不久必大便,小便次数减少,津液回复则胃不燥而便自下,即经文所云津液当还入胃中。总之,通过本条的讨论有这样三点体会:①大便不通,有燥结实邪者可攻之。②津液不足的大便秘结,则重在滋养津液。③特别指出小便次数与大便坚硬的相互关系。

原文第 209 条 阳明病,潮热,大便微硬者,可与大承气汤,不硬者不可与之。若不大便六七日,恐有燥屎,欲知之法,少与小承气汤,汤入腹中转失气者,此有燥屎也,乃可攻之。若不转失气者,此但初头硬后必溏,不可攻之,攻之必胀满不能食也。欲饮水者,与水则哕,其后发热者,必大便复硬而少也。以小承气汤和之,不转失气者,慎不可攻也。

[**提示**] 用小承气汤试探有无燥屎的方法。

[**讨论**] 本条共分三节,第一节从"阳明病潮热……不硬者不可与之"说明阳明病大便不硬者,绝不能用大承气汤。第二节从"若不大便六七日……后必溏不可攻之"说明阳明燥屎辨证法则,服小承气汤转失气者,可与大承气汤攻之,不转失气的不可与大承气汤。第三节从"攻之必胀满不能食……慎不可攻也"说明误攻后的变证治疗,兹分述于下。

(1) 阳明病潮热:大便硬——大承气汤;不硬者——不可与之。

(2) 辨证法则:先服小承气汤,转失气——有燥屎可攻(病重药轻,屎未动气先行);不转失气——初硬后溏,不可攻之。

(3) 误攻的变证:腹胀满不能食——中气受伤(虚胀气滞不行);欲饮水——余热未尽;与水则哕——中虚不运;其后发热——邪复成实(燥热内积可与小承气汤微和胃气)。

本条重点:仲景再三叮咛不转失气者,慎不可攻,也就是启示后人以失气的转与不转,作为运用大小承气汤的标准。由此可进一步体会在服泻下药后,病人失气频仍而便犹未下者,说明药力不逮,当酌情而加重其剂。

原文第208条 阳明病,脉迟,虽汗出不恶寒者,其身必重短气,腹满而喘,有潮热者,此外欲解,可攻里也。手足濈然汗出者,此大便已硬也,大承气汤主之。若汗多微发热恶寒者外未解也,其热不潮未可与承气汤。若腹大满不通者,可与小承气汤微和胃气,勿令至大泄下。

［提示］ 辨别阳明可攻与否的方法。

［讨论］ 本条可作三段解释,第一段从"阳明病脉迟……大承气汤主之"说明表解腑实可用大承气汤攻下之。第二段从"若汗多微热发热恶寒……未可与承气汤"说明发热恶寒是表邪未解,虽里有实邪,也应先解其表而后攻里。第三段,从"若腹大满不通者……勿令至大泄下"说明如果此表已解,腹部大满,大便不通,但无潮热,是肠内糟粕尚未完全燥硬,只宜小承气汤微和胃气,不可用大承气汤荡涤泄下(这里着眼在"腹部大满"四字,乃小承气汤主要的适应证之一)。今再把本条中心示意于下。

(1) 可攻的辨证

1) 表已解:汗出不恶寒。

2) 里已实:①脉迟:阳明腑实之脉必迟而有力,主寒湿——太阴寒湿(谷疸)(第195条),主腑实——邪实壅滞(本条)。②身重,短气,腹满而喘:实热壅滞,气机窒而不利。③潮热:肠腑实热,亦是燥屎内结之特征。④手足濈然汗出:四肢禀气于脾胃,阳明有病,脾胃应之,故手足濈然汗出,也是燥屎内结之特征。

(2) 不可攻的辨证

1) 表邪未解——汗出微发热恶寒者。

2) 热未潮——就不是阳明实证,故虽有不大便、腹胀满等,仍不可施用攻下。

(3) 热不潮而腹大满便不通者——小承气汤微和胃气勿令至大泄下(腹大满正是小承气汤的主要适应证)。

总之,本条反复论述运用大小承气汤鉴别。主要着眼点就是:①不恶寒;②潮热;③手足濈然汗出。

原文第251条 得病二三日,脉弱,无太阳柴胡证,烦躁心下硬,至四五日,虽能食,以小承气汤,少少与微和之,令小安,至六日,与承气汤一升,若不大便六七日,小便少者,虽不受食,但初头硬,后必溏,未定成硬,攻之必溏。须小便利,屎定硬,乃可攻之,宜大承气汤。

[提示] 从有无太阳少阳证,和小便的利与不利,以诊断燥结程度的轻重。

[讨论] 本条共分二段:第一段从"得病二三日……烦躁心下硬",是说明阳明初起的证状表现;第二段从"至四五日虽然能食……宜大承汤",是反复辨论阳明可攻与否,以及各种辨证论治的基本法则。兹扼要示意,如图 3 - 10。

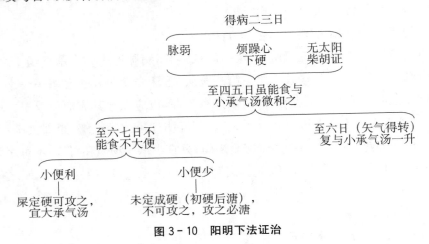

图 3 - 10　阳明下法证治

注:"脉弱"——是脉不太盛的意思,指无浮紧现象,乃阳邪入里之兆。

(1) 辨里证:"烦躁心下硬"——积滞内阻,阳明腑实。

"无太阳柴胡证"——既不见太阳表证,又不见半表半里的少阳证。

(2) 辨阳明里实的程度及其治疗

1)"至四五日虽能食",又有烦躁心下硬,则便硬之端倪已露,当先予小承气汤以观动静。

2)"至六日"转失气,是肠中糟粕有下趋之势,可更服一升(在前小承气汤给药法中已讲过)。

3) 至六七日不能食不大便者,可从小便的利不利,以决定燥屎之结不结。若小便利者,胃中必干燥,屎定燥结,可与大承气汤攻之。若小便少,(不利)恐津液已入胃中,虽不能食,犹恐初硬后溏,不可即攻。

总之,通过本条的讨论,可知仲景在使用承气攻下的辨证方面,再四详审左右回顾,启示后人必俟其邪气结实而后攻之,才能病当其药而诸证转愈。否则,邪未去而正先伤,病即危矣。四条下法辨证归纳不外六点:①辨汗出之多与不多;②辨小便之利与不利;③辨热势的潮与不潮;④辨失气的转与不转;⑤辨外邪的尽与不尽;⑥辨饮食的能食不能食。

（六）润导法

润导法的意义:①润法,津伤有热便秘,用麻仁丸内服,以润燥泄热。即《内经》"燥者濡之"的治疗法则。②导法,津液枯竭致大便燥结至直肠而难于排出肛门者,外用蜜煎或猪胆汁土瓜根润窍滋燥,导而利之。《内经》"其下者引而竭之"即是此意。

原文第 247 条 趺阳脉浮而涩,浮则胃气强,涩则小便数;浮涩相搏,大便则硬,其脾为约,麻子仁丸主之。

[提示] 脾不输津于胃,而致便硬,治以润下。

[讨论] 趺阳脉在足背上,是胃经冲阳穴位处,也是诊脉部位之一,常用以诊察脾胃病变。"浮则胃气强",浮为阳脉,见于趺阳为胃热气盛;"涩则小便数",见于趺阳为脾阴不足。脾不能输布津液,故小便短数。浮涩相搏,大便则硬。浮为胃热气盛,涩为脾阴不足,脾不能为胃输布津液,胃气更盛,大便因之而硬。

脾约的含义:因脾津亏损致引起大便秘结,所以称为脾约。此种便秘不同于阳明腑实的实热亢盛,故治疗也有所异。

（1）治疗:麻子仁丸,养液润燥,泄热通幽。

（2）方义:本方以麻仁、芍药、枳实、大黄、厚朴、杏仁、蜜和丸而成。麻仁、杏仁、白蜜润燥通幽,芍药敛阴和脾,大黄、厚朴、枳实泄热导滞。故本方有养液润燥、泄热通幽的作用。

原文第 233 条 阳明病,自汗出,若发汗,小便自利者,此为津液内竭,虽硬不可攻之。当须自欲大便,宜蜜煎导而通之。若土瓜根,及大猪胆汁,皆可为导。

[提示] 津液枯乏的大便不通,宜用外导方法。

[讨论] "阳明病,自汗出",热盛逼津外越,更发汗则津液益伤。"小便自利",津从下泄,去路既广,则体内津液自然衰少,液乏则不能濡润大肠,所以大便发硬。但这一种大便发硬,主要是津液不足,非阳明实热,燥屎内结可比,故禁用攻泻之剂,并且必须等待病人自欲大便,而不能自下的时候,这时硬屎已至直肠,由于肠乏津液,所以滞涩难下,那么采用外导方法,因势利导,自能收到良好的效果。

治疗:津液不足而便秘用蜜煎导。津伤有热而便秘者用猪胆汁导,用大猪胆

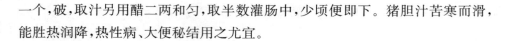

一个,破,取汁另用醋二两和匀,取半数灌肠中,少顷便即下。猪胆汁苦寒而滑,能胜热润降,热性病、大便秘结用之尤宜。

（七）不可下脉证

原文第 204 条　伤寒呕多,虽有阳明证,不可攻之。

[**提示**]　呕多病机向上不可攻。

[**讨论**]　呕多不可攻:呕是少阳主证,虽然见到阳明不大便的证状,是病邪尚未完全归并阳明,且呕是病机向上,正气有抗邪外出的现象,故呕多者禁用攻下。本论第 230 条不大便而呕用小柴胡汤治疗,即是病邪未全入腑邪气尚有枢转外解的关系。由此,我们便可以体会治病必须顺其病机,不能逆其所治,若不应攻而攻之,必然变成坏病。正如喻嘉言所说:"呕多诸病不可攻之,不特伤寒也。"

原文第 205 条　阳明病心下硬满者,不可攻之。攻之利遂不止者死;利止者愈。

[**提示**]　邪气尚浅肠未燥实者不可攻。

[**讨论**]　心下硬满:心下指胃部,胃部硬满有虚有实,虚则痞塞不舒,实则硬满而痛,今只硬满而不言痛,是属虚证。再从部位来说,心下硬满是邪结于上,而未抵于肠,故不宜攻下。如果辨证不明,误用攻法,则脾胃无故受伐,正虚气陷,而成下利。利不止,是脾胃之气虚而败绝,故为死候,下后利止,中气尚能自复,故为自愈之佳象,这是误下后的两个不同转归。

原文第 206 条　阳明病面合赤色,不可攻之,必发热,色黄者,小便不利也。

[**提示**]　热郁于经,误用攻下而致发黄变证。

[**讨论**]　阳明病面合赤色:是无形之邪热,郁而不宣,与本论第 23 条"面色反有热色者"及第 48 条"面色缘缘正赤者"同一病机,既属无形邪热而非有形结滞,故非攻下之剂所宜。

如发热,色黄者,小便不利也,是误下后的变证。陈逊斋说"不可攻之"四字下面,当有"攻之"二字,病本无形邪热,郁而不宣,攻之使邪热陷入不得分解,故热反甚,故小便不利则水气不得下泄,水热郁蒸则为发黄。

原文第 189 条　阳明中风,口苦咽干,腹满微喘,发热恶寒,脉浮而紧,若下之则腹满小便难也。

[**提示**] 三阳合病,外证未解,故禁用攻下。

[**讨论**] 本条分两节讨论。

(1) 未下前证:三阳合病。

口苦咽干:是少阳证。如少阳提纲"少阳之为病,口苦咽干目眩也"。

腹满微喘:是阳明证。如第208条:"阳明病,脉迟……腹满而喘……"

发热恶寒脉浮紧,是太阳伤寒脉证……

邪热稽留三阳尚未全并入胃府,根据《伤寒论》治疗原则,应该和解少阳,因少阳是三阳之枢,枢机一转邪可从表而解。

(2) 下后变证:腹满。脾胃受伤,气虚邪陷,小便难,脾气不运所致。也有人认为津伤则小便难,可作参考。

原文第 194 条 阳明病,不能食,攻其热必哕,所以然者,胃中虚冷故也。以其人本虚,攻其热必哕。

[**提示**] 胃中虚冷者不可攻下。

[**讨论**] 不能食,是中土衰弱,脾不健运,但也有腑结太甚而不能食。例如第215条谵语潮热,胃中有燥屎,故亦不能食。本条无此证候,故不是腑实而是中寒。

攻其热必哕:中气本已虚寒,复以苦寒攻下,虚以实治,胃气益伤,虚寒之气上逆,所以产生哕,其声低怯不连续,于久病或大病后见之,多为中土败坏的死候。

五、兼太阳少阳病证治

(一) 太阳病未罢证治

原文第 234 条 阳明病,脉迟,汗出多,微恶寒者,表未解也,可发汗,宜桂枝汤。

原文第 235 条 阳明病,脉浮无汗而喘者,发汗则愈,宜麻黄汤。

[**提示**] 阳明病兼太阳表虚表实证的治疗。

[**讨论**]

(1) 第234条:阳明兼太阳表虚证。

阳明病脉迟,须分有力无力,迟而无力为虚寒证,迟而有力为实热证。本证脉迟必迟而有力(实大),乃食滞内阻,气机不畅,故血流缓慢,而脉象见迟。阳明病汗出多而不恶寒,今微恶寒是太阳之邪未罢,所以说表未解也。

治疗:可发汗宜桂枝汤,因病机偏重于表,故用桂枝汤先解表邪,待表解里未和,然后再行攻下。

(2)第235条:阳明兼太阳表实证。

脉浮是邪郁于表,为太阳主脉,无汗而喘是寒束于外,肺气不宣。虽有不大便等阳明证状,但病的重心是在表不在里。

治疗:发汗则愈,宜麻黄汤;是阳明兼太阳表实证,无汗应该发汗,使邪从外解,故用麻黄汤治之。

上两条均为阳明病兼有表证,故治用麻桂先行解表,但一定在里热未盛之时方可使用,如里热已盛,当慎用麻桂发表助热劫阴。

原文第240条 病人烦热,汗出则解,又如疟状,日晡所发热者,属阳明也。脉实者,宜下之;脉浮虚者,宜发汗。下之与大承气汤,发汗宜桂枝汤。

[**提示**] 从脉搏虚实,热型不同,以定汗下的治疗方法。

[**讨论**] 本条分两节讨论。

(1)第一节:表证未罢。病人烦热汗出则解,是因热而烦,正气欲驱邪外出,乃无汗热郁在里,汗出热减,则烦亦自除。又如疟状:指烦热而言,谓汗出热减烦除后又复发作如前。脉浮虚者:浮虚的"虚"字,当作缓字解与下文脉实作相对言,是表邪未尽的意思。

治疗:发汗宜桂枝汤,因有汗出,脉浮虚不用麻黄汤,而用桂枝汤。

(2)第二节:阳明证具。日晡所发热者,属阳明:潮热是阳明腑实之征,为大承气主证之一,所以说属阳明。实为有余之脉,与阳明腑实证相符,脉证俱实堪任攻下。

治疗:下之宜大承气汤,因其有阳明腑实证之潮热,脉又实而有力,所以用大承气汤攻下治疗。

总之,本条大意是告诉我们治病须脉证合参,病在表者应当解表;脉证俱实者,才能用承气汤攻下。

原文第244条 太阳病,寸缓,关浮,尺弱,其人发热汗出,复恶寒,不呕,但心下痞者,此以医下之也。如其不下者,病人不恶寒而渴者,此转属阳明也。小便数者,大便必硬,不更衣十日,无所苦也。渴欲饮水,少少与之;但以法救之,渴者宜五苓散。

[提示] 太阳病转属阳明和内传膀胱腑证的辨治。

[讨论] 分四节讨论。

（1）第一节:病在太阳误下成痞。

寸缓关浮尺弱:即脉搏浮缓而弱,为太阳中风脉。发热汗出复恶寒:为太阳中风表虚证。不呕:指出无少阳证。因发热汗出复恶寒的热型有类似少阳病的往来寒热,心下痞又似柴胡证的"胸胁苦满",仲景提出"不呕"二字,说明邪气未涉少阳。但心下痞此以医下之也:误下伤胃,邪热因而内陷成痞。

（2）第二节:太阳转属阳明。

如其不下,病人不恶寒而渴者,此转属阳明:如上述表证,虽未经误下,但却失于治疗,致邪热入里,热灼津伤,而为口渴,原先恶寒而变为不恶寒,显系表邪传入阳明,故云"转属阳明"。

（3）第三节:津伤便秘与燥屎证的区别。

小便数者大便必硬:小便不数,津液尚能返归胃中,而不致便硬。小便数,则津液下泄,大肠失润,故大便因之而硬。如阳明燥实热结之便秘,必有腹满痛、谵语、潮热等证,本证仅以津液不足而使大肠失润,故虽不更衣(大便)十日亦无所痛苦。

（4）第四节:口渴的辨证治疗。

渴欲饮水,徐徐饮服,使易于吸收,俾津液得还,病则自已,若饮之太过,反使停而不化,饮遏其津,口渴益甚,就当用五苓散化气利水。但以法救之是倒装句,就是指出上述的不同证,而应予不同的治法。

（二）少阳病未罢证治

原文第229条　阳明病,发潮热,大便溏,小便自可,胸胁满不去者,与小柴胡汤。

[提示] 阳明未实,少阳未罢的证治。

[讨论] 阳明病,发潮热:是邪热已入于腑。

大便溏:腑证未实。

小便自可:津液未竭。

虽有阳明腑证而尚未成燥实。

同时伴见少阳主证的胸胁满（不去可知原来即有此证）以知病邪，由少阳而内传阳明，但是阳明腑实未结，而少阳之邪未罢，所以虽见潮热证状，仍当小柴胡汤和解少阳为主，亦先表后里的原则。

治疗：用小柴胡汤和解，使上焦得通，津液得下，胃气因和则诸证自解。

原文第230条 阳明病，胁下硬满，不大便，而呕，舌上白胎者，可与小柴胡汤，上焦得通，津液得下，胃气因和，身濈然汗出而解。

〔提示〕 虽有大便不通之阳明证，而少阳之邪独盛，故仍从少阳论治。

〔讨论〕 本条承上条而言。上条见潮热，而大便不实，故不可下，本条虽不大便，而少阳之邪独盛，病邪尚未完全归腑，故亦不可下。阳明实证见不大便，少阳证见胁下硬满而呕，舌上白苔，是为邪虽传里，而尚未热化的明征。所以虽有不大便之阳明证，但以少阳证状为主，故仍与小柴胡汤。

上焦得通，津液得下，胃气因和，身濈然汗出而解：这是用了小柴胡汤后的良好转归。因为小柴胡汤有和解枢机，宣通上焦气分的功能，上焦宣通，津液得以输布，而达全身，所以能濈然汗出而解。胃得津液之润则胃气和而下降，不通其便而便自通调，内外上下既和，病自解除。

总之，本条内容说明：诊治疾病应分析全局，掌握关键，才能收到良好的效果。

原文第231条 阳明中风，脉弦浮大而短气，腹都满，胁下及心痛，久按之气不通，鼻干不得汗，嗜卧，一身及目悉黄，小便难，有潮热，时时哕，耳前后肿。刺之小差，外不解；病过十日，脉续浮者，与小柴胡汤。

原文第232条 脉但浮，无余证者，与麻黄汤。若不尿，腹满加哕者，不治。

〔提示〕 说明三阳合病，邪郁不得宣泄，宜先针刺以泄邪热，余邪未尽者再随证论治。

〔讨论〕

（1）第231条证治：阳明中风，脉弦浮大：弦是少阳脉，浮是太阳脉，大是阳明脉，为三阳之脉俱见。短气腹都满：邪热壅盛阳明全腹胀满，影响气机升降，故为之短气。胁下及心痛：少阳经循行胁下，邪气闭郁少阳，故胁下痛连及心胸部。久按之气不通：不按气已短促，按之气愈不通，为邪热充斥。鼻干：阳明热盛。不得汗：邪气郁闭，不得宣滞。嗜卧：阳明里热炽盛上蒸神明，故昏昏欲睡（有昏迷趋向）。一身及面目悉黄：湿热熏蒸于内，土色外现。小便难：热邪闭郁，三焦气化不行。潮热:阳明腑热之征。时时哕:热盛而中气败逆。耳前后肿:阳明少阳经脉循于耳前后,经热不得宣泄,所以耳前后肿。

综合以上诸证,终不离乎邪热郁闭,充斥内外,不得宣泄,虽证状错综复杂,而以阳明为主,少阳为次,太阳又次之。在这种情况下,通过针刺治疗经热外泄,所以能使病情减轻(针刺穴位附后)。病过十日,脉续浮者与小柴胡汤。这里的脉浮,不能当太阳表证解,是说明病虽经过一段时间(十日),而邪气尚未传里,尚有向外的趋势(《医宗金鉴》认为"浮"字为"弦"字,可作参考)。故用小柴胡汤和解以清少阳邪热。

(2)第232条证治:脉但浮无余证者,与麻黄汤。承上文而言说明太阳脉独见,阳明、少阳证已罢,病机向外,所以用麻黄汤发汗,独治太阳。若不尿腹满加哕者不治:由小便难而发展到不尿是下焦气化已绝。腹满加哕为胃气已绝,《内经》云"病深者其声哕",先后两日俱绝,且又邪气闭塞,故云不治。

(3)附针刺穴位:①无汗:合谷(手阳明),经渠(手太阴)。②小便难:水分(任脉),阴陵泉(足太阴),肾俞(足太阳)。③短气腹都满:足三里(足阳明),承山(足阳明)。④鼻干:合谷(手阳明),经渠(手太阴)。⑤嗜卧:十宣针刺出血,合谷、曲池(手阳明),风府(督脉)。⑥一身及面目悉黄:膈俞、肝俞(足太阳),公孙(足太阴)。⑦潮热:支沟(手少阳),承山(足太阳)。⑧哕:中脘(任脉),足三里(足阳明),脾俞(足太阳)。⑨胁下及心痛:大陵(手厥阴),章门(足厥阴),阳陵泉(足少阳)。⑩耳前后肿:液门(手少阳),小海(手太阳)。

六、阳明病虚寒证治

原文第 226 条　若胃中虚冷,不能食者,饮水则哕。

[提示]　胃中虚寒,阳气不化而影响食饮。

[讨论]

(1)证候:胃冷。①不能食——阳气衰微,不能蒸腐水谷。②饮水则哕——水属阴性寒,胃阳既虚,饮水则中寒益甚,水寒上逆则哕。

(2)辨证:不能食,不一定是阳明虚寒证,在阳明病燥屎内结,亦有不能食者;但必伴有其他实热见证如腹满痛、拒按、潮热、苔黄口燥等,今不能食而无腑实见证,且又饮水则哕,所以为胃中虚冷。章虚谷说:"如不哕则非虚寒;其不能食,则必有所因也。"因此饮水则哕,是本条的辨证要点。

（3）治疗:仲景未出方治。《医宗金鉴》认为"理中汤加丁香吴萸",本方具有温中降逆的作用,与本证病情相合。录此以供参考。

原文第 380 条 伤寒大吐大下之,极虚;复极汗者,其人外气怫郁,复与之水①,以发其汗,因得哕。所以然者,胃中虚冷故也。

[**提示**] 迭经误治,中寒气逆作哕。

[**词解**] ① 水:也是古人治疗方法之一,一般分两种使用方法:热水用以发汗,冷水以散体表之热。

[**讨论**]

（1）证候

1）吐、下皆能使脾胃受伤,大吐大下,是本证中焦虚寒的成因。

2）中虚寒而又现外气怫郁,即表证未解而里气已虚,照理来讲,当先温里,然后再行治表,今反用水法发汗,所以会引起其他变证。

3）中虚挟表而用水法发汗,阳气不能固表则极度汗出,以汗出则里阳益虚中寒益甚,是以引起哕逆频仍,"所以然者,胃中寒冷故也"正是道出本证原因。本条和上条均是因水寒致哕,可相互合参,义理更为明显。

（2）治疗:根据本证病理机转亦可用理中汤加丁香、吴萸。

（3）体会:通过上两条讨论可知阳明病虽系热盛化燥证,但中气虚者也可转为阳虚中寒证,因此,也不能麻痹于阳明病无所复传,而忽于治疗。

原文第 243 条 食谷欲呕,属阳明也,吴茱萸汤主之。得汤反剧者,属上焦也。

[**提示**] 中气虚寒,浊阴上逆的证治,与上焦有热致呕的辨证。

[**讨论**]

（1）证候:食谷欲呕——胃气虚寒则不能熟腐水谷,又兼浊阴上逆,所以往往欲呕。

得汤反剧者,属上焦——胃气虚寒而浊阴上逆,用吴茱萸汤温中补虚降逆治疗,其病应该痊愈。今得汤反剧,是属上焦有热,以热拒热,故呕吐反趋剧烈。魏荔彤氏谓:"中焦固然有寒,上焦但亦有热,吴萸、人参,辛温本宜于中焦之寒者,但不合于上焦之有热,此吴萸之所以宜用而未全宜用耳。"根据此说上热下寒之呕吐,可与黄连汤互用,甘苦兼施则较为切中病情。

（2）方义:吴茱萸汤。

主要作用:温中补虚降逆,止呕。

吴茱萸、生姜温中散寒,降浊止呕。

人参、大枣补虚和胃。

汪琥:"呕为气逆,气逆者,必散之以辛。吴萸辛苦下泄,治呕为最,兼以生姜又为治呕圣药,非若四逆之干姜守而不走也。其所以致呕之故,因胃中虚寒,使温而不补,呕终不止,故用人参补中,合大枣以和脾也。"

七、阳明病辨证

（一）中风中寒辨

原文第 190 条　阳明病,若能食,名中风;不能食,名中寒。

[**提示**]　从能食与不能食来辨中风中寒。

[**讨论**]　注家对中风中寒的见解颇不一致,归纳有以下几个意见,现分别讨论于后。

成氏只说了中风、中寒二者之能食与不能食的原因,而没有说出中风、中寒二者本身的原因。

关于中风中寒的原因,有三种说法。

（1）认为阳明中风中寒,是感受风邪和寒邪的不同。此说虽叙述了能食与不能食的原因,但实际上无论风寒之邪,传入阳明,皆从热化燥化,如成无己说:"风为阳邪,寒为阴邪,阳能杀谷,故能食;阴不能杀谷,故不能食。"实则既是阳明病,也就没有什么阳邪与阴邪的区别。如第 183 条"病有得之一日,不发热而恶寒者,何也? 虽得之一日,恶寒将自罢,即汗出而恶热",就是阳明感受寒邪随即化热化燥的证明。由此可知阳明中风中寒,不完全决定于感受寒邪和风邪的不同。

（2）认为中风中寒是胃气盛衰的代名词。能食,名中风,即代表胃气旺盛。不能食,名中寒,即代表胃气衰弱。

此种说法也不够切当。众所周知阳明病确受外邪所致,如仅胃气旺盛或衰弱,而无外邪传胃是不能引起阳明病的。

（3）内因决定外因:也就是第一说"感受外邪"的外因,和第二说"胃气盛衰"的内因的结合,所以胃气衰弱而不能食,受外邪后即从寒化为阳明中寒。胃气旺盛而能食,感受外邪后即从热化为阳明中风。

原文第191条 阳明病,若中寒者,不能食,小便不利,手足濈然汗出,此欲作痼瘕①,必大便初硬后溏。么所然者,以胃中冷,水谷不别故也。

[**提示**] 阳明病中虚寒欲作痼瘕与燥实的辨证。

[**词解**] ① 痼瘕:是寒邪内结而形成有形之物。

[**讨论**]

（1）证候:本条以胃寒为主,但因有些证状和燥实证相同,因此,有辨证的必要。

（2）类似证状

1）不能食:①燥实——燥热内结,胃气壅实。②虚寒——阳微不能腐化水谷。

2）手足濈然汗出:①燥实——胃热炽盛,迫液外出。②虚寒——水湿外溢。原因不同,证却类似。

（3）鉴别要点

1）小便:①燥实——因津液下泄,所以小便利。②虚寒——中虚寒胜,脾气失于运化,所以小便不利。

2）大便:燥实——大便秘结不通或热结旁流。②虚寒——因小便不利,水走肠间,所以初硬后溏。

3）燥实证到了津液涸竭的时候,也致小便不利,但必另有更明显的燥实症状——如谵语、发狂等,所以两者亦很易鉴别。

（二）汗出自愈辨

原文第192条 阳明病,初欲食,小便反不利,大便自调,其人骨节疼,翕翕如有热状,奄然发狂,濈然汗出而解者,此水不胜谷气①,与汗共并,脉紧则愈。

[**提示**] 阳明病水湿郁表,胃气旺盛,则从战汗而解。

[**词解**] ① 谷气:水谷的精气,即胃气(正气)。

[**讨论**] 脉证,如图3-11。

阳明病
- 初欲食,大便自调——胃气正常
- 翕翕如有热状
- 骨节疼 { 表邪未解 / 水走筋骨 } 水湿郁表
- 小便反不利

胃气旺盛水不胜谷气则从战汗而解,故有奄然发狂,濈然汗出脉紧等情况

图 3-11　阳明病汗出自愈辨

（1）骨节疼是表证未解,小便不利,则水湿郁滞于内,也可引起骨节疼。

（2）初欲食,大便自调,说明胃气正常,所以水不能胜谷气而随汗外泄。

（3）奄然发狂是胃气转旺与邪相争的表现,也是脉紧战汗的先兆。陈逊斋说"正气来与邪争",正气胜邪,故濈然汗出而解。

（4）脉紧是在邪正决战剧烈时的脉象。柯韵伯说:"脉紧者,对迟而言,非紧则为寒之谓。"

（三）身如虫行皮中状证因

原文第 196 条　阳明病,法多汗,反无汗,其身如虫行皮中状者,此以久虚故也。

［**提示**］　久病液亏,不能化汗达邪。

［**讨论**］

（1）证候:①阳明病,法多汗——阳明属胃,胃主津液,热盛则迫津液外出,所以多汗。②反无汗——病久津液已伤。③其身如虫行皮中状——邪留肌表,津不足不能化汗达邪,欲汗不汗,是以皮肤作痒。

（2）辨证:身痒。

第 23 条——不能得小汗出,身必痒,桂枝麻黄各半汤——重在邪郁肌表无汗——宜小发汗。

本条——反无汗,其身如虫行皮中状——在于久病伤津——宜滋养津液。

（四）头痛咽痛辨

原文第 197 条　阳明病,反无汗,而小便利;二三日呕而咳,手足厥①者,必苦头痛,若不咳不呕,手足不厥者,头不痛。

［**提示**］　阳明中寒,兼夹水饮。

［**词解**］　① 厥:手足寒冷。

[讨论]

（1）证候:本条分两个机转。

1）发病:如图 3-12。

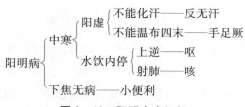

图 3-12 阳明中寒证候

解:①阳虚中寒,运化失司,所以水饮内停。②清阳不升,浊阴上攻故头痛。非表邪未解。③病变部位偏重于上,膀胱之气化未受影响,故小便利。

2）向愈:如图 3-13。

$$胃气转旺\begin{cases}——阳回——手足不厥\\水饮消除——不咳不呕\end{cases}清阳得升,浊阴得降——头不痛$$

图 3-13 阳明中寒向愈

（2）辨证

1）反无汗:上条——久病液亏——肤痒。本条——阳虚不能化汗——手足厥。

2）阳明中寒与太阴中寒的鉴别:一般来说,阳明与太阴,均属中焦,故阳明与太阴的虚寒证,皆是中焦虚寒证,但阳明属胃,太阴属脾,所以两者的见证亦确有不同。

阳明虚寒——胃主下降,阳虚则不降而上逆,为呕、为咳、为头痛。治宜温胃降逆。如食谷欲呕治以吴茱萸汤即是阳明虚寒的证治。

太阴虚寒——脾主上升,阳虚则不升而降,为下利,为腹满时痛,治宜温中散寒,以四逆汤理中汤为代表方剂。

原文第 198 条 阳明病,但头眩,不恶寒,故能食而咳,其人咽必痛。若不咳者,咽不痛。

[提示] 阳明风热上扰。

[讨论]

（1）证候:本条分两个机转。

1) 发病:如图 3 - 14。

2) 向愈:不咳者咽不痛,肺无风热之邪,所以不咳同时咽亦不痛。

（2）辨证:咳嗽。

上条——水饮射肺——手足厥——属寒。

本条——风热犯肺——不恶寒能食——属热。

$$
阳明病\begin{cases}不恶寒——病不在表 \\ 能食——胃中不寒 \\ 头眩——风热上扰 \\ 咳必咽痛——风热犯肺\end{cases}
$$

图 3 - 14　阳明风热上扰证候

（五）谵语郑声及谵语死候辨

原文第 210 条　夫实则谵语,虚则郑声。郑声者,重语也。直视谵语,喘满者死;下利者亦死。

[**提示**]　谵语郑声以及死候的辨证。

[**讨论**]　证候。

实则谵语——语无伦次,声雄气粗,阳明邪热极盛,上迫神明。

虚则郑声——声音低微,言语重复,为心气虚,神不守舍。

《内经》"言而微,终日乃复言者",亦即虚则郑声之类。

直视谵语——正虚邪实。

柯韵伯:"脏腑之精气,皆上注于目;目不转睛,不识人,脏腑之气绝矣。"

喘满者死——气从上脱。

不利者亦死——阴津内竭,液从下脱。

原文第 211 条　发汗多,若重发汗者,亡其阳。谵语脉短①者死,脉自和者不死。

[**提示**]　虚证谵语凭脉搏以决预后的吉凶。

[**词解**]　① 脉短——上不及寸,下不及尺,但现关脉。

[**讨论**]

（1）脉证:发汗多,重发汗——心阳外亡,汗为心液,汗多而心阳外亡,神不守舍,所以谵语。心主脉,心气虚,所以脉短者死;脉自和则心气渐复,所以不死。

（2）辨证:谵语。

实证——昏糊狂躁,唤之不醒。

虚证——沉迷昏睡,似寐非寐,呼之即醒,旋又昏糊。

《内经》:"至虚有盛候,大实现羸状。"虚证而见谵语,亦为虚极而呈假实的现象,所以在临床上必须仔细辨证,不可为假象所误。

(六) 潮热盗汗辨

原文第201条 阳明病,脉浮而紧者,必潮热发作有时,但浮者,必盗汗出。

[提示] 从脉测证阳明腑实与经热亢盛的必然现象。

[讨论]

(1) 脉证:本条以"脉浮紧"和"脉浮"来区别阳明经腑二证。

脉浮而紧——浮为阳盛,紧为邪实——腑实已成,所以必潮热发作有时。

脉但浮——阳热亢盛而未成腑实,热迫液泄,所以盗汗出。

解:盗汗是张目时无汗,闭目时出汗。吴又可说:"凡人目张则卫气行于阳,目瞑则卫气行于阴。行阳则升发于表,行阴则敛降于内。今有伏热,而又遇卫气,两阳相搏,热蒸于外,则腠理开而盗汗出矣。"

阳明腑实而脉浮紧,阳明经热盛而盗汗出,这是阳明病的变证、变脉,是可能有此现象,不是必然的情况。因此不能以浮紧之脉即为阳明腑实,亦不能以为阳明脉浮而必有盗汗。

(2) 辨证:脉紧有多种不同的原因,因此可反映于多种不同的病情。

表实无汗——太阳伤寒证。

主寒主痛——寒邪腹痛,疝痛,胃痛。

邪正剧争——脉紧战汗(第192条)。

实邪亢盛——本条。

(七) 阳绝津亡脉候

原文第245条 脉阳①微而汗出少者,为自和也;汗出多者,为太过。阳脉实,因发其汗出多者,亦为太过。太过者,为阳绝于里②,亡津液,大便因硬也。

[提示] 过汗则津伤便秘为脾约的成因。

[词解] ① 阳:脉阳微阳实——这里的"阳"以切脉浮取而言,阳微阳实即浮微浮实。

② 阳绝于里:"绝"义同"极",为阳热亢极于里。

[讨论] 脉证:如图3-15。

脉：阳微——表邪不甚——汗出：少——邪去而正不伤，所以为自和而愈

脉：阳实——表邪较甚——汗出多

汗出多——太过——阳绝于里，津亡于外，肠失濡润，大便因硬是为脾约现象，治疗宜用麻子仁丸

图 3-15　阳绝津亡脉候

解：(1) 脉微与实乃相对而言，并非指正气衰弱的脉微，即邪气不甚之意，邪郁肌表非汗不去，但汗出宜遍身漐漐，微似有汗为佳，如水淋漓，病反不除。所以说汗出少者为自和，汗出多者为太过。

(2) 脉实虽为邪甚，但汗出亦以少量为佳，如汗出过多则津液受伤，而热盛于里，致脾约便秘。所以说阳绝于里，亡津液，大便因硬。

(3) 津液因汗多而外泄，肠失濡润而便硬，可知非承气剂之攻下所宜，麻仁丸润肠通便，可适合于本证病情。

原文第 246 条　脉浮而芤①，浮为阳，芤为阴，浮芤相搏，胃气生热，其阳则绝。

［提示］　脾约证的脉象。

［词解］　① 芤：芤脉——中空无力的脉象。

［讨论］　脉证。

浮为阳——阳热亢盛。

芤为阴——阴血不足。

浮芤相搏，胃热炽盛，阴津内竭，所以说其阳乃绝。

解：(1) 邪热亢盛必伤津液，津伤则邪热更盛，二者互相影响，所以说浮芤相搏。

(2) 其阳乃绝为阳邪独治，其阳则绝，和阳绝于里同一意义。

(八) 衄血先兆

原文第 202 条　阳明病，口燥，但欲漱水，不欲咽者，此必衄。

［提示］　邪热入营，血循经上溢而为鼻衄。

［讨论］　证候：如图 3-16。

阳明病：口燥，但欲漱水——邪热上炎；不欲咽——热在血分 → 血热妄行——衄

图 3-16　衄血先兆证候(1)

解：（1）气分邪热，伤及津液则口燥欲饮，热入营血则荣气上腾而未耗及津液，所以说但欲漱水而不欲咽。例如温病口渴，热入血分后反不欲饮，亦为同一意义。

（2）阳明之脉起于鼻之交颏中，阳明经热炽甚，血循经上溢则衄血。

原文第 227 条　脉浮发热，口干，鼻燥，能食者则衄。

[提示]　阳明病经热过甚迫血致衄。

[讨论]

（1）脉证：如图 3-17。

$$
\text{阳明病}\begin{cases}\text{脉浮发热——热在气分}\\\text{口干鼻燥——胃热上熏}\\\text{能　　食——内无燥屎}\end{cases}\Big\}\text{经热迫血则致鼻衄}
$$

图 3-17　衄血先兆证候(2)

解：1）脉浮发热有似太阳表证，但发热而不恶寒，且口干鼻燥则非表证现象。

2）上条是邪热入营致衄，但欲漱水而不欲咽；本条是阳明经热迫血致衄，故能食而无漱水不欲咽的情况。

（2）鉴别：从太阳篇第 46、第 47、第 55 三条及阳明篇第 202、第 207 两条（共五条）中，作出衄血证的鉴别，如图 3-18。

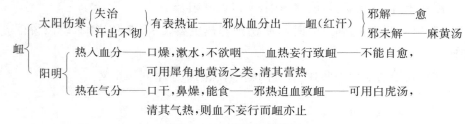

图 3-18　衄血证的鉴别

解：1）太阳伤寒邪在浅表，得衄则邪亦外解，所以又称红汗。如衄后邪去未尽，仍可用麻黄汤发汗解表。

2）阳明血热已重，虽衄不能解其热，须用犀角地黄汤之类清解血热。

3）阳明经热在里，虽衄亦热去不多，须用白虎汤清解里热。

八、发　　黄

（一）发黄证因

1. 发黄　遍体睛目俱黄，即人体皮肤表面有黄的颜色出现，尤其是黑眼珠以外白的部分（指眼白）黄色更为明显。

2. 病因　有湿热、寒湿、被火、蓄血等四种发黄的原因。

（1）湿热——湿与热合相互郁蒸引起发黄。

（2）寒湿——主要是脾虚，寒湿不化，湿郁发黄。

（3）被火——阳证误用火法致瘀热发黄。

（4）蓄血——瘀血阻结营气不能敷布而致发黄。

3. 病型　分阴黄、阳黄两大类型。阳明篇主要讨论阳黄，其中亦论及阴黄是便于和阳黄作对照，关于发黄病名如酒疸、女劳疸以及谷疸等，在《金匮要略》里详细介绍，这里不赘。

原文第 199 条　阳明病、无汗，小便不利，心中懊憹者，身必发黄。

原文第 200 条　阳明病，被火，额上微汗出，而小便不利者，必发黄。

［提示］　叙述阳明发黄的证因。

［讨论］　第一节，阳明病发黄机制。

（1）无汗——热不得泄。

（2）小便不利——湿无去路。

湿热相蒸为发黄原因。

阳明病应该自汗出，则热得外泄，虽小便不利，湿邪不与热相合，也不致发黄，既无汗而又小便不利，则湿热阻而蒸郁发黄。

（3）心中懊憹——湿热郁蒸于内，故心中烦闷不安，是发黄之兆。《内经》云："湿热相交民病疸。"

第二节，阳明病误治转黄证因。

（1）阳明病被火——火法用于温经回阳，阳明病为由盛实热证而亦用于火法治疗，犹如抱薪救火，火与热合，必致阳热更盛。

（2）额上微汗出——可知身上无汗，邪热不得外达，则里热益甚。

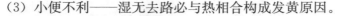

（3）小便不利——湿无去路必与热相合构成发黄原因。

这两条都是因无汗（或额上微汗）小便不利，致造成发黄，可见湿热相蒸是阳明发黄的主要因素。

便于重点讨论阳黄起见，故先把茵陈蒿汤证、栀子柏皮汤证、麻黄连翘赤小豆汤证讨论一下，然后再介绍阴黄。

（二）寒湿发黄（阴黄）

原文第 259 条　伤寒发汗已，身目为黄，所以然者以寒湿在里不解故也，以为不可下也，于寒湿中求之。

［提示］　太阴寒湿发黄。

［讨论］

（1）辨证关键：发汗已，身目为黄，则非湿热之邪。郁而发黄乃属寒湿之黄。如属湿热内阻，汗出热越则不能发黄，今汗出后而身目为黄，显非湿热内阻。

（2）病机：寒湿在里，汗后中气更伤，脾阳益虚，寒湿愈滞，所以发为阴黄。

（3）治疗方面

1）以为不可下也——即有寒湿不运之腹满，但非府气内阻，故不可下。

2）寒湿中求之——寒则宜温，湿则宜燥化，故寒湿发黄治宜温中化湿，如茵陈四逆汤之类。不能误为湿热阳黄而用苦寒治疗，所以说宜从寒湿中求治。

（三）欲作谷疸脉证

原文第 195 条　阳明病，脉迟，食难用饱，饱则微烦头眩，必小便难，此欲作谷疸①，虽下之腹满如故，所以然者，脉迟故也。

［提示］　指出欲作谷疸的脉证。

［词解］　① 谷疸：因水谷之湿郁而发黄，属黄疸之一，有虚实之别。本条谷疸是脾虚不运，属虚证，实证详《金匮要略》黄疸病。

［讨论］

（1）证候

1）阳明病脉迟——阳气虚弱，脉搏必迟而无力，与阳明府实，脉沉有力者显有区别。

2）食难用饱，饱则微烦头眩——脾虚不运，谷气不化，故食难用饱，饱则微烦,清气不升则为头眩。

3)必小便难——中虚脾不健运,则水不下泄。

4)虽下之腹满如故,阳虚气弱,寒湿不化,所以腹满,下之中气益伤,寒湿未去,故虽下而腹满如故。

(2)治疗:据上所述,本证谷疸,亦为寒湿阴黄之类。兹将阳黄阴黄的因证治疗比较如下。

1)寒湿发黄——阴黄——黄色晦滞——温阳化湿。

2)湿热发黄——阳黄——黄色鲜明如橘——清热利湿。

(四)茵陈蒿汤证

原文第236条 阳明病发热汗出者,此为热越,不能发黄也,但头汗出,身无汗,剂颈而还,小便不利,渴引水浆者,此为瘀热在里,身必发黄,茵陈蒿汤主之。

原文第260条 伤寒七八日,身黄如橘子色,小便不利腹微满者,茵陈蒿汤主之。

[**提示**] 指出茵陈蒿汤主证。

[**讨论**]

(1)病机

1)不发黄的原因:发热汗出——虽然发热但汗出则热随汗泄,所以说热越不能发黄。

上条无汗,小便不利是发黄的原因。

本条因汗出热越,所以不发黄。

2)发黄的机制:①但头汗出剂颈而还——身无汗则热不外泄。里热上蒸,故但头汗出。②小便不利——湿不得下泄。③渴引水浆——热盛于里则口渴,饮水浆则益增其湿。

3)身黄如橘子色——色黄鲜明,是阳黄的特征。张石顽说:"湿气胜则如熏黄而晦,热气胜则如橘黄而明。"

4)腹微满者——湿热郁结不解,而腑气亦阻,但并非燥屎结滞,故满而不痛。

治疗:茵陈蒿汤。

茵陈、栀子、大黄——性皆苦寒,苦能燥湿,寒能清热,且茵陈、栀子均有利小便的作用,而茵陈尤能导黄色从小便出,湿热除黄色去,则病自愈。

（五）栀子柏皮汤证、麻黄连翘赤小豆汤证

原文第 261 条　伤寒，身黄发热，栀子柏皮汤主之。

原文第 262 条　伤寒，瘀热在里，身必发黄，麻黄连翘赤小豆汤主之。

[提示]　湿热阻于三焦和发黄兼表的治疗。

[讨论]　这两条原文叙证简单，只能以药测证。

（1）栀子柏皮汤：栀子、柏皮、甘草——栀子、黄柏清宣湿热而利小便，甘草和中，故本方所治仅是湿热内阻而并无腑气内滞的腹满，亦并不兼有表证的发黄。

《医宗金鉴》认为：甘草应为茵陈，亦有理由，若茵陈蒿汤证无腹满者，即可用栀子柏皮汤治疗。

（2）麻黄连翘赤小豆汤——发表清热利湿。

麻黄、杏仁、甘草发表开肺，大枣、生姜和中悦脾，连翘、赤小豆、梓白皮清热利湿。

本方梓白皮——徐灵胎改用茵陈蒿，陆渊雷改用桑白皮，亦可作参考。

本方用潦水煎服，取其味薄不助水气。

根据方药的组合来测，其证必有邪郁肌表，发热恶寒无汗，脉浮肢痛肤痒等证，同时必有湿热内阻、小便不利等现象。

原文所说瘀热在里，是相对皮毛肌腠而言，非指茵陈蒿汤之腹微满的里证。

阳黄小结

　　阳黄治疗主要是清热利湿，若微兼表证的用麻黄连翘赤小豆汤治疗，如兼腑气内阻而腹满的治以茵陈蒿汤，外无表证又无里证腹满，仅是湿热郁蒸的发黄用栀子柏皮汤。尤在泾说："茵陈蒿汤是泻热之剂，栀子柏皮汤是清热之剂，麻黄连翘赤小豆汤是散热之剂。"

九、蓄 血 证

所谓蓄血证，就是血液停留不行与邪热结合而成。

原文第 237 条　阳明证,其人喜忘者,必有蓄血,所以然者,本有久瘀血,故令喜忘,屎虽硬,大便反易,其色必黑者,宜抵当汤下之。

[提示]　指出阳明蓄血的成因和证治。

[讨论]

(1) 证候

1) 喜忘——即善忘,本有瘀血之故。左季云:"心主血,血凝则心气结,失其功能知有瘀也。"

2) 屎虽硬,大便反易——阳明热结则便硬,胃肠有瘀则便易。燥屎得瘀血之润,故大便反易。与大便乍难乍易之热结旁流不同。

3) 其色必黑——血瘀久而色变黑。

蓄血证便黑如胶漆有光,燥屎便黑晦滞无泽。

(2) 治疗:抵当汤,为行瘀逐血峻剂,瘀血去则邪热亦除。本条指出蓄血证有三个主要证状:第一,善忘,是因久有瘀血;第二,大便虽硬反易,是肠胃有瘀血相润的特征;第三,便色必漆黑有泽。

原文第 257 条　病人无表里证,发热七八日,虽脉浮数者可下之,假令已下,脉数不解,合热则消谷喜饥,至六七日,不大便者,有瘀血,宜抵当汤。

原文第 258 条　若脉数不解而下不止,必协热便脓血也。

[提示]　热在阳明血分下后,引起蓄血与便脓血的两种不同转归。这两条文气连接故合并讨论,共分三节如下。

[讨论]　第一节,证状。

(1) 病人无表里证——外无头痛恶寒,内无潮热谵语等症状。

(2) 脉浮数——浮为阳盛,数为有热(阳热亢盛)。

(3) 可下之——下证并未全具,在可否之间,若下证毕具则可下之。

第二节,下后引起蓄血证的转归。

(1) 下后脉数不解——热仍未去。

(2) 合热则消谷善饥——邪热与瘀血相合,胃中无实邪且胃热盛,所以消谷善饥。《内经》:"胃热则消谷善饥。"

(3) 至六七日不大便——蓄血瘀热内阻,若燥屎内结之不大便则不能进食。

(4) 治疗:抵当汤主之。

第三节,下后引起便脓血的转归。

（1）脉数不解——邪热犹炽。

（2）下不止必协热便脓血——中气伤则下利不止，邪热炽盛，热逼营阴，血不循经而从肠道排出，故协热便脓血。

（3）治疗：蓄血证可用抵当汤治疗，协热便脓血非抵当汤所宜，可用白头翁汤清热止利。

十、热入血室

原文第216条　阳明病下血谵语者，此为热入血室，但头汗出者，刺期门，随其实而泻之，濈然汗出则愈。

[提示]　阳明邪热入于血室之证治。

[讨论]

（1）证候

1）下血——阳明邪热迫于血室。

2）谵语——心主神明，血热神明受侮，故言语错乱。热入血室的谵语没有腹满、便秘等证，故与阳明腑实证之谵语不同。

3）但头汗出——邪热郁蒸不解。

（2）治疗：刺期门——肝之募穴在乳下二肋空隙处，刺期门以泄肝经邪热，所以濈然汗出则愈。

关于"血室"究指什么，在少阳篇热入血室证中详细介绍。

阳明篇小结

（1）性质：里热实证。

（2）成因：①平素液亏。②误治津伤。③阳盛体质，内有宿食，邪热与宿垢搏结。④其他：太阳病发汗不彻，邪热内传；太阴转属。

（3）外候：身热，汗自出，不恶寒，但恶热。

（4）主要脉证：经证（无形之热实）——大热大汗，口舌干燥，烦渴引饮，脉浮滑或洪大。

腑证(有形之热实)——大便秘,小便数,蒸蒸发热,甚则日晡潮热,或微热,(热潜于里)濈然汗出,绕脐痛,烦躁,发作有时,脉沉实。

(5) 正治方法

1) 经证——清法。

津伤热织(口干舌燥)渴欲饮水,宜白虎加人参汤清热生津。

下之过早,热扰胸膈(心中懊恼、舌上苔),宜栀子豉汤宣而清之。

热扰津乏,水气不行,津液不能上润(渴欲饮水,小便不利),宜猪苓汤泄而清之。

附白虎猪苓二方禁例:①无汗表不解,里无热者,禁用白虎汤。②汗多胃燥之渴,禁用猪苓汤。

2) 腑证

下法:①大承气汤(峻下法)——肠有燥屎,潮热谵语,腹满痛,手足濈然汗出,不能食,脉迟(适用于燥结已成之后)。②小承气汤(和下法)——大便硬,腹满,微烦,能食,脉滑疾(适用于热邪虽结,尚未太甚之时)。③调胃承气汤(缓下法)——不大便,蒸蒸发热,不吐不下心烦,吐后腹满(适用于热邪将结之时)。

润导法:①津液不足而脾约便秘,宜麻仁丸。②欲大便而难出(屎在直肠)宜蜜煎导法。

附下法禁例:①呕多(病势向上)。②心下硬满(胃实而肠不实)。③面合赤色(热郁于经)。④三阳合病。⑤不能食(胃中虚冷)。

(6) 兼变证治疗

1) 阳明里热未盛,兼表证者:有汗——桂枝汤;无汗——麻黄汤。

2) 兼半表证(大便溏,小便自可,胸胁满不去)——宜用小柴胡汤冀邪从外解。

3) 寒证——食谷欲呕,宜吴茱萸汤温降。

4) 湿热发黄:偏里——茵陈蒿汤;偏表——麻黄连翘赤小豆汤;不表不里——栀子柏皮汤。

5) 蓄血(喜忘,大便黑而易)——抵当汤。

(7) 预后:①直视谵语,喘满者死,下利者亦死。②邪盛正虚者不良。

少 阳 篇

概　说

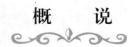

1. **少阳病的性质**　属半表半里热证。

太阳病的证状为脉浮头痛、恶寒发热等，是正气抗邪于肌表的象征，所以说是属表。阳明病的证状为不恶寒反恶热、身热自汗、腹痛便秘等，是邪热传里的象征，所以说属里。而少阳病则既离太阳之表，又未至阳明之里，介乎表里之间，其证为口苦、咽干、目眩……既非太阳表证，也非阳明里证，所以属半表半里（并非半在表半在里面，而是在表里之间）。

太阳——主表；少阳——表里之间；阳明——主里，属阳，属热，属实。

2. **少阳与六经的关系**　外邻太阳，内连阳明，与厥阴为表里，所以其病多来自太阳，向阳明和厥阴发展（图4-1）。

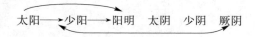

太阳 ——→ 少阳 ——→ 阳明　太阴　少阴　厥阴

图4-1　少阳与六经的关系

少阳在六经中的排列，虽然在阳明之下，而在病情的传变，实多在太阳之后出现少阳证状。所以说是外邻太阳，内连阳明，且在传变过程中，若病者正气衰

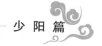

弱,多自少阳而径入厥阴,或厥阴病正气渐复而转出少阳的。它所以这样转变,当然是由经络的相互联系,所以说与厥阴为表里。因此少阳病每多来自太阳,而向阳明和厥阴发展,但是这只是一般情况,当然也有转为太阴或少阴的。

一、少阳病脉证治法大纲

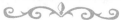

原文第 263 条 少阳之为病,口苦,咽干,目眩也。

[**提示**] 少阳病之提纲。

[**讨论**] 什么叫少阳病?凡证见:"口苦、咽干、目眩者,谓少阳病。"这些证候是少阳病的提纲,亦是它的特征,以后凡条文中有"少阳病"三字,就包括此等证状而言。但是过去的《伤寒论》注家,对此条提纲有所怀疑,有些人认为不能作少阳病的提纲,也有些人认为虽然可以作提纲,而证状不够具备。到底怎么样?有讨论的必要。

注家意见:①阳明病,也有口苦咽干等证(否定作为少阳病提纲)。②临床上少阳病每有往来寒热,胸胁苦满,嘿嘿不欲饮食,心烦喜呕等证(认为此提纲证状不全备)。

阳明篇第 189 条:"阳明中风,口苦咽干,腹满微喘……"又第 221 条"阳明病,脉浮而紧,咽燥口苦,腹满而喘……"由于阳明病也有"口苦、咽干"等证,所以引起了怀疑。另一方面,在临床上少阳病的确多伴有往来寒热等证,因此认为此提纲有缺陷。而我们的意见是:第一,阳明病有它一定的主证,口苦咽干只是一种或然证,主证是恒存的,或然证就不一定出现,这就是两者的区别。第二,往来寒热等证,虽于少阳病每多见之,但与之俱来的,口苦、咽干、目眩等证确也是常见的现象,且病在太阳则口中不干,病入阳明则口燥渴饮,今少阳病口苦咽干,正说明病邪已离太阳之表而未入阳明之里。因此,本条提纲是有他一定的意义和临床价值,至于少阳病为什么会产生这些证状呢?(图 4 - 2)

口苦——热蒸胆气上溢
咽干——热耗其津液 } 木火上炎,热迫空窍
目眩——热熏眼发黑

图 4 - 2 少阳病主证

　　足少阳属胆,少阳经受病,热气渐甚,胆气随之上溢于口腔,所以感到"口苦";热必耗液,且必炎上,咽部的津液被灼,因而干燥;热熏于两目,所以发生头眩眼花的现象。总之是由于少阳经邪热上迫的关系。

　　少阳病虽然以口苦、咽干、目眩等为主证,但证候的出现,并不是那样一成不变的,所以仲景把少阳病归纳为少阳中风和少阳伤寒两大类型,而他们彼此间又有怎样的区分呢?

　　原文第264条　少阳中风,两耳无所闻,目赤,胸中满而烦者,不可吐下,吐下则悸而惊。

　　原文第265条　伤寒,脉弦细,头痛发热者,属少阳。少阳不可发汗,发汗则谵语,此属胃,胃和则愈,胃不和,烦而悸(一云躁)。

　　[提示]　此两条为少阳病中风、伤寒之脉证及误治病变。

　　[讨论]

　　(1) 少阳中风、伤寒的证状:如图4-3。

少阳病(口苦、咽干、目眩) { 中风——耳聋目赤、胸中满而烦 / 伤寒——头痛、发热、脉弦细 } 不可汗吐下

图4-3　少阳中风、伤寒的证状

　　中风和伤寒,都有口苦、咽干、目眩等共同证,但是中风则风热壅甚,所以有耳聋目赤、胸中烦满等证,而伤寒则热邪较轻,唯头痛发热,而未至耳聋目赤。为什么会产生这些证状呢?脉象有什么区别呢?

　　(2) 病机:中风——耳聋、目赤、胸中烦满(少阳经络荣于头目、循于胸中),风热壅于少阳经。

　　伤寒——头痛发热(木火上炎,邪热向上向外),脉弦细(寒主收引)。

　　少阳经脉→目锐眦→耳后→入耳中(支者)→缺盆→下胸中→循胁下。

　　少阳经脉,起于目锐眦,经耳后,入耳中,其支者下缺盆,入腋下,下胸中,循胁。少阳风热壅甚,必影响其经脉而表现出证状,所谓"有诸内必形诸外"。少阳伤寒虽然也同样是少阳经受病,但热势较轻,正气仍有驱邪向上向外之机,所以出现头痛、发热等证。当然不能说中风证就绝对没有头痛,而耳聋目赤,即是两者的鉴别关键。脉所以弦而细,正是由于邪热不甚,而寒主收引的关系。条文中虽然没有谈及中风脉象,我们经过病机分析,则其脉为弦而数可知。

　　第264条说明少阳中风不可吐下。第265条补说伤寒不可发汗。仲景写文

章的特点,就往往是互相发挥的,我们应该彼此参照。所以说不可汗、吐、下,如果误用了这些方法,会产生病变。

(3)误治病变:少阳中风(无形之邪)误吐下——虚其中气,神志虚怯,则悸而惊。少阳伤寒(邪不在表)误汗——伤津化热,阳明燥结,必发谵语。

吐法,是吐胸中的痰实;下法,是下胃肠的燥热。而少阳是一种无形的热,只能用和解清热的方法,不是吐下所宜,如果误用,不但不会去病,反而伤了正气,发生神志虚怯的惊悸证状。汗法是解除表证的治法,而少阳病邪不在表,原则上已非汗法所宜,误汗则伤津,病转阳明发为谵语,此时如果及时用调胃承气汤和其胃气,病就好转,所以条文中说"胃和则愈"。如果没有和胃,就会进一步发展,不但谵语,而且要出现烦躁不安的证状。烦而悸的"悸"字以"躁"字为宜。

总之,证见"口苦、咽干、目眩"以及脉弦的为少阳病,除有少阳证外,又见耳聋目赤、胸中烦满、脉弦数的为少阳中风;有少阳证而头痛、发热、脉弦细的,为少阳伤寒,治宜和解,概不可汗、吐、下。

由于体质有强弱,病邪有轻重,因此少阳病也和其他经一样,有传经的,也有不传的。

二、传经,不传经,欲解时

原文第270条 伤寒三日,三阳为尽,三阴当受邪。其人反能食而不呕,此为三阴不受邪也。

[提示] 本条为少阳病欲愈之证。

[讨论]

(1)三阳为尽——根据《内经》"一日巨阳受之,二日阳明,三日少阳,四日太阴"等传变方式而言。

(2)三阴当受邪——四日太阴受之,当见腹满而吐、食不下、自利、腹痛等证。

伤寒三日,三阳为尽,三阴当受邪,意思是说少阳病,如果转属三阴证,太阴是首当其冲,应当出现上述的太阴证状,三日、四日等数字,不是肯定的。

(3)三阴不受邪——反能食不呕(太阴气胜,少阳亦解)。

既然没有太阴证状出现,而病人反能食不呕,说明太阴经气旺盛,不受病邪侵袭。太阴为三阴之长,脾气健旺,则少阴、厥阴也自不会受邪了。而且能食而不呕,也就是少阳病的"心烦喜呕,嘿嘿不能饮食"等证已去,所以说少阳也解了。

如果病转属三阴,它的证状又怎样呢?

原文第 269 条 伤寒六七日,无大热,其人躁烦者,此为阳去入阴故也。

[提示] 本条为少阳传三阴之证。

[讨论] 我们怎样知道它是病入三阴呢?

无大热——阳证已去;躁烦——邪已入阴,阳去入阴。

三阳病都有热,太阳病是恶寒发热,少阳病有往来寒热,而阳明病则热度更高,有身大热。这里指出无大热,以示三阳证已罢,躁烦虽然阳证和阴证都有,但此既无三阳证而躁烦,当然是阴证的躁烦了。正由于本条叙证简单,所以注家对"阳去入阴"有不同理解。

阳去入阴:①三阳病去,病入三阴《医宗金鉴》。②表证去邪入里(阳明)(日人丹波元坚)。

他们这两种说法,我们应当何所适从,当然要进行分析:①阳盛烦躁——但烦不躁,或先烦后躁(有根之火),内外热甚。②阴盛躁烦——但躁不烦或先躁后烦(无根之火),外微热。

本条是身微热而躁烦,我们认为《医宗金鉴》等说为是,当然,辨证的关键,不在"躁烦"等字眼上去推敲,《伤寒论》里阳证也有说躁烦的,这里提出只供临床上参考。而辨证的关键在于"无大热",但是我们还应该理解,仲景只指出关键性的证状,条文中说明"阳去入阴"当然略去三阳证状,也略去三阴的次要脉证。

原文第 271 条 伤寒三日,少阳脉小者,欲已也。

[提示] 本条为少阳病欲愈之脉。

[讨论] "伤寒三日"谓外感几天适当少阳病的时候,出现小脉,这是病将向愈的脉象。小脉是对大脉而言,《内经》云:"大则病进,小则病退。"但是这只是指一般情况而言,并不是绝对的,还须脉证合参,方能作出决定性的诊断。为了说明这个问题,举例如下(图 4-4)。

$$少阳脉小 \begin{cases} \left.\begin{array}{l}能食不呕 \\ 热退神清\end{array}\right\} 邪气已衰——其病欲解 \\ \left.\begin{array}{l}热炽神昏——正虚邪实 \\ 肢厥恶寒——正气衰微\end{array}\right\} 其病为进 \end{cases}$$

图 4-4 少阳脉小

小脉,在少阳病来说,大多是病欲愈的脉象,但必须与第 270 条的证状相结合参照,如果能食不呕而热退神清的,这才是欲已之象。反之脉虽小而高热神昏,这是阳证见阴脉,或者四肢厥冷,又为病入三阴,这些都是病进的现象。学习《伤寒论》,就得全面互参,才能得其真谛,不能局限于某些条文或字句之下。

原文第 272 条　少阳病欲解时,从寅至辰上。

[**提示**]　本条为少阳病欲解时。

[**讨论**]　六经病有欲解时,这主要是人与自然环境有密切的关系,在太阳篇中已经讨论过,这里不再重复。

总之,少阳病传与不传,决定于脉与证,主要的是见证无大热而躁烦的,是病有向三阴病发展的趋势。如果病人反能食而不呕,而脉小的,这是病将向愈。关于传与不传就讨论到这里,假若病不自愈,又不传经,我们该怎么办呢? 当然要进行治疗,对此问题,下面再进行研究。

三、小柴胡汤证

(一) 小柴胡汤证正局

原文第 96 条　伤寒①五六日中风②,往来寒热,胸胁苦满,嘿嘿不欲饮食,心烦喜呕,或心中烦而不呕,或渴,或腹中痛,或胁下痞硬,或心下悸,小便不利,或不渴,身有微热,或咳者,小柴胡汤主之。

[**提示**]　本条为小柴胡汤主证,并指出或然证。

[**词解**]　① 伤寒:指广义的伤寒。

② 中风:指少阳中风(证见口苦咽干、目眩、耳聋、目赤、胸中满而烦等)。

"伤寒五六日中风"即外感热病,经过五六日而出现少阳中风证状。

[**讨论**]　小柴胡汤的主证及病机。

(1) 主证:①往来寒热——正邪互相争胜。②胸胁苦满——邪热壅于少阳经脉。③嘿嘿不欲饮食——邪郁胸中,热伤胃气。④心烦喜呕——木火相通,胆热犯胃。

"往来寒热"是邪正相争的表现,邪踞半表半里,它出与阳争则热,入与阴争则寒,所以出现寒热休作的交替热型,与太阳病的发热恶寒同时出现不同,和疟疾寒热有定型的也不同。

"胸胁苦满"是邪热壅于少阳经脉所出现的证状,少阳经脉的循行路线,上面已经讲过。

"嘿嘿不欲饮食"由于邪热郁于胸中,下迫于胃,胃气受伤,不能消化水谷,故嘿嘿然不言不语,不想食东西。

"心烦喜呕"是由于胆火上炎,迫于心神而烦,引起胃上逆而呕。

总之,是由于邪据少阳,正邪分争,风热壅甚,脏腑互相影响的缘故。

(2)或然证:①胸中烦而不呕——邪聚胸膈而不上逆。②渴——气燥津虚。③腹中痛——木邪伤土。④胁下痞硬——邪聚少阳之募。⑤心下悸,小便不利——水停心下,蓄而不行。⑥不渴身有微热——里和而表证未解。⑦咳——肺寒而气逆。

"胸中烦而不呕",热郁胸中,而胃气不为之上逆,所以但烦而不呕,这是由于体质不同的缘故。"渴"是热伤津液的结果;"腹中痛"是由于木火亢盛,燥伤阴液,腹部脏器肌肉失于濡养而挛急,继则腹痛。"胁下痞硬"是邪热郁于胸胁而产生水饮停聚,所以有硬满的感觉。"心下悸,小便不利"是水停心下而不下达的关系。"不渴而身微热"乃表邪未全解,这里的身热是经常的,与往来寒热的恶寒时身不热不同。"咳"是肺寒气逆的证状,这里的咳,多白泡沫,不是干咳或者咳痰黄而稠黏。

(3)治疗:小柴胡汤主之。

(4)方义:柴芩和解少阳,半夏降逆止呕,参、姜、草、枣,助正气以驱邪。

(5)加减法:①胸中烦不呕——去半夏、人参,加栝蒌实(除热荡实)。②渴——去半夏,加人参、栝蒌根(彻热生津)。③腹中痛——去芩加芍(芩苦寒不利脾阳,芍泻木止痛)。④胁下痞硬——去大枣(甘能益满),加牡蛎(咸可软坚)。⑤心下悸,小便不利——去芩(水饮得寒则滞),加茯苓(得淡则利)。⑥不渴身有微热——去参(滋滞碍邪),加桂(解表邪)。⑦咳——去参枣(甘壅不利气逆),生姜易干姜(温肺),加五味(敛逆气)。

少阳病的原因,来自两个方面:①少阳本身直接受病;②由太阳转属。现在先讨论第一部分。

原文第97条 血弱气尽,腠理开,邪气因入,与正气相搏,结于胁下,正邪分争,往来寒热,休作有时,嘿嘿不欲饮食,脏腑相连,其痛必下,邪高痛下,故使呕也。小柴胡汤主之。服柴胡汤已,渴者属阳明,以法治之。

[提示] 本条为少阳病的原因、病机及转属阳明的辨证。

[讨论]

(1)病因:①血弱气尽(虚)。②腠理开。③邪气因入。

这里是说明少阳本身直接得病的原因,是由于气血虚弱,肌腠疏松,卫阳不密,因而邪气直入。

(2)病机:①与正气相搏,结于胁下——胸胁苦满。②正邪分争,休作有时——往来寒热。③脏腑相连……故使呕也。心烦喜呕,嘿嘿不欲饮食。

病机方面,上面已作了讨论,这里不再谈。但要加以说明的,过去注家有认为本条就是为了解释上条,如"与正气相搏,结于胁下"是解释"胸胁苦满"句;"正邪分争,休作有时"是解释"往来寒热"句……我们认为不是那样简单,它还说明少阳本身受病的原因及转属阳明的证候特征和治法。

(3)病变:服柴胡汤已,渴者,属阳明(呕与渴是少阳和阳明的辨证关键)——以法治之。

服了柴胡汤以后,少阳病解,反而渴的,这是病传阳明的证候,这里的所谓渴,与小柴胡汤或然证的渴,有轻重不牟的区别,是指烦渴而言。呕和渴,就是它们的辨证要点,上面阳明篇第204条"伤寒呕多,虽有阳明证不可攻之",已经讨论过。"以法治之",就是示人按照阳明的治法进行治疗。

原文第266条 本太阳病不解,转入少阳者,胁下硬满,干呕不能食,往来寒热,尚未吐下,脉沉紧者,与小柴胡汤。

原文第267条 若已吐下发汗,温针,谵语,柴胡汤证罢,此为坏病,知犯何逆,以法治之。

[提示] 此两条言太阳传少阳之证治及误治救逆法。

[讨论] 辨证论治。

太阳传少阳:①未经吐、下,有柴胡证(胁下硬满,干呕不能食,往来寒热),脉沉紧——与小柴胡汤。②已经汗、吐、下,无柴胡证(胁下硬满、干呕不能食、往来寒热),谵语——以法治之。

第266条,说明太阳病传入少阳,而出现胁下硬满等证,故用小柴胡汤治疗。第267条,更作了进一步发挥,举出经过误汗、吐、下、温针等,而柴胡证又没有了,反而出现谵语,这是误治而成了坏病,就要按照它的具体情况,查清楚是犯哪一种错误,再根据病情去救治,不能用小柴胡汤。

少阳病的脉象是弦数或弦细,而这里的脉是沉紧,因此引起注家的怀疑,对这些问题,有进一步研究的必要。

注家意见:①不经药误,舍脉从证。② 把"尚未吐下,脉沉紧"连成一句看,言未经吐下,脉也不沉紧。③对浮紧而言,意思是太阳脉浮紧,病入少阳,脉也由浮而变沉。

这三种意见,到底哪一种正确呢? 我们认为第三种比较正确,因为弦脉和紧脉是相近似的,而且第 151 条说:"脉浮而紧,而复下之,紧反入里……"这说明病邪传入于里,脉搏也随之而改变。

少阳病的主证及传变情况已经讨论了,而少阳病有两大类型,它们的治疗方法也有区别。

原文第 101 条 伤寒中风①,有柴胡证,但见一证便是,不必悉具。凡柴胡汤病证而下之,若柴胡证不罢者,复与柴胡汤,必蒸蒸而振,却发热汗出而解。

[**提示**] 本条为柴胡汤的运用法。

[**词解**] ① 伤寒中风:指少阳伤寒或中风而言。

[**讨论**] 本条是柴胡汤的运用方法,也是论述少阳中风伤寒的治法:

(1)小柴胡汤的运用

1) 少阳伤寒中风,有柴胡证:①往来寒热;②胸胁苦满;③嘿嘿不欲饮食;④心烦喜呕。但见一证便是,不必悉具。

2) 误治后,柴胡证仍在。

小柴胡汤是治疗少阳病的主方,无论少阳中风或伤寒,只要有四大证之一,就可以运用,不必完全具备。这里所谓柴胡汤,包括小柴胡汤的加减而言。如果是少阳伤寒,有头痛、身热等证,就应该去人参,加桂枝。其次,凡是柴胡汤证而误用汗吐下后,只要柴胡证仍在的,也应该运用,只是误下后,柴胡证仍在,而再用柴胡汤时,会出现蒸蒸而振,发热汗出而解的反应。为什么会有这些反应,下面再作解释。

"但见一证便是",由于仲景没有明确指出,因此引起注家有不同的认识,现在就先讨论这个问题。

(2)注家意见:①指或然诸证(成无己等)。②指口苦、咽干、目眩(程应旄等)。③但指往来寒热一证(恽铁樵)。④指小柴胡汤四大证之一(刘栋等)。

这四种说法，哪一种正确呢？我们认为第一种说法太广泛，漫无准则，如只或然证中的口渴，或心悸小便不利……是否可用小柴胡汤呢？当然不可用。第三种说法不太可靠，因为太阳病中的桂麻各半汤等条，也有寒热如疟的，就不能用柴胡汤。其他两种说法，各有片面性，不够完整，应该把第二、第四两说合起来，就较为全面。也就是说，小柴胡汤的运用，是有少阳病的口苦、咽干、目眩等证，而又见往来寒热等四大证之一。

（3）蒸蒸而振的原因：误下——阳气内陷，复得小柴胡汤之助，正气亢奋，与邪分争，故如同蒸热，阳气未达肌表，故外则振寒，继而正胜邪却，发热汗出而解。

（二）小柴胡汤证变局

小柴胡汤证变局，也就是少阳病的变局，我们除了上面所讨论的从正面认识少阳病之外，还要认识它的变化，本节所讨论的分两个方面：一是"太少并病"；二是"少阳兼里虚"。现在先讨论第一部分。

原文第 99 条 伤寒四五日，身热恶风，颈项强，胁下满，手足温而渴者，小柴胡汤主之。

［提示］ 本条言太少并病，偏在少阳之治法。

［讨论］ 我们怎样知道它是太少并病而偏重少阳呢？当然是通过辨证。

身热恶风——太阳证——无头痛身疼（轻）；颈项强，胁下满，手足温而渴——少阳证（重）。证偏少阳，故从少阳论治。

本条条文，是一种举方略证的笔法，我们从"小柴胡汤主之"一句，应该理解有小柴胡汤的主证，如口苦、咽干、目眩等，少阳病已见胸胁满，手足温而渴，说明邪热渐甚，已化热伤津。虽有身热恶寒等表证，也不可发汗，汗则津伤化燥，必发谵语，不能单纯发汗，即使柴胡桂枝汤或小柴胡去参加桂，也不能用，因已见口渴的关系。下面继续讨论第二部分"少阳兼里虚证"。

原文第 100 条 伤寒阳脉涩，阴脉弦，法当腹中急痛，先与小建中汤，不差者，小柴胡汤主之。

［提示］ 少阳兼里虚寒之治疗步骤。

［讨论］ 少阳伤寒：①阳脉涩（浮涩），荣血不足，留滞不畅。②阴脉弦（沉弦），肝邪劲急，弦脉主痛。法当腹中急痛，先与小建中汤，少阳病不差以小柴胡汤主之。

这里的"伤寒"是指少阳伤寒而言,少阳脉当弦,现在的脉象是浮取之则涩;沉取则弦,涩脉是营血不足、血行不畅的脉象,而弦脉又主痛,所以法当腹中拘急挛痛。这是少阳病兼里虚的证候,所以要先服小建中汤,温中补虚。若服汤以后,脉涩、腹痛等证已去,而少阳病仍在者,再用小柴胡汤主治。

上条说太少并病见胸满、口渴等证,不能用桂枝,而这里为什么又可以先服小建中汤呢? 在一般的情况下,少阳病出现胸胁满,是不能再用辛温药的,这里因为兼里虚腹痛,若不先温其里补其虚,则虽服小柴胡汤,亦不能鼓动正气,战胜病邪,此所以先与小建中汤。"与"是暂时与之,乃适应病情的一种机动方法。

总之,小柴胡汤的变局,也就是属于少阳病的兼证。太少并病偏重于少阳的,主以小柴胡汤。兼里虚而脉涩腹痛的,则先与小建中汤,然后再用小柴胡汤主治。

(三) 小柴胡汤辨证

原文第98条 得病六七日,脉迟浮弱,恶风寒,手足温,医二三下之,不能食,而胁下满痛,面目及身黄,颈项强,小便难者,与柴胡汤,后必下重。本渴饮水而呕者,柴胡汤不中与也。食谷者哕。

[提示] 本条为少阳之类似证。

[讨论] 我们怎么样知道它是少阳的类似证呢? 它到底是和哪一经的证状相类似呢? 主要是通过证候的分析。

(1) 辨证

1) 未下前证:①脉浮弱,恶风寒——似太阳表证。②脉迟,手足温——太阴虚寒证。太阴伤寒证(参考第278条)——温里和表。

脉浮弱、恶风寒,表面上看好像是太阳证,但无头痛、项强等证而脉迟,就不一定是太阳病。脉迟、手足温是太阴病的脉证,所以脉迟浮弱、恶风寒、手足温等证,合起来看应该是太阴伤寒的证候。太阴篇第278条:"伤寒脉浮而缓,手足自温者,系在太阴,太阴当发身黄……"就和这里的证候相似,既然是太阴病兼表不和,就不可攻下当用温里和表的治法,如桂枝人参汤等。如果误下,会有哪些病变呢?

2) 误下病变:①不能食——中阳衰惫。②胁下满痛——气虚不运。③面目及身黄——寒湿郁滞。④颈项强——湿痹于上。⑤小便难——脾不运输。⑥渴而饮水呕——水气不化。⑦太阴证类似少阳证。

本来是太阴证的证候，医生反而二三次泻下，势必脾胃更加虚弱，所以不能食，这里的不能食，与少阳证的嘿嘿不欲饮食不同。脾阳虚则失于运化，水饮停滞肠胃，所以见胁下满痛，和少阳证的胸胁苦满，也有不同。面目及身黄，是由于脾不运化，寒湿郁滞的结果，呈暗黄色，与阳黄鲜明如橘子色不同。颈项强是湿痹于上的关系，《内经》云："诸痉项强，皆属于湿。"不一定太阳病才有。小便难是由于脾不运输的关系，与阳证的小便短赤不同。渴饮水而呕，也是由于脾不运化，津液不布则渴，水气停积于胃，故虽渴欲饮水，但得水则呕，和少阳病的不饮水，喜呕不同。总之，这一系列的证状，都是由于误下而致脾胃虚寒的后果，证虽类似少阳，而实在是太阴病。如果我们误认为少阳病，而错误地投以小柴胡汤，它的后果又是怎样呢？

（2）误用小柴胡汤的后果：①后必下重——气虚下陷。②食谷者哕——土气将败。属恶候。

太阴虚寒证，误用小柴胡汤，则阴证用寒药，就会犯虚虚之弊。"后必下重"就是一误再误，中气下陷所致。"食谷者哕"更是胃气将绝的征象，阳明篇第226条云："若胃中虚冷，不能食者，饮水则哕。"导致这样严重的后果，预后多不良，我们做医生的，岂不应该小心翼翼。

这里是讨论太阴病类似少阳病的鉴别，下面我们再讨论少阴病类似少阳病的诊断。

原文第148条 伤寒五六日，头汗出，微恶寒，手足冷，心下满，口不欲食，大便硬，脉细者，此为阳微结，必有表，复有里也。脉沉亦在里也；汗出为阳微，假令纯阴结，不得复有外证，悉入在里，此为半在里半在外也。脉虽沉紧，不得为少阴病，所以然者，阴不得有汗，今头汗出，故知非少阴也，可与小柴胡汤。设不了了者，得屎而解。

〔提示〕 阳微结的证治及与纯阴结的辨证。

〔讨论〕 什么叫"阳微结"？什么叫"纯阴结"呢？它们之间又有什么区别呢？

（1）辨证：结——大便秘结，①阳微结——系热不甚的便秘。②纯阳结——阳明腑证之便结。③纯阴结——少阴病之便结。

阳微结——有头汗出，微恶寒（表证），又有手足冷，心下满，口不欲食，大便硬,脉细或沉(里证),有表里证——小柴胡汤。

纯阴结——无头汗出,微恶寒(阳虚),但有手足冷,心下满,口不欲食,大便硬,脉沉(里证),悉入在里——以法治之。

阳微结,是属于阳证而热不甚的大便秘结,所以有头汗出、微恶寒等表证,又有手足冷、心下满等里证。而纯阴结则为阴证的大便秘结,少阴病不会有头汗出,而只有手足冷等里证,这两者就是它们的辨证关键。虽然少阴病在虚阳外脱的时候,也有大汗亡阳的情况,那是虚脱的证候,就不是一般阴寒证的大便秘结所可比拟了。但是"阳微结"为什么要用小柴胡汤呢?因为"阳微结"不能大下,只好用和解的方法,所谓:"上焦得通,津液得下,胃气因和。"

(2)治疗:病尚未愈的治法。

设不了了者,得屎而解——可酌进通下剂。

如果服小柴胡汤后,大便不解而病不愈,如需要外导的,可用蜜煎导或猪胆汁导等,如仍取和解兼攻里实,可选用大柴胡汤等。

以上我们讨论了少阳病的正治法,和太阳少阳并病的治法。如果少阳与阳明并病又怎么办?

四、大柴胡汤证

原文第 103 条 太阳病,经过十余日,反二三下之,后四五日,柴胡证仍在者,先与小柴胡汤;呕不止,心下急,郁郁微烦者,为未解也,与大柴胡汤之则愈。

原文第 165 条 伤寒发热,汗出不解,心中痞硬,呕吐而下利者,大柴胡汤主之。

[**提示**] 少阳而兼里气壅实之证治。

[**讨论**] 所谓少阳兼阳明,就是有少阳证,而又有阳明证。在治疗上有时需要经过两个步骤,即先与小柴胡汤,后与大柴胡汤。为什么先要与小柴汤呢?

(1)先与小柴胡汤的理由:太阳失治,病传少阳,误下,柴胡证仍在——先与小柴胡汤和解少阳而透下陷之邪(使邪从外解)。

太阳病经过十多日,病已传入少阳,怎样知道的呢?从"柴胡证仍在"一句,可以理解。未下之前已经有柴胡证,这是省笔法。因为太阳病经过十多日失于发汗,病虽传入少阳,而肌表未经透发,医生反二三攻下,阳气因而内陷,幸得病不变坏,仍有口苦、咽干、目眩、往来寒热等柴胡汤证,由于太阳病时失汗,表气未通,按照治疗原则,应该先表后里,所以要先与小柴胡汤,透里达表,使邪从外而解,这是先与小柴胡汤的理由。如第 165 条已有"汗出不解",因此就不必经过两个步骤了。

(2)在什么情况下才适用大柴胡汤?柴胡证不解,呕不止,心下急,郁郁微烦,或心中痞硬下利——病已波及阳明,用大柴胡汤和解少阳,而兼泄阳明。

大柴胡汤应该用于服小柴胡汤透表之后,少阳病仍在,仍继续呕吐,而且出现心下拘急,郁郁微烦或心中痞硬而下利,这时病邪已趋入阳明,造成两经并病,所以取大柴胡,一面和解少阳,一面泻阳明壅实使邪从下解。

(3)大柴胡汤方义:邪踞少阳、阳明,故用小柴胡汤,合小承气汤加减治之(小柴胡去参草,小承气去厚朴,加芍药)。作用和解少阳,兼通里实。

少阳证固不可下,然兼阳明又不得不下,此时大柴胡汤实为的对方剂。

以上我们讨论了太少并病和少阳兼阳明等证状及治法,但其中还有很多变化,没有谈到少阳病经过误治后,病变怎样,如何治疗等。下面再作进一步讨论。

五、柴胡汤类证变法

(一)柴胡桂枝汤证

原文第 146 条 伤寒六七日,发热微恶寒,支节烦痛,微呕,心下支结,外证未去者,柴胡桂枝汤主之。

[提示] 太少并病轻证之治法。

[讨论]

(1)辨证:①发热微恶寒,支节烦痛——太阳证宜桂枝汤以解外。②微呕,心下支结——少阳证,宜小柴胡以和解……柴胡桂枝汤主之。

发热微恶寒,支节烦痛,是太阳病的证状,然较啬啬恶寒周身骨节疼痛的证势要轻微得多。微呕,心下支结,属少阳证,但病情轻微,没有到心烦喜呕、胸胁苦满的程度,只不过心下觉得支撑烦闷罢了。正因为太阳和少阳的证势均不太甚,所以用桂枝汤与小柴胡汤合方,而分量仅用两方的一半。

（2）鉴别：本条与第 99 条鉴别。

太阳、少阳并病：①第 99 条，身热恶风，颈项强，胁下满，手足温而渴——偏少阳。②本条，发热微恶寒，支节烦疼，微呕，心下支结——偏太阳。

上面在第 99 条讨论过，太少并病，而偏于少阳的，和这里的偏于太阳有何不同呢？第 99 条已经出现"胁下满而渴"，说明少阳的热邪已甚，已见化燥伤津之象。本条则偏重于支节烦痛，而心下支结比之胁下满为轻，所以说偏重于太阳。

（二）柴胡桂枝干姜汤证

原文第 147 条 伤寒五六日，已发汗而复下之，胸胁满微结，小便不利，渴而不呕，但头汗出，往来寒热，心烦者，此为未解也，柴胡桂枝干姜汤主之。

［提示］ 本条为少阳病误治，水饮内停之证治。

［讨论］

（1）成因：已发汗而复下之——汗下失当，气虚水停。

本条省去"柴胡证仍在"，伤寒五六日，病已传入少阳，少阳不可发汗，误汗则伤正气，气机不利，宣化失职，致水饮停滞于胸胁，但虽误治，未成坏证，而柴胡证仍在。我们怎样知道是少阳兼水饮内停呢？

（2）辨证：①往来寒热，心烦——少阳证。②胸胁满微结——少阳证与水饮内停。③渴而不呕，小便不利——汗下伤津，水饮留滞。④但头汗出——水热郁蒸上迫。

往来寒热、心烦、胸胁满等，都是少阳的证状。胸胁满微结，是邪热与水饮抟于胸胁的表现，误用汗下，损伤津液，所以口渴、小便不利，与伤津有关，与气机不利、水饮内停亦有关系。少阳的邪热未解，热蒸于上，所以头汗出。总之，是由于少阳病误施汗下，而病不解，且伤津水停的缘故。

（3）治疗：柴胡桂枝干姜汤主之。

（4）方义：柴、芩和解少阳邪热，蒌、牡止渴开结去痰，桂、姜、草宣化水饮，小柴胡汤加减而成。

本方即小柴胡汤加减法：①心烦不呕——去半夏、人参。②渴——加栝蒌根。③胸胁满微结（即胁下痞硬）——去枣加牡蛎。④小便下利——去黄芩加桂姜，温化水饮。

这里小便不利,为什么不加茯苓呢? 其所以不加茯苓,因无"心下悸",水不在胃而居胸胁。

（5）初服微烦、后服汗出便愈之义:①初服微烦——桂姜反助其热的影响。②后服汗出便愈——水热互化,邪从汗解。

（三）柴胡加芒硝汤证

原文第 104 条 伤寒十三日不解,胸胁满而呕,日晡所发潮热,已而微利①,此本柴胡证。下之以不得利,今反利者,知医以丸药下之,此非其治也。潮热者,实也,先宜与小柴胡汤以解外,后以柴胡加芒硝汤主之。

［提示］ 少阳病内挟燥结的辨证与治疗。

［词解］ ① 已而微利:是倒装笔法,应在"此非其治也"下解,意谓误用丸药攻下后,才出现微利。

［讨论］

（1）辨证

1）未下前证:胸胁满而呕——少阳证,日晡所潮热——（阳明燥结）,少阳兼阳明。

外感热病,十三日左右不解,而见胸胁满等证,是病已传入少阳。日晡潮热,是阳明燥实、大便秘结的表现,阳明旺于申酉戌,所以在下午四时左右潮热,这是少阳已经并入阳明的证候。既然是阳明燥结,又为什么会下利呢?

2）误下后证:

在原有证状上,增加微利——误用丸药攻下使然。

微利的证状,是由于误下而来的,丸药可能是巴豆制剂,如备急丸、紫圆等,这种药性温而下速,不是外感热病所宜,若误用之,虽利而燥结反甚,所以微利而仍潮热。虽然微利,为什么还用芒硝呢? 因为肠中仍有燥结。条文中指出"潮热者实也",即本证的辨证要点。

总之,少阳病兼见日晡潮热的阳明里实证,应该用柴胡加芒硝汤下之,不可以温热的丸药攻下;若误下之,不但病不解,反而加微利,尽管微利,只要还有潮热的证状,仍是里实证,仍然宜用本方。为什么又要先与小柴胡汤呢?

（2）治疗步骤:与大柴胡汤条同,也是由伤寒十余日未经汗解的缘故。

（3）与大柴胡汤证的鉴别:如图 4-5。

柴胡加芒硝汤证 ⎫ 少阳兼阳明腑实 ⎧ 燥结甚而正已伤,所以仍用参、草,但加芒硝
大柴胡汤证　　 ⎭ 　　　　　　　 ⎩ 壅实甚而正未虚,所以不用参、草,加枳、芍、大黄

图4-5　柴胡加芒硝汤证和大柴胡汤证的鉴别

(四) 半夏泻心汤证

原文第149条　伤寒五六日,呕而发热者,柴胡汤证具,而以他药下之,柴胡证仍在者,复与柴胡汤,此虽已下之,不为逆,必蒸蒸而振,却发热汗出而解,若心下满而硬痛者,此为结胸也,大陷胸汤主之。但满而不痛者,此为痞,柴胡不中与也,宜半夏泻心汤。

[提示]　本条说明少阳病误下后的三种不同转归。

[讨论]　本条应分三段来看,"伤寒五六日"至"却发热汗出而解"为第一段,说明少阳病虽经误下,柴胡证仍在,仍用柴胡汤治疗。"若心下满而硬痛"至"大陷胸汤主之"为第二段,说明误下后成为结胸的证状和治法。"但满(硬)而不痛"至"宜半夏泻心汤"为第三段,说明误下后成痞证的证治。这就是少阳病误下后的三种不同转归。为什么有不同的转属呢?

(1) 病因:三种转归,①正气强,虽误下,没有变逆——柴胡证仍在,复与柴胡汤。②素有水饮,误下后,邪热内陷,水热互结——心下满硬痛(结胸),大陷胸汤主之。③胃气不健,误下,邪热内陷,搏结不甚——满硬而不痛(痞证),宜半夏泻心汤。

少阳病本来禁用汗、吐、下等法,由于体质或误下的程度不同,而有三种不同的转归,如正气强的体质,虽经误下,犹能抵抗,不因误下而变为逆证,所以仍见少阳病的证状,在治疗上当然仍应用柴胡汤和解少阳。不过服药后,容易发生蒸蒸而振的瞑眩现象,为什么要发生这些现象,在第101条已经谈过,不再重复。如果病人素有水饮,而正气又较弱的,误下后,邪热内陷,与胸胁间的水邪相互搏结,便会出现心下硬痛的结胸证,在治疗上就应该随证而用大陷胸汤。假若胃气不健的体质,误下后,邪热内陷,与正气搏结于中,心下满而不痛的,这又是成为痞证了,宜半夏泻心汤。但既然心下痞而不痛,为什么不用"大黄黄连泻心汤"呢? 因为大黄黄连泻心证是心下痞,按之濡,而这里是满而硬,条文虽未明确地指出心下硬,但"满而不痛"一句,即为与上面"心下满而硬痛"句对举,两者相同,只有痛与不痛的差别,则下一句略去"硬"字可知。此外半夏泻心汤证尚有"雷鸣下利"等痞热兼水饮的证状,这也是与大黄黄连泻心汤证的单纯痞热不同。

（2）方义：半夏降逆、止呕、散结，芩、连泄痞热，参、姜、草、枣补益脾胃。

（五）黄连汤证

原文第 173 条　伤寒胸中有热，胃中有邪气，腹中痛，欲呕吐者，黄连汤主之。

[提示]　阴阳升降失常而致上热下寒证治。

[讨论]

（1）辨证：欲呕吐（胸中有热）——阳不得降而独治于上（上热）。腹中痛（胃中有邪气）——阴不得升而独治于下（下寒）。

欲呕吐，是由于阳热拒于上焦，逆而欲吐，也就是胸中有热的结果。腹中痛，是由于寒邪居于下焦，郁滞不通而为痛，也就是胃中有邪气的结果。胃包括肠。总之是热邪上逆而欲吐，胃肠有寒而为腹痛。

（2）方义：黄连、半夏——清上热，降逆气而和胃。桂枝干姜——温散下寒。人参、草、枣——补中。

（六）柴胡加龙骨牡蛎汤证

原文第 107 条　伤寒八九日，下之胸满烦惊，小便不利，谵语，一身尽重，不可转侧者，柴胡加龙骨牡蛎汤主之。

[提示]　本条为少阳病误下而致烦惊谵语之治法。

[讨论]

（1）辨证：如图 4 - 6。

胸满（胸胁苦满之略）
烦惊——误下后气虚，心神不守
小便不利——下后气虚水停　　　　　　误下——伤津化热，气虚水停
谵语——下后伤津胃实
一身尽重
不可转侧　下后气虚，枢机迟滞

图 4 - 6　辨证（柴胡加龙骨牡蛎汤证）

伤寒八九日，病已传入少阳，下之之下，可能略去"柴胡证仍在"等字样，因上面已一再谈及，所以从略。"胸满"即胸胁苦满的简称，谓在未下之前已有胸满等柴胡证，而误下后，不仅此等证候仍在，反而更增烦惊、谵语等证，烦惊是由于误下

后伤其气阴,神不内守而形诸于外为惊恐。小便不利是由于误下伤津和气化失司的关系。谵语是误下后胃肠津伤化燥,热扰神明。一身尽重,不可转侧,是误下气虚气机不畅的结果。总之,是因为少阳病误下伤津而化热,气虚而水停所致。

（2）方义:小柴胡汤——和解少阳诸证。龙骨、牡蛎、铅丹镇心神、止烦惊,大黄泄热止谵语,茯苓、桂枝助气化以行水。参、桂同用,振气机而除身重。

六、热入血室

刺期门法、小柴胡汤证和自愈证

为了讲述上的方便,我们把这三部分合并在一起讨论。

原文第 143 条　妇人中风,发热恶寒,经水适来,得之七八日,热除而脉迟身凉,胸胁下满,如结胸状,谵语者,此为热入血室也,当刺期门,随其实而取之。

原文第 144 条　妇人中风,七八日续得寒热,发作有时,经水适断者,此为热入血室,其血必结,故使如疟状,发作有时,小柴胡汤主之。

原文第 145 条　妇人伤寒,发热,经水适来,昼日明了,暮则谵语,如见鬼状者,此为热入血室,无犯胃气,及上二焦,必自愈。

[**提示**]　热入血室的三种不同证治。

[**讨论**]

（1）病因:瘀热互结。

（2）辨证:三种不同证治,如图 4-7。

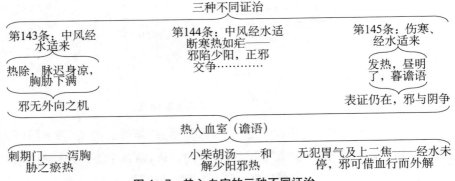

图 4-7　热入血室的三种不同证治

所谓热入血室,就是妇人月经期间,适遇外感,邪热与血互相搏结所造成的病变。由于病体有强弱,邪陷有深浅的不同,所以表现的证状也不同,而治法当然也随之而异。如第143条表现的证状是热退身凉,但是胸胁下满如结胸状,这是邪陷较深,瘀热主要结聚于胸胁,正气已无拒邪向外的动机,治疗上不宜汗,透里达表的和解法也无能为力,所以有取于针法,刺期门穴,泻其实邪。而第144条则因出现寒热如疟等少阳证状,是正气犹有抗邪向外的动机,其邪陷也较浅,所以在治疗上则因势利导,用透里达表的小柴胡汤主治。当然,这里也同样有谵语证状,或有口苦、咽干等证,如果没有谵语,那就是一个太阳传入少阳的证候,而谈不上热入血室了,因此在治疗上也可以适当加入去瘀活血之药。第145条仍有发热等表证,为邪陷最浅,虽然有暮则谵语,乃热扰血分的特征,而经水未停、邪热可借血行而外解,正如太阳伤寒,热随衄血而外解一样,我们不要见有谵语而误作阳明证,妄用攻下,所以仲景叮咛无犯胃气及上二焦(即不要见有表证而发汗),可以不药而自愈。

(3)经水适来适断的研究:由于临床上热入血室的治法有虚实的不同,所以注家对经水适来或适断的虚实问题,也有不同的见解,归纳起来有以下三点。

1)程应旄、方有执等:①适来属虚——非经来之时,因病而来逼血离经。②适断属实——非经断之时,因病而断血瘀胞宫。

2)汤本求真等:①适来为实——经来之时与病相值,经必不畅。②适断为虚——经断之时与病相值,胞宫无血。

3)成无己等:适来、适断皆虚。①因经适来血室空虚,邪乘虚而入血室。②因经适断血室空虚,邪乘虚而入血室。

程应旄等认为经水适来为虚,因非经来之时,因病而逼血外出,胞宫必然空虚,所以说是属虚;而经非断之时,因病而断,胞宫必然血阻,所以属实。汤本氏等则刚刚相反,其实都是以胞宫无血为虚,胞宫瘀滞为实。成无己等则认为适来、适断皆属虚,否则病邪当无从而入血室,也有他的理由。究竟谁是谁非,下面讨论。

(4)如何辨别虚实

1)决定虚实的依据,当从全部证候分析。

2)仲景提经水适来、适断,意在指出与血室的关系,不是辨虚实的关键。

我们认为辨别虚实,应该从当前的脉证来决定,不能单凭适来适断作为推测。我们的理解是经水适来或适断都能造成热入血室的原因，而不是虚实的依据。当然程应旄等三种说法，指出了有虚实的两种情况，对我们仍有一定的启发，为了说明问题，举例说明于下：①脉虚无力，唇面苍白，腹痛轻微，喜按，经水色淡——虚。②脉实有力，唇面紫赤，腹痛较剧，拒按，经水瘀黑结块——实。

（5）热入血室是否仅妇女病？

注家对这个问题，也有不同的看法，如：①男女均有热入血室（成无己等）。②只属女子病（高学山、汪琥等）。

这两种见解，哪一种正确呢？要解决这个问题，首先要明确血室是什么。

（6）血室是什么？

关于这个问题，注家也有不同的认识。

1）认为是冲脉（成无己、方有执等）。

理由是："女子二七而天癸至，由于太冲脉盛，月事以时下。"

2）认为是肝脏（柯韵伯等）。

理由是：①肝为藏血之脏。②证不在少腹而在胁上。③男子亦有此病。

3）认为是子宫（张景岳、程式、山田氏等）。

理由是：①多言及妇女，兼与月事有关。②《金匮要略》妇人杂病篇（大黄甘遂汤条）："妇人少腹满如敦状，小便微难而不渴，生后者，此水与血俱结在血室也。"③阳明（第216条热入血室）不言妇人者，以太阳一再述及，且已包括在《金匮要略》条文中，故而从略。

我们认为第三种说法较是，但肝脏与子宫也有密切关系，肝脉络阴器，又为藏血之脏，当然互有影响。

（7）无犯胃气及上二焦的讨论

1）注家意见：①禁汗吐下三法而俟其自愈（《医宗金鉴》等）。②禁下，禁柴胡剂，禁刺期门而俟其愈（林澜等）。③禁汗下而须柴胡剂治之乃愈（陈自明等）。

2）我们的体会：①无犯胃气——示以勿误作阳明病的谵语而误下。②上二焦，即上中二焦，意谓病不在上二焦，而在下焦。③必自愈——示勿妄伤正气，可冀经行热随血下而愈。

（8）热入血室治验介绍：①小柴胡汤加牛膝、丹皮、桃仁（钱潢）。②小柴胡汤加生地（许叔微）。③小柴胡汤加五灵脂（杨士瀛）。

这三个方子，前者和后者可用于实证，小柴胡加生地可用于虚证。

少阳篇小结

（1）性质——半表半里热证。

（2）主证主脉——口苦、咽干、目眩、往来寒热、胸胁苦满、嘿嘿不欲饮食、心烦喜呕、脉弦。

（3）正治方法——宜用和解。

（4）禁例——邪不在表,故禁汗;里不实,故禁下;胸中不实,故禁吐。

（5）变治方法

1）兼里证:邪实而正未伤(痞满甚),大柴胡汤。邪实而正已伤(燥结甚),柴胡加芒硝汤。和而兼下。

2）兼表证——柴胡桂枝汤(和而兼表)。

3）兼里虚——阳脉涩而腹痛,先与小建中汤,再进小柴胡(先补后和)。

4）误下阳气内陷,热郁水结而柴胡证仍在者——柴胡桂枝干姜汤(化水饮,透郁热)。

5）误下气虚热郁,心神不守,胸满,烦惊,谵语——柴胡加龙牡汤(和解镇固,攻补兼施)。

6）误下成痞——心下但满而不痛,半夏泻心汤,泄痞降逆。

7）上热下寒,阴阳升降失常(腹痛欲呕),黄连汤——和解上下。

（6）热入血室

1）成因——经行期间外感,热入血室。

2）证候分析及治疗:热结浅、邪据少阳,寒热如疟——小柴胡汤。热结深,无太少证状——热除脉迟身凉,胸胁满谵语——刺期门。无少阳证状,发热,昼明了,暮谵语,经行未断者——热可随血下或可自愈。治禁——禁用汗吐下(无犯胃气及上二焦)。

附　合病、并病

概　说

1. **合病并病的定义**　一般以两经或三经证状同时出现的叫作"合病"；一经之证未罢，又见他经证状的，叫作"并病"。

合病——二经或三经证状同时出现。

并病——前一经的证状未罢，又见后一经的证状。

根据这一命意，《伤寒论》中提出合病七条，并病五条，共计十二条，叙证都很简略，后人有疑为错简残缺，甚至认为不足训者，其实只要体会了仲景"举方略证"和"互相发挥"的写作特点，就不难理解其精神实质。事实上有的条文，如柴胡桂枝汤证、大柴胡汤证，都是属于并病的范围，而在这里所提出的十二条，正是补上述的不足，所以说，绝不是如有的注家所说神秘莫测的问题。

2. **合病并病的意义**

（1）说明六经不能单独归纳的证候。

（2）指出临床实践的机动性，以适应病情的变化。

《伤寒论》的六经分证，每经都有主证主脉，脉证井然不乱，所以在某经有病的时候，在证状上，就能反映出它的特征来，故临床见到某某证状，就可以探知某经的病变状况和病邪的轻重如何。但是病情变化，有时也不会这样的机械固定，相反的往往会出现错综复杂的证情。所以如果没有合病、并病名称,就会彼此孤立,不能了解六经的病变关系,而且在临床治疗上,就不能认识这些变化,造成治疗上的困难或错误。所以仲景在六经辨证外,复提出合病并病之名,是有其重大意义的。

（3）三阴证有无合并病:本篇所谈到合病、并病,皆是阳经的病,根据定义所述,阴经亦有之,但论中三阴之病,仲景未言及合并之名,因此后人谓三阴无合并病例,这是什么原因呢？我们知道,病到三阴,总是属虚寒性质,其中分太阴少阴,只不过表示正衰的微甚和病邪轻重程度而已。例如:三阴性质——里虚寒证,太阴——肠胃虚寒证,少阴——全身性虚寒证,厥阴——寒热胜复上热下寒证。

可见其基本性质相同,所以在论中没有直接提出三阴经的合病、并病问题,其实太阴病大实痛的桂枝加大黄汤证,何尝不是属合并病的范畴呢？所以在三阴中,虽无合并病之名,但却有合并病存在的事实。然则与后人所说的两感证又有什么区别呢？

（4）合病与两感的区别:合病——非表里两经俱病。两感——是表里两经俱病。

合病与两感,是有它一定的区别的。所谓两感,就是互为表里的两经同时俱病,如少阴病反发热麻黄附子细辛汤证,就是例子。而合病并不限于表里两经,如太阳与太阴,少阳与阳明,均能同时发病,所以谓之合病,这是二者的不同点。

（一）太阳阳明合病

原文第 32 条　太阳与阳明合病者,必自下利,葛根汤主之。
原文第 33 条　太阳与阳明合病,不下利,但呕者,葛根加半夏汤主之。
原文第 36 条　太阳与阳明合病,喘而胸满者,不可下,宜麻黄汤。
[提示]　太阳阳明合病偏重太阳的证治。
[讨论]

（1）病机和治法:邪甚在表,热邪不得外泄,势必迫及于里,里气扰动,下奔则为利,上逆则为呕,干于肺则为喘而胸满。三条证状,虽表现各异,而其病之症结所在,都是在于表分,故治当解表,表解则里自和。

热盛于表,势逼及里,里气扰动,下奔则利,上逆则呕,干肺则喘而胸满。

因表邪内逼肠胃而呕、利者,以葛根汤为主,因其升发胃阳津液,以达肌表,呕者加半夏降逆止呕。

因表邪壅肺喘而胸满者,以麻黄汤为主,因麻杏并用,善宣肺降逆。

(2)辨证论治:太阳阳明合病,①葛根汤证(太阳),下利呕吐(阳明),葛根汤及葛根加半夏汤主之。②麻黄汤证喘而胸满(太阳),可有腑气不行的便秘(阳明),麻黄汤。

1)太阳阳明合病的葛根汤证,是指有太阳表证(如项背强几几,无汗恶风),同时也有阳明胃肠证状的利、呕,故谓之合病。《医宗金鉴》:"不曰桂枝加麻黄葛根,而以葛根命名,其意重在阳明,以呕利多属阳明也。"但是葛根汤是治表热盛的下利者。

2)太阳阳明合病的麻黄汤证,论中突出"喘而胸满不可下",是有它的意义的,这从"举方略证"的观点上可以体会,"宜麻黄汤"是知道有麻黄汤证状,"喘胸满"为太阳本病,曰"不可下",是有便秘证候,但不是里热燥实所引起,与第235条"阳明病脉浮无汗而喘者,发汗则愈宜麻黄汤"可以对看。中西唯衷"此虽邪实于胃,先发其表然后下之也"。

[参考资料] 葛根汤与葛根芩连汤治利的异同点:①相同点——二方皆治热利。②相异点,无汗恶寒表邪盛者——葛根汤,喘而汗出里热盛者——葛根芩连汤。

(二)太阳少阳合病

原文第172条 太阳与少阳合病,自下利者与黄芩汤,若呕者,黄芩加半夏生姜汤主之。

[提示] 太少合病,偏于里热之治法。

[讨论]

(1)病机:柯韵伯,"是热邪陷入少阳之里,胆火肆逆,移热于脾,故自下利。"汪昂:"若呕者,邪不下走而上逆也,亦系胃气逆也。"

(2)辨证:如图5-1。

太阳少阳合病 { 头痛发热(太阳证,但表证将罢无恶寒证) / 口苦咽干目眩(少阳证) } 热迫于下(利)上逆(呕)——黄芩汤或黄芩加半夏生姜汤主之

图5-1 太阳少阳合病辨证

所谓太少合病，自然也是两经证状，如头痛、发热、口苦、咽干、目眩等证，但是这里的合病，正是偏重于少阳的治法，与第146条柴胡桂枝证，是偏于表的治法不同，正是补其不足之处。正因为偏重于少阳的里热，所以热移于下则下利，逆于上则为呕，因此在治疗上不能发汗，只宜和解，因其为里热下利，故用黄芩汤清热止利，呕加半夏、生姜以降之。为什么有下利而不称太阳阳明合病呢？因为有口苦、咽干、目眩等证状。

［参考资料］　后世对黄芩汤的运用：①丹溪治法概要名芩芍汤，治热利腹痛。②《活人书》，本方除大枣名黄芩芍药汤，治火升鼻衄及热利。③洁古以此方加木香、槟榔、黄连、当归、官桂更名芍药汤，治下利。

（三）阳明少阳合病

原文第256条　阳明少阳合病，必自下利，其脉不负①者，为顺②也；负者，失也，互相克贼，名为负③也；脉滑而数者，有宿食也，当下之，宜大承气汤。

［提示］　阳明少阳合病，偏重于阳明的治法。

［词解］　①负：违也，败也，欠也。

②顺：脉证相合，土不被木克。

③负：脉证不合，土被木克。

什么叫顺和负？就是顺合违逆的意思，亦被广泛运用于临床诊断上，这里指滑数的脉和阳明的实证相合，叫作顺。如果出现弦直的脉，是肝邪太盛，木来克土，就是相互克贼的负证。

［讨论］

（1）辨证

1）本条指出阳明少阳合病，当然也有两经的证候，但条文只提出下利一证，自然不会那么简单，我们应该"以药测证"来体会，就可辨认它的证候。（图5-2）

$$阳明少阳合病\begin{cases}阳明腑实证（重）\\少阳提纲证（轻）\end{cases}下利（热结旁流宿食）——大承气汤$$

图5-2　阳明少阳合病证治

阳明证，是指不恶寒，反恶热，身热、自汗、腹满、便秘等腑实证而言，但又见下利"宜承气汤"，则系宿食热结旁流，可以理解，而所称少阳证，是指口苦、咽干、目眩等证状。这里所称合病，是偏重于阳明，故治法亦从阳明宿食论治。

2）宿食的诊治：①用大承气汤治宿食，则此利必系热结旁流，当有大便秽臭，肛门灼热感。②宿食的诊断在脉滑而数，《金匮要略》："脉滑而数者实也，此有宿食，下之愈。"

（2）合病下利的治法比较：太阳阳明——表盛迫及于里——葛根汤（解表为主）。太阳少阳——邪热偏于少阳——黄芩汤（清热为主）。阳明少阳——邪热偏于阳明（里有宿食）大承汤（泄里为主）。

（四）三阳合病

原文第 268 条　三阳合病，脉浮大，上关上①，但欲眠睡，目合则汗。

原文第 219 条　三阳合病，腹满身重，难以转侧，口不仁②面垢③，谵语遗尿，发汗则谵语，下之则额上生汗，手足逆冷，若自汗出者，白虎汤主之（此句倒装法"若自汗出者，白虎汤主之"，应在遗尿句下）。

［**提示**］　三阳合病，偏重于阳明的治法。

［**词解**］　① 上关上：脉搏长直如弦，自尺直过关部以上的现象。

② 口不仁：语言不利，口无知觉感。《灵枢》："胃和则口能知五味矣。"

③ 面垢：面现油腻浊垢。

［**讨论**］

（1）辨证：如图 5-3。

三阳合病
- 太阳证——脉浮，或有头痛发热 } 轻
- 少阳证——脉弦，或有口苦咽干 } 轻
- 阳明证
  - 脉大——热邪亢盛
  - 腹满谵语——热结于里则腹满，热扰神明则谵语
  - 口不仁面垢——气通于胃，胃热甚，则口不仁，面主阳明，热邪郁蒸阳明，则面垢
  - 但欲眠睡——热甚神昏所致，与少阴但欲寐不同
  - 目合则汗或自汗——卫气行于阴，阴不内守，则盗汗，热蒸肌肤则自汗
  - 遗尿——热邪熏蒸，膀胱失约（本证虽属膀胱经，但由阳明热甚所致）
- 共有证——身重难以转侧——太阳主背，阳明主腹，少阳主侧，三阳为热邪所困，故一身尽重

图 5-3　三阳合病辨证

此两条虽说是三阳合病，实则偏于阳明证治，第 268 条只谈到脉证，没有出方，从证候分析，但欲眠睡是热甚神昏的昏睡，不是少阴病但欲寐的虚寒证，目合则汗，是由于目瞑则卫气行于阴，阴不能内守，热迫而汗出。此条原列少

阳篇,注家有谓宜小柴胡汤的,但未必适宜,虽有脉弦少阳等证,但阳明证比较突出,故仍以阳明法治。必须说明这里的腹满,是热结于里的关系,不同于腑实证,遗尿为热迫膀胱所致。总之,本条精神虽然三阳经皆受邪,而重点在于阳明证治。

(2)治疗:白虎汤主之,证属三阳为什么用白虎汤以清阳明经热呢?因邪热盛于阳明之经,未成腑实,不宜攻下,如果误下或发汗则津液更伤,变证百出,甚至偾事。

(3)误治后果:①误汗——则津液愈竭,里热愈炽,必更增谵语(玉函,谵语下有甚字文意尤明)。②误下——则亡阳,额汗出而手足逆冷(成无己、程郊清等以为热厥之故恐非)。

[**参考资料**] 如表5-1。

表5-1 三阳合病与风温比较表

病名 脉证	脉 象			证 状			
三阳合病	浮大上关上	自汗出(盗汗)	身重难以转侧	但欲眠睡	口不仁	遗 尿	腹满面垢谵语
风 温	阴阳俱浮	自汗出	身重	多眠睡鼻息必鼾	语言难出	被下失溲	无

(五)太阳阳明并病

原文第48条 二阳并病,太阳初得病时,发其汗,汗先出不彻,因转属阳明,续自微汗出,不恶寒,若太阳病证不罢者,不可下,下之为逆,如此可小发汗。设面色缘缘①正赤者,阳气怫郁在表,当解之熏之。若发汗不彻,不足言②,阳气怫郁不得越,当汗不汗,其人躁烦,不知痛处,乍在腹中,乍在四肢,按之不可得,其人短气但坐,以汗出不彻故也,更发汗则愈。何以知汗出不彻,以脉涩故知也。

[**提示**] 二阳并病的原因,脉证及治法。

[**词解**] ① 缘缘:联绵之貌;"缘缘正赤"就是面部不断的呈现红色。

② 不足言:意即彻不足言,犹言汗出不多的意思。

[讨论]

（1）病因：太阳初得病时，发汗不彻，因转属阳明。

（2）证状：有太阳证，续见微汗出不恶寒，腹满便秘或面赤脉浮涩。

（3）治疗：宜小汗法（如桂枝二越婢一汤）或熏之，不可下。

（4）汗不彻的病变：阳气怫郁不得越，其人躁烦，不知痛处，乍在腹中，乍在四肢，按之不可得，短气但坐——复发其汗。

（5）条文讨论：本条分六节，兹分述于下。

1）从"太阳初得病时……转属阳明"——推原致病之因（见前）。

2）"续自微汗出，不恶寒"——并病现症。

3）"若太阳证不罢者……如此可小发汗"——指出并病治法。

4）"设面色缘缘正赤……当解之熏之"——指出阳气怫郁在表的治法。

5）"若发汗不彻……更发其汗"——重申阳气怫郁汗出不彻的证治。

6）"何以知汗出不彻，以脉涩故知也"——补叙汗出不彻的脉象。也就是二阳并病的脉象，同时与纯粹转属阳明的脉洪大或沉实作鉴别，所以治法始终不变，根据辨证为依据的。但它的脉为什么会涩呢？

（6）脉涩的理由：邪气壅滞，荣卫不得畅通，脉必浮涩沉取有力，正与汗出不彻有关，与气血虚弱，浮沉皆涩而无力不同。

（7）小发汗的原因：太阳表证未罢固宜汗，但病兼阳明，则不可大汗而宜小汗（大汗之后会引起伤津化燥）。

原文第 220 条　二阳并病，太阳证罢，但发潮热，手足漐漐汗出，大便难而谵语者，下之则愈，宜大承气汤。

[提示]　二阳并病，太阳证罢，全属阳明腑证治法。

[讨论]　本条与上条的鉴别。

上条：二阳并病，以汗出不彻，表犹未净，故宜小发其汗。

本条：二阳并病，以太阳证罢，纯见阳明腑证，故宜大承气汤下之。

这里亦是"举证略方"的方法，所谓"宜大承气汤"，"宜"字含有斟酌的意义，假令无腹满燥实坚等证具备，那么，对下法的运用，就应该很好考虑了。

（六）太阳少阳并病

原文第 142 条　太阳与少阳并病，头项强痛，或眩冒，时如结胸，心下痞硬者,当刺大椎第一间①,肺俞②肝俞③,慎不可发汗,发汗则谵语脉弦,五日谵语不止,当刺期门。

[提示] 太少并病的针刺和治禁。

[词解] ① 大椎第一间:即第七颈椎和第一胸椎之间,此穴与肩成平线,治全身性病,有退热解外作用,适用于疟疾,外感咳嗽,局部治项强背膊拘急,属督脉穴,针刺宜五分左右。

② 肺俞:第三、第四胸椎之间,两侧旁开一寸五分,不宜多灸,灸后必再灸足三里,治肺疾患为主,局部治小儿龟背。

③ 肝俞:在第九椎下两旁各一寸五分,此足太阳经穴,主治一切肝胆疾患,如黄疸积聚痞痛、目昏眩、红肿生翳等,亦治胁肋间痛。

[讨论] 头痛项强是太阳证,眩冒是二经并有,时如结胸,心下痞硬是少阳证,故称太少并病。为什么不采取发汗和不用柴胡桂枝汤或小柴胡汤而宜针刺呢?

(1)不采用药物而宜针刺的理由:①太少并病不宜汗,正如少阳不可发汗,发汗则谵语,此属胃的意义同。②胸满痞硬为少阳邪已甚,不宜桂枝而小柴胡又不能治头痛项强的太阳证,故采用针刺疗法,以补药物的不及,如医者不知,误发其汗,可引起谵语、脉弦等证,这时仍然可刺期门。

(2)误汗、谵语、脉弦不用下法而刺期门的理由:①误汗谵语脉弦——脉未见沉实。②胸满胁痛等证仍在。病未离少阳不可下,宜泻其肝。

原文第 171 条 太阳少阳并病,心下硬,颈项强而眩者,当刺大椎、肺俞、肝俞,慎勿下之。

原文第 150 条 太阳少阳并病,而反下之成结胸,心下硬,下利不止,水浆不下,其人心烦。

[提示] 上条:重申并病宜针不宜下。下条:并病误下成结胸恶候。

[讨论]

(1)颈项强亦头痛的互辞,本两条是相互发挥的,特点都有头痛,眩冒等见证,但也都不宜和解,不但禁汗,且亦禁下,而禁吐亦意在言外。

(2)结胸证不仅可由太阳误下而成,如少阳误下亦可成之。前第 149 条呕而发热的柴胡证,因下而致结胸;本条因误下后,生机已戕贼无余,而产生不良后果。

（3）误下后的后果：如图 5-4。

$$
太少并病误下——结胸
\begin{cases}
下利不止——关闸已坏 \\
水浆不下——胃气又竭 \\
其人心烦——神气浮越
\end{cases}
恶候
$$

图 5-4　误下后的后果

前面原文第 133 条说过："结胸证悉具烦躁者亦死。"何况又复见下利不止，水浆不入的胃肠虚竭症状呢！说明病情已到危险阶段，故称之为恶候。

合病并病小结

（1）二阳合病法当解表：①表邪内迫肠胃，下利者——葛根汤，呕——葛根加半夏汤。②表邪干肺（喘而胸满）——宜麻黄汤（解表后可下）。

（2）太少合病法当清和：自利者——黄芩汤，呕利者——黄芩加半夏生姜汤。

（3）阳明少阳合病（脉滑而数，里有宿食，自下利），法当攻下——宜大承气汤。

（4）三阳合病热盛灼津（禁用汗下），治宜清阳明经热——白虎汤主之。

（5）二阳并病：①原因——太阳发汗不彻。②转归，表郁失汗——面色缘缘正赤。再汗不彻——躁烦不知痛处，短气但坐。③治法——宜小发汗（表解而后攻里）。

（6）太阳少阳并病——宜用刺法禁用汗吐下。

误治后的变证：误汗——谵语（脉弦者不可下仍用刺法救逆）。误下——结胸（下利不止，水浆不下，心烦，危重）。

（7）总的治疗原则，偏于表从表治，偏于里从里治，不适用汗、吐、下诸法者以刺法代之。

太　阴　篇

概　说

1. 太阴病的性质　太阴病是里虚寒证,是三阴证中病情比较轻浅的病证。太阴与阳明,同主中土,在病位上本是相同,但是其证候性质却有一虚一实,一寒一热的区别,凡中土脾胃的病患,其实证热证属于阳明病,其虚证寒证即为太阴证,因此太阴病是肠胃的虚寒证,简称里虚寒证。

2. 太阴病的成因　一般不外两个方面。

(1) 脏有寒,由于素体脾胃虚寒,发病即现太阴证状,即所谓"直中太阴",也有因脾胃素虚,外邪传里即从寒化而成太阴病的。

(2) 误治而转属:如第279条"本太阳病,医反下之,因尔腹满时痛者,属太阴也……"

一、太阴病大纲

(一) 太阴病证治提纲

原文第273条　太阴之为病,腹满而吐,食不下,自利益甚,时腹自痛,若下之,必胸下结硬。

[提示] 本条是太阴病里虚寒证的提纲。

[讨论]

(1) 病机

1) 腹满:是由脾土虚寒,湿阻气滞所致。《内经》说:"诸湿肿满,皆属于脾。"正说明了腹满证与脾土的关系。

2) 吐而食不下:脾土虚寒之气上逆则吐,湿滞不能运化则食难下。

3) 自利:脏寒湿蕴,运化失健,偏渗大肠。

4) 时腹自痛:为阵发性作痛,乃虚寒气滞之故。

(2) 辨证

1) 腹满:本证的腹满,由于气虚凝滞,它的证状是腹满时减复如故,和阳明病的腹满不感,减不足言,因于燥屎内结者不同。

腹满:阳明(燥屎内结)——腹满不减,减不足言(第255条)。太阴(气虚凝滞)——腹满时减,复如故《金匮要略》。

又:阳邪之腹满得吐则满去而食可下,今腹满而吐,食不下,则满为寒胀,吐为寒格(程应旄)。

2) 下利腹痛:阳邪亦有下利腹满,得利则痛随利减,今下利,而时腹自痛,则利为寒利,痛为寒痛(程应旄)。

(3) 禁用攻下:太阴病属于肠胃虚寒之证,当用温中补虚之剂,不是阳明实证自不当下。如果误下,则有如下两种变证。

1) 胸下结硬:下伤中土之阳,寒湿凝结不化。

2) 利益甚:原有自利之证,因下更伤中土,脾阳下陷,饮食难以运消。

原文第 358 条 伤寒四五日,腹中痛,若转气下趣少腹者,此欲自利也。

[提示] 本条指出自利的先兆证。

[讨论] 腹痛转气下趋少腹,是临床上常见证候,每见于欲下利之前,故条文中告诉我们"此欲自利也",乃寒气窜注而起。但是这个证状,并非太阴病所特有,在热利寒利中均可见之,因此在临床上还须结合其他证状,以决定其属寒属热。

(二) 太阴病欲愈脉证

原文第 274 条 太阴中风,四肢烦疼,阳微阴涩而长者,为欲愈。

［**提示**］ 本条指示阴证转阳为欲愈之象。

［**讨论**］

（1）太阴中风的意义：指有腹满吐利等里证，再有四肢烦疼的表证，故名。

（2）欲愈的机制：阳微阴涩而长者为欲愈，阴阳指脉浮沉而言，阳微阴涩是轻取带微，重按为涩象，这为虚寒兼湿之体稍带表证的脉象；长为阳脉，为气治血和的征象，微涩之脉转见长脉，是阳生阴长之机，也即正气来复邪气消逝之迹，故断其为欲愈也。在证状表现上则是太阴里证逐渐消退，而转见四肢烦疼的表证。

原文第 278 条 伤寒脉浮而缓，手足自温者，系在太阴，太阴当发身黄；若小便自利者，不能发黄；至七八日，虽暴烦下利日十余行，必自止，以脾家实，腐秽当去故也。

［**提示**］ 本条叙述正复阳回暴烦下利为欲愈之征。

［**讨论**］ 上条是脉象转阳知其欲愈，本条是从证候上预测其向愈。

（1）病机

1）手足温：为辨证要点。脉浮而缓，手足热者是病在太阳。三阴证都无热象，而少阴厥阴多见四肢厥逆，只有太阴病，阳气虽虚，而没有厥少的严重，故无四逆现象，但也不发热，而为手足温。

2）发黄：太阴为湿土之脏，湿独郁滞最易发黄，故云"太阴病身当发黄，但尚须结合小便利与不利"。例如：①小便不利：湿邪蕴郁（湿无出路）——发黄。②小便自利：湿从下泄（湿有出路）——不发黄。

（2）暴烦下利的机制：太阴病本是脾胃功能虚惫，致内有腐秽，至相当时间（文中七八日）功能逐渐恢复，则可出现。

1）暴烦：正邪相争

2）下利：正胜邪祛

腐秽去尽利止而愈。

（3）辨证

1）先烦后利——正气奋起驱邪外出之征，自愈之兆（本条）。

2）先利后烦——正脱邪扰之象，将死之候（第 300 条：自利复烦躁不得卧寐者死）。

二、太阴病欲解时

原文第 275 条 太阴病，欲解时，从亥至丑上。

［提示］ 亥子丑为太阴病欲解时。

［讨论］ 亥子丑为下午九时至次日上午三时，该时为太阴向旺之期，其理与天人相应学说有关，《经》云："合夜至鸡鸣，天之阴，阴中之阳也。"脾为阴中之至阴，所以解于此时。

三、太阴病治法

（一）温里法

原文第 277 条 自利不渴者，属太阴，以其脏有寒故也，当温之，宜服四逆辈。

［提示］ 指出太阴病的病因和正治法。

［讨论］

（1）自利不渴，这是太阴病的辨证要点，太阴脾土属湿，寒邪侵入，病从湿化，寒与湿合，则自利不渴，由于病者肠胃本是阳虚有寒所致，因此，本条指出太阴病的病机是"脏有寒"的缘故。

（2）治疗：当温之宜四逆辈——指出治疗原则和方剂范围。

论中云宜四逆辈而不云四逆汤主之者，意在引用其类，而不在套用成方，示人圆活变化之机，量病轻重以为进退。

（3）辨证

1）自利不渴：①无表证者属太阴（下利至甚，或亦口渴，但不甚耳）。②二阳合病有表证者，亦多下利不渴，宜葛根汤。

2）自利而渴：①"下利欲饮水者，以有热故也，白头翁汤主之"（第 271 条）——厥阴热证。②"自利而渴者，属少阴也"——少阴虚寒。

（二）解表法

原文第 276 条　太阴病,脉浮者,可发汗,宜桂枝汤。

[**提示**]　本条是太阴病见表证的治疗。

[**讨论**]　《伤寒论》中对于里虚寒而外兼表证者,总宜先温其里,后攻其表,如第 372 条、第 91 条足资证明。本条太阴病脉浮,却以发汗为治疗,其理由是什么呢? 我们认为本条的脉浮,不但代表了太阳脉象,且包括了恶寒发热、头痛身疼等表证,论中未言者,省文也。对病的发展来说,本病是太阴病初愈,或将愈之时,表证未解,所以从表证论治。同时更应理解:本条的"可发汗宜桂枝汤",其精神是指用桂枝汤必须在可发汗的条件下运用,大有斟酌之意,如果不顾表里二证何者为重,而概用发汗,那是错误的。其次太阴而兼表证使用汗法,只宜桂枝汤,不适用麻黄汤,因桂枝汤发中有守,不若麻黄汤的峻汗。

（三）表里双解法

原文第 279 条　本太阳病,医反下之,因尔腹满时痛者,属太阴也,桂枝加芍药汤主之,大实痛者,桂枝加大黄汤主之。

[**提示**]　太阳误下,邪陷于里,而表证未罢的证治。

[**讨论**]　太阳病误下之后,病邪传里而见腹满疼痛的证状,此时还应该辨别虚实,随证施治。

（1）腹满时痛——是误下伤脾,气滞不运,而致腹部痞满,兼有阵阵疼痛,不是硬满实痛,所以说属太阴。

（2）大实痛——是阳明燥结不行,里有实邪,当有不大便、腹痛拒按而硬满的实证可征。

（3）治疗:本证是误下后表证未解而见腹部满痛,所以治疗方剂都用桂枝汤加味;腹满时痛属于脾虚者,不可再下,宜桂枝汤加芍药以和脾止痛;大实痛者属于胃实,当解表兼攻下,宜桂枝汤加大黄以攻结实。

原文第 280 条　太阴为病,脉弱,其人续①自便利,设当行大黄芍药者,宜减之,以其人胃气弱②,易动③故也。

[**提示**]　举例说明用药必须注意胃气。

[**解词**]　①续:凡后起者,皆曰续。

② 胃气弱：对脉弱言。

③ 易动：对续自便利言。

[讨论]

（1）太阴病脉弱：表示胃气虚弱，即使暂时大便正常或大便不下，其后一定会转下利，不可见其大便不下而妄用攻下。本节是承接上条而来，谓邪陷于里，有使用大黄芍药的病情，应该注意病者胃气的强弱，胃气虚弱，即使当用，亦宜减轻剂量。

（2）减大黄芍药的研讨

1）大黄苦寒泻实之品，能伤胃气，故宜减。

2）芍药微酸而寒，虽不似大黄之峻攻，亦非气虚之所宜。然则上条腹满时痛者加芍药，本条云宜减之，将何所适从？我们认为上条所以加芍药是误下而转属，为脾土不和，虚气结滞而痛，且无下利的征象，虽然同是太阴病，而实有不同。

（四）先温里后攻表法

原文第 372 条 下利腹胀满，身体疼痛，先温其里，乃攻其表，温里宜四逆汤，攻表宜桂枝汤。

[提示] 本条是里虚兼表的治疗原则。

[讨论]

（1）本条与第 91 条下利身疼痛，用先里后表之法完全一致。

（2）下利腹胀满：是太阴本证，为脾脏虚寒，浊阴不化，即《内经》所谓"脏脏生满病"之证。

（3）身疼痛：是外有表邪，但因没有其他表证，足见表邪很轻，所以先治里证，再解其表。

太阴篇小结

（1）性质：里（脾胃）虚寒证。

（2）成因：①脏有寒。②阳经误治转属。

（3）主要脉证——腹满时痛，吐利不渴，食不下，脉弱，手足温。

（4）治疗

1）正治法：温里为主，宜理中四逆辈。

2）兼治法：①表病里虚者,宜先治其里,后解其表。②里阳已复而表未解者,宜桂枝汤。③表未解,而腹满时痛者,宜桂枝加芍药汤；如大实痛者,宜桂枝加大黄汤。

（5）治禁：不宜用寒凉攻利之品。

（6）预后：①转见阳脉者为欲愈。②病中暴烦下利,为正气祛邪之征,利必自止。

少 阴 篇

概 说

1. **少阴病的性质**　少阴病是全身虚寒证,因为少阴统括心肾二脏,为人身之本,病入少阴,则邪已深入,阴阳气血皆虚,病情比较严重。但以伤寒来说,少阴病要以阳气虚衰的较为多见,因而以扶阳抑阴为救治的重点,此少阴篇所以以全身虚寒为本病的性质。

2. **病机**　疾病的形成,都是由于阴阳偏胜偏衰所致,少阴一经兼水火二气,火虚则成为虚寒证,水亏则成为虚热证;而且阴阳是相对的,可以互相转化,因此少阴病有阳虚阴盛和阴虚阳亢的两种转归。阳虚阴盛,则从水化寒,而为虚寒证;阴虚阳亢,则从火化热,而为虚热证。

3. **少阴病的形成**

(1) 表里相传——少阴素虚,太阳失治,因互为表里的关系,寒邪由太阳陷入少阴。

(2) 直中——肾阳素虚,寒邪骤中。

(3) 两感——太阳少阴两经同时发病。

(4) 太阴失治——太阴虚寒证,进一步发展而成少阴证。此外误治也可以转变而成少阴证,但不是主要方面。

一、少阴病脉证大纲

原文第 281 条 少阴之为病,脉微细,但欲寐也。

[**提示**] 少阴病的主证主脉。

[**讨论**]

脉微——阳气衰微,脉细——营血不足。

证候:但欲寐——精神萎靡不振,神志恍惚的状态。

阳气虚衰则脉象微弱,营血不足则脉象细小,由于阴阳气血俱虚,所以证状的表现也是虚微不振。本条脉证虽很简单,但是足以显示出少阴病情的特征,所以为少阴病辨证的纲领。至于从寒从热的变化,犹需从其他证状参合分辨。

原文第 282 条 少阴病,欲吐不吐,心烦但欲寐,五六日自利而渴者,属少阴也。虚故引水自救。若小便色白者,少阴病形悉具。小便白者,以下焦虚有寒,不能制水,故令色白也。

[**提示**] 少阴病虚寒的辨证。

[**讨论**]

(1)病机:欲吐不吐,下焦阳微,阴寒上逆,但胃中无物,故欲吐不吐。心烦但欲寐,虚阳上扰,神气不振,故心烦而又但欲寐。自利而渴,下焦阳虚里寒而下利。阴液下泄不能上济,阳气虚衰不能布津,因而口渴。小便色白,下焦虚寒,不能制水。

(2)辨证

1)单从欲吐不吐、心烦、口渴来看,可能疑似阳证、热证,但从全面分析,则亦不难辨认。例如心烦与但欲寐同时出现,则是虚烦可知,自非阳盛之证。

2)口渴:邪入少阴,自利而渴,与邪热烁阴的口渴,自是不同,本证口渴必渴喜热饮,饮亦不多。

3)小便色白,是本证辨证的主要关键。自利口渴如属热证,必然小便黄赤,今小便清白,则是下焦虚寒之确诊,至此则少阴病虚寒证诊断已经明确,所以仲景说:"少阴病形悉具。"

原文第 283 条 病人脉阴阳俱紧,反汗出者,亡阳也,此属少阴。法当咽痛,而复吐利。

[**提示**] 少阴亡阳的变证。

[**讨论**]

(1) 辨证:紧脉主寒,太阳伤寒也是脉阴阳俱紧,但太阳伤寒,寒邪束表,必脉紧无汗,今脉紧而反汗出,则非太阳伤寒,已很明确。脉紧既非表寒,则是里寒,可知为阴寒内盛之征。论中说阴不得有汗,今阴证而见汗出者,是为阴盛于内,阳越于外的证候,故曰亡阳。又太阳伤寒,脉当浮紧,少阴寒邪在里,脉必沉紧,同是脉紧,又有表里的区别。

脉阴阳俱紧,不汗出——太阳伤寒,寒邪束表的脉证。

脉阴阳俱紧反汗出——少阴阴盛于里、阳越于外的脉证。

(2) 亡阳的佐证:咽痛吐利——阴寒内盛则吐利,虚阳上浮则咽痛。

(3) 治疗:本条原文未列方治,根据脉证分析,当以温里回阳为治。使虚阳内潜,则汗可止,而咽痛可除。

[**参考资料**] 周禹载:"……此属少阴,正用四逆急温……"

李荫岚:"若见下利咽痛,白通甘桔合剂治之。"

二、少阴病欲解脉证

原文第 287 条 少阴病,脉紧,至七八日,自下利,脉暴微,手足反温,脉紧反去者,为欲解也,虽烦下利,必自愈。

[**提示**] 少阴病,脉紧去,手足温为阳回自愈之征。

[**讨论**]

(1) 证候:①脉紧——为寒盛于里。②下利,脉暴微——寒随利减,邪退正弱。③手足反温脉紧反去——寒邪已去,阳气渐复。④虽烦下利——烦是阳复之征,虽是下利,已是正胜邪衰的现象。阳复寒去必自愈。

(2) 辨证关键

1) 手足反温。设系阴寒里盛,则手足必然逆冷,今手足反温,所以知道本证的心烦不是虚阳上扰,而是阳复邪退,利必自止。

2) 脉紧反去。因此知道虽烦下利而寒邪已经弛解,必将转愈。

本条与太阴篇第 278 条……虽烦下利,日十余行,必自止,以脾家实腐秽当去之义同。

原文第 290 条　少阴中风,脉阳微阴浮者,为欲愈。

[**提示**]　少阴中风欲愈的脉象。

[**讨论**]

(1) 少阴中风——与太阴中风同义,亦指少阴病愈而表证未解。

(2) 阳微者,是少阴之本脉,阴浮者,为肾中之阳回。阴病而见阳脉,为病邪从阴出阳之象,故为欲愈。

在临床上当然要结合证状来决定,必须四诊合参,辨证才能正确。本条提出脉象,只是说明正气来复之一端。

三、少阴病欲解时

原文第 291 条　少阴病欲解时,从子至寅上。

[**提示**]　少阴病欲解时的预测。

[**讨论**]　从子时至寅时,是阳进阴退,阳长阴消之时,"阴得阳则解",所以为少阴病欲解之时。参考前太阳篇六经病欲解时示意图。

四、少阴病寒化证治

(一) 附子汤证

原文第 304 条　少阴病,得之一二日,口中和,其背恶寒者,当灸之,附子汤主之。

原文第 305 条　少阴病,身体痛,手足寒,骨节痛,脉沉者,附子汤主之。

[**提示**]　阳气虚弱、寒湿外盛的证治。

[**讨论**]

(1) 病因:素体阳虚,外受寒邪,水湿不运所致。

(2) 证状

1) 第 304 条:①口中和——里无邪热,口不燥渴。②背恶寒——背为阳,阳虚则外寒。

2）第305条：①身体痛，骨节痛，手足寒——阳气不能充养四肢，寒湿浸渍于筋脉骨节之间。②脉沉——里阳不振，当是沉而微细，或为沉紧。

以上两条，都是里阳不振，阴寒外盛的证候，尤其是下一条证状更是完备，寒湿凝滞于筋骨之间，可以作为附子汤证的主要脉证。

（3）辨证

1）背微恶寒，无大热而口中渴者——阳气亢盛，宜白虎加人参汤（第169条）。

背恶寒，无热，口中和者——里阳不振，阴寒外盛，宜灸，并附子汤主之。

2）身体骨节疼痛，无热恶寒，手足寒脉沉者——附子汤证。

身体骨节疼痛，发热恶寒，脉浮者——麻黄汤证。

（4）治疗：当灸之，病情较轻者可用灸法，助阳消阴，驱散寒邪（第304条），可灸大椎膈俞（在第七、第八胸椎突起间，旁开一寸五分），手足寒或加灸关元穴（脐下三寸）。

（5）方义：附子温经散寒。人参、白术、茯苓补益元气，以化水湿。用芍药开下焦阴寒之凝结，使阳气入而阴气和，能止腹痛，行水气。

（二）真武汤证

原文第316条　少阴病，二三日不已，至四五日，腹痛小便不利，四肢沉重疼痛，自下利者，此为有水气，其人或咳，或小便利，或下利，或呕者，真武汤主之。

[**提示**]　阳虚水停的证治。

[**讨论**]

（1）证状：本证是少阴病至四五日发展而成的，从所有证状来看，都是水寒之气为患，现在分主证与或然证讨论如下。

1）主证：①腹痛——阴寒内盛。②小便不利，自下利——脾肾阳虚，水气内停。③四肢沉重疼痛——寒湿外盛。内脏虚寒，阳虚不能制水。

2）或然证：或咳或呕，是水气上逆肺胃，或小便利，或下利，说明小便的利不利以及下利与否，也不是必然之证，这是由于水寒之气或聚或散或上或下所致。虽然尽管兼见之证不同，但真武汤证，总不出脾肾阳虚、水寒内停的证候。

本条需与第82条参看，对本汤证的理解则更为全面。

（2）小便不利的辨证：五苓散证——脉浮发热，消渴为太阳表热传入膀胱。

猪苓汤证——心烦不得眠,口渴,为阴虚有热,水气内停。真武汤证——下利腹痛,心下悸,筋惕,肉瞤,为阳虚阴盛。

（3）治法:用真武汤以温阳散水(方义见太阳篇)。

真武汤加减法:①咳者,加五味子、细辛、干姜——咳者水寒射肺,气逆不下,五味子酸收以敛逆气,细辛干姜之辛温以散水寒。②小便利者,去茯苓——水停不在下焦,故去茯苓之渗利。③下利者,去芍药加干姜——下利者胃气弱易动,故去芍药之破泄加干姜之温中。④呕者,去附子加生姜足前成半斤——气逆于上,水停于胃,不须温肾阳,只当温胃散水以降逆气。

（三）四逆汤证

原文第 323 条　少阴病,脉沉者,急温之,宜四逆汤。

[提示]　少阴脉沉,宜急温以制变。

[讨论]　少阴病主脉微细,本条所说沉脉,亦当沉而微细,是寒邪入脏,故曰急温之。虽然未有形证,亦示人以履霜而知坚冰之将至,急温之,所以预杜其变。

我们应该体会其精神,掌握时机,早期治疗的预防意义,原文上虽没有列举病证,但从药以测证,自有吐利、厥逆等证状。

方义:方中用姜附之辛温以助阳胜寒,以炙甘草之甘温以养阳气,起到逐寒回阳,温运脾肾的作用。

原文第 324 条　少阴病,饮食入口则吐,心中温温欲吐,复不能吐;始得之,手足寒,脉弦迟者,此胸中实,不可下也,当吐之;若膈上有寒饮,干呕者,不可吐也,当温之,宜四逆汤。

[提示]　少阴病温温欲吐的辨证。

[讨论]　本条分三段:第一段由开首至复不能吐为原有病证。第二段从始得之至当吐之,辨明当吐的脉证。第三段若膈上有寒饮至宜四逆汤,指出寒饮当温之证。讨论于下,如图 7-1。

少阴病饮食入口则吐　胸中有实邪｛始得之——手足寒　脉弦迟——有实痰｝不可下,当吐之
心中温温欲吐复不能吐　膈上有寒饮｛脉不弦迟——胸中无实邪　干呕——阴寒上逆｝不可吐,当温之,宜四逆汤

图 7-1　少阴病温温欲吐的辨证

本证原有的证状,是饮食入口则吐,心中温温欲吐,复不能吐,这一证状,在少阴虚寒证,水寒之气凝聚,停积于膈上,可以出现。但是实痰阻滞膈上,也能见到,在这疑似的情况下,必需详加分析,所以仲景立出两种病证,进行对比。如果病属初起,即见手足冷,而脉象弦迟不是微弱的,足见不是少阴虚寒证,而为痰涎实邪阻滞胸中,邪在上,所以不可攻下,当用吐法,亦不必温阳。若脉不弦迟而是微弱,且干呕无物,足见脾肾阳虚,水寒凝聚,病邪虽在胸膈,不可作实证治疗,所以当用四逆汤,温运脾肾,逐寒化饮。

原文第225条 脉浮而迟,表热里寒,下利清谷者,四逆汤主之。

[**提示**] 表热里寒,里急救里的证治。

[**讨论**] 如图7-2。

脉证 { 脉浮——外有表寒
脉迟——内脏虚寒 } 里证为急,四逆汤主之
下利清谷——水谷不化

图7-2 表热里寒,里急救里的证治

本条与太阳篇第91条"伤寒医下之,续得下利,清谷不止,身疼痛者,急当救里……"的先里后表的法则相同,主要是从证状上来分别缓急轻重,从而决定治疗。若误用发表,必致造成亡阳的后果。

(四) 通脉四逆汤证

原文第317条 少阴病,下利清谷,里寒外热,手足厥逆,脉微欲绝,身反不恶寒,其人面色赤,或腹痛,或干呕,或咽痛,或利止脉不出者,通脉四逆汤主之。

原文第370条 下利清谷,里寒外热,汗出而厥者,通脉四逆汤主之。

[**提示**] 阴盛格阳的证治。

[**讨论**] 这两条都是阴盛格阳的真寒假热证,它们的证状和病势的程度,是有差别的。现在首先讨论第317条。

(1) 证状:如图7-3。

从下利清谷,手足厥逆,脉微欲绝,可以确定其里是真寒,而身反不恶寒,其人面色赤,便是一种外假热的现象。由于阴寒内盛,下焦阳衰,真阳被格拒于外,浮越于上所致,就是临床上所称的格阳证,比之四逆汤证更为危笃。它的或然见证:腹痛是阴上滞于里;干呕是虚气上逆;咽痛是虚阳上浮;利止而脉不出者,是

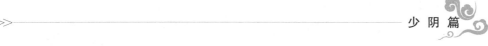

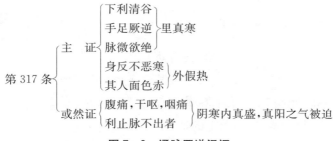

图 7-3 通脉四逆汤证

阴气内竭,营血不继。

第 370 条除了下利清谷及一般的里寒外热证外,更有汗出而厥的证状,将有亡阳外脱之虞,病势较前条更为严重。

(2)治疗:以上两条证状虽有不同,但是它的基本病情,是阴盛于内,格阳于外的真寒假热证。治疗方法,当然以逐寒回阳为原则,使外越的虚阳复返于里,不致外脱,故用通脉四逆汤治疗。

(3)方义:本方即四逆汤倍干姜而增附子用量,以增强逐寒回阳的功能,使阴寒去真阳复,外越的阳气自然内返,而脉复出,所以说其脉即出者愈。

加减法,如表 7-1。

表 7-1 阴盛格阳兼证证治

兼　证	病　机	药　物	作　用
面　赤	阳浮于上	加葱	辛通阳气
腹中痛	阴滞于里	加芍药	破阴凝止腹痛
干　呕	阴气上逆	加生姜	散阴降逆
咽　痛	虚阳上结	加桔梗	开阳结
利止脉不出	亡　血	加人参	益气复脉

关于葱的研讨:

(1)方中行云:"通脉加葱之谓,其人面色赤一句,直贯上文,则葱宜加入方中,不当附于方后。"

(2)钱潢:"四逆汤倍加干姜,其助阳之力或较胜,然既增'通脉'二字,当自不同,恐是已加葱白以通阳气,有白通之义,故有是名。"

（五）白通加猪胆汁汤证

原文第 314 条 少阴病，下利，白通汤主之。

原文第 315 条 少阴病，下利，脉微者，与白通汤。利不止，厥逆，无脉，干呕烦者，白通加猪胆汁汤主之；服汤脉暴出者死，微续者生。

[提示] 下利阳微，格阳于上的证治。

[讨论]

（1）证治：如图 7－4、图 7－5。

$$白通汤证\begin{cases}下利——脾肾阳虚，阴寒内盛\\脉微——心阳衰惫\end{cases}$$

图 7－4 白通汤证

本证的下利，是肾中真阳衰微已极，既不能固于内，复不能通于脉。据药测证，并且有阳浮面赤之证，病情较四逆汤证为严重，所以用白通汤治疗，不用四逆汤中甘草之缓，而易以葱白之辛通阳气。

$$白通加猪胆汁汤证\begin{cases}利不止——阳虚不能固摄\\厥逆无脉——心阳不通于脉\\干呕而烦——虚阳无依而上逆\end{cases}$$

图 7－5 白通加猪胆汁汤证

利不止下焦不约是病情进一步发展的根源，其后果非但真阳不固，即阴液亦将随之内竭，所以产生了厥逆无脉的变证。尤其是干呕而烦，是阳虚无依被格上逆之证，所以病情更为复杂而严重，这就是所谓戴阳证。正因为如此，本证的治疗就不是单纯的辛温回阳剂所能胜任。由于病者里寒太盛，常被格拒不纳，所以必须在热药中加入人尿猪胆汁，以苦寒反佐，使同气相求，引阳药直入阴中，也就是《素问·至真要大论》所述"甚者从之"的反治法。

（2）预后：服汤后脉暴出者死——正气发泄而脱。

脉微续者生——具阳渐复之象。

服回阳剂后，脉象突然显露，是不正常的现象，即所谓"回光返照"，孤阳离决，故死；脉象逐渐恢复的，才是好现象（少阴病四个姜附方剂的药证鉴别表见《伤寒论释义》）。

（六）吴茱萸汤证

原文第 309 条 少阴病,吐利,手足逆冷,烦躁欲死者,吴茱萸汤主之。

[**提示**] 阴盛阳郁,浊气上逆的证治。

[**讨论**]

（1）证状:①吐利——浊阴挟胃气上逆则为呕吐;寒邪干犯中土则为下利。②手足厥冷——肝胃不和,浊阴干扰,阳气被郁所致。③烦躁欲死——阳气内争之故。

（2）病机和治疗:本病重点是由于肝胃不和,浊阴干扰,中土失职,不能交通上下所致,所以在证状上虽和四逆汤证的厥逆吐利近似,但病机完全不同。四逆汤证是阴盛阳虚,病在下焦,以厥逆下利为主证。而本证是阴盛阳郁,浊气上逆,病在中焦,以呕吐为主证,手足厥冷不甚严重,且从《伤寒论》吴茱萸汤证三条证状来看,阳明篇第 243 条食谷欲呕;厥阴篇第 378 条干呕吐涎沫,再结合本条来看就知道吴茱萸汤证是以呕吐气逆为主。治疗上应采用降逆安胃,温中化浊的法则,而用吴茱萸汤。

（七）桃花汤证

原文第 306 条 少阴病,下利便脓血者,桃花汤主之。

原文第 307 条 少阴病二三日,至四五日,腹痛,小便不利,下利不止,便脓血者,桃花汤主之。

[**提示**] 少阴虚寒下利脓血的证治。

首先从"少阴病"三字去体会,因而知道是属于虚寒性的下利脓血。

[**讨论**]

（1）证状:虚寒滑脱。①下利,下利不止——下焦阳虚,失于固摄。②便脓血——大肠受伤,皮坏血溢。③腹痛小便不利——阴寒在里,阳气不化。

由于脾肾阳虚,气血凝滞而成脓血,下焦不能固摄,以致利不止,从证状上分析,可知是属于虚寒性的滑脱不禁。

（2）辨证:便脓血。①色淡,腹痛喜暖,不里急,甚则滑脱不禁,脉微细——虚寒。②色鲜或紫暗,腹痛剧,里急后重,滞下不爽灼肛,脉数——实热。

（3）治疗:据上述,本证的病情主要是下利脓血,滑脱不禁,所以采用桃花汤温中固脱,涩肠止利。

（4）方义:赤石脂——涩肠止利,干姜——温中散寒,粳米——和胃补中。

（八）灸刺法

原文第308条 少阴病,下利便脓血者可刺。

[**提示**] 指出下利便脓血,可用针刺治疗。

[**讨论**] 灸刺是临床常用的治疗方法,可以补汤药之不及;原文未指明穴位,《医宗金鉴》引常器之云:"刺足少阴之幽门、交信。"幽门在鸠尾下一寸,巨阙旁五分;交信在内踝上二寸,少阳前,太阴后廉筋骨间。可供参考。

近代针灸经验,治便泻或寒热下利,皆可选用灸法或刺法,常用穴位如天枢、足三里(足阳明经穴)、合谷(手阳明经穴)等穴。

原文第292条 少阴病,吐利,手足不逆冷,反发热者不死。脉不至者,灸少阴七壮。

[**提示**] 本证用灸法以复阳通脉。

[**讨论**]

（1）证状:吐利,手足不逆冷,反发热者,为里寒渐退阳气来复,所以不死。"脉不至"乃脉搏一时乍伏,由于吐利暴虚,阳气不通于脉,与正阳竭绝的无脉不同。

（2）治疗:灸少阴七壮,以温经通阳,阳气通则脉自至,因灸法长于温补,适用于急救。原文未言穴位,据承淡安说:"有云灸太溪,应加灸气海为是。"可供参考。

原文第325条 少阴病,下利,脉微涩,呕而汗出,必数更衣,反少者,当温其上,灸之。

[**提示**] 少阴下利,用灸法回阳举陷的法则。

[**讨论**]

（1）脉证:阳虚气陷,阴弱津伤。①下利脉微涩——脾肾阳虚,气血不足。②呕而汗出——寒甚逼阳外亡。③必数更衣反少——气虚下陷。

本病证情,比较复杂,不但营血衰少,而且阳虚气陷,不但里寒盛,而且表阳不固。但是总的病情,应以阳虚为重要。因下利、汗出,阳气不断外亡,营阴不能后继,所以治疗方法,应当以温阳为主;但温热之剂,又与阴虚不合,因而采用了艾灸的方法。

（2）治法：当温其上，灸之——其作用在于回阳急救，升举气陷，既有姜附回阳之功，又无辛燥伤阴之弊。

[参考资料]　原文未列穴位，方有执说："上是指顶百会穴。"承淡安说："温其上应有脐字，盖当温其脐上灸之也……"并录以供参考。

五、少阴热化证治

（一）热化便血证

原文第 293 条　少阴病，八九日，一身手足尽热者，以热在膀胱，必便血也。

[提示]　少阴热化转出太阳的证候。

[讨论]　本条是少阴病转出太阳的病证，至于少阴病为什么会转出太阳？其传变的条件是什么？转出后有哪些表现？现在分两个方面讨论。

（1）少阴与太阳的关系，及其传变条件：少阴与太阳二经，是互为表里的，且肾与膀胱，也是脏与腑的关系，因此太阳病和少阴病，在发展过程中，每能互相转化。少阴肾阳虚弱，则太阳之邪就会内陷少阴，如肾阳恢复，则少阴之邪也可能转出太阳，所以古人有"实则太阳，虚则少阴"的说法。两者的转化，全赖于肾阳的充盛与否。

（2）转出太阳的证状：①一身手足尽热——太阳主一身之表。②必便血——肾移热于膀胱。

少阴病从手足厥冷，转为一身手足尽热，小便有血，说明不但肾中阳气恢复，而且病邪未解，化热而转出太阳，在经则为一身手足尽热，在腑则为溲血，虽然邪热未清，但脏邪还腑，总是佳候。

[参考资料]　本条原文未列方治。柯韵伯说："轻则用猪苓汤，重则用黄连阿胶汤。"陆渊雷说："若少腹不急结，下鲜血者，宜黄连阿胶汤，或芍药地黄汤。"可根据具体病情，作出决定。

（二）黄连阿胶汤证

原文第 303 条　少阴病，得之二三日以上，心中烦，不得卧，黄连阿胶汤主之。

[提示] 阴虚阳亢，心烦不得卧的证治。

[讨论]

（1）病机：本病心烦不得卧而无躁证，则与真阳发露之证有所区别，因为真阳发露之证，必是阴气充斥，出现呕利、四肢厥逆，乃至烦而且躁，如四逆汤证之类即是。本病则不然，但见心烦不得卧，而不见呕利四逆等证，是为病邪从阳化热，心火亢旺，心志不宁使然。但是肾为水脏，假使肾水不虚，则心阳不亢，自无烦扰之象，今邪从热化，真阴被耗，而致心阳上亢，成心肾不交，水火不济之证，即陈修园所说"下焦水阴之气不能上交于君火……上焦君火之气不能下入于水阴"的病机。

（2）治疗：由于阴虚阳亢，所以采用黄连阿胶汤之育阴清热，滋水降火，方用芩、连之苦寒，直折心火，合芍药、阿胶、鸡子黄之酸甘，滋养肾水，起到交通心肾的作用。

（3）鉴别：本证与栀子豉汤证同有心烦不得眠，但是病因和证状各有不同。兹分别如下。

栀子豉汤证——表邪误下，余热留扰胸膈，心中懊憹，舌上有苔，脉多浮数。

黄连阿胶汤证——少阴热化，阴虚阳亢，心中烦，不得卧，舌质红绛，脉多细数。

[参考资料]《灵枢·大惑论》："病而不得卧者，何气使然？曰：卫气不得入于阴，常留于阳，留于阳则阳气满，阳气满则阳蹻盛，不得入于阴，则阴气虚，故目不瞑矣。"

李士材《医宗必读》："黄连阿胶汤又名黄连鸡子汤，治温毒下利脓血。"后世推广运用，治疗阴虚血分有热，或赤痢便血。

（三）猪苓汤证

原文第 319 条　少阴病下利六七日，欬而呕渴，心烦，不得眠者，猪苓汤主之。

[提示] 阴虚水热互结的证治。

[讨论]

（1）病机：从前面阳明篇第 223 条"脉浮发热，渴欲饮水，小便不利者，猪苓汤主之"来理解,可知本证的病机为邪热在里,水气不化,重点在于小便不利一证,本条没有提出,是省略之故。

（2）证状:①下利——水谷不能输化。②咳——水热互结,逆于肺为咳。③呕——水热互结,逆于胃为呕。④渴——因水结不能化气升津,上焦阴虚而生内热。⑤心烦不眠——阴虚热扰,心主不宁。

从以上这些证状来看,可以知道本证是水热内结,阴津下泄,以致在上焦形成阴虚阳亢的证候。

（3）治疗:用猪苓汤滋阴清热利水。

本方不用温燥及苦寒药,故能利水而不伤阴,清热而不碍阳。

（4）鉴别

1）心烦不得眠:黄连阿胶汤证——阴虚阳亢,心烦不眠为主。猪苓汤证——水热互结,水气不化为主。

与真武汤证的鉴别,同为里有水气,表现咳、呕、下利相同。但是有阴虚、阳虚的区别:真武汤证是由于脾肾阳虚,水气内溃;猪苓汤证是阴虚而水热互结。

2）下利咳呕(水气不化):真武汤——治少阴阳虚,腹痛四肢重痛,小便不利或利,色清或白。猪苓汤——治少阴阴虚,下利,心烦,不得眠,小便多黄赤不利。

（四）猪肤汤证

原文第310条　少阴病,下利,咽痛,胸满,心烦,猪肤汤主之。

[提示]　阴虚热扰的证治。

[讨论]

（1）病机:从本条所述的证状,以及用药上来分析,可以明确本证的病机,是由于脾虚不能运化,肾阴下泄,而虚热上扰。所以本证的下利,既非虚寒证的下利清谷,也不是三阳经的协热下利,而是脾虚不能输化所致,阴液下泄,则肾水不足,因而虚热上亢,出现胸中满闷而心烦的现象,循经络上至咽部,而见咽痛之证(图7-6)。

下利——脾气弱,肾阴虚
咽痛——虚热循经而上于咽 ⎫ 阴气下泄,虚火上炎
胸满心烦——阴虚热扰

图7-6　猪肤汤证

（2）治疗：根据脾虚下利，宜用健脾运化，但又碍虚火上炎；按照阴虚火炎，宜用滋阴降火，但又碍脾土不健。所以只宜采用甘润平补之法，务须补脾而不燥，养阴而不泄，才能切中病情。方用猪肤汤治疗。

（3）方义：本方由猪肤、白蜜、白粉三味组成，猪肤甘寒能益阴除热，白蜜甘寒润燥，白粉淡渗利水，和脾止利。白粉：据王海藏、徐灵胎认为即米粉。

（五）甘草汤及桔梗汤证

原文第 311 条　少阴病，二三日咽痛者，可与甘草汤；不差，与桔梗汤。

［提示］　少阴客热咽痛的证治。

［讨论］　少阴经脉循喉咙挟舌本，所以在少阴篇中，列举三个咽痛证治，本条二三日咽痛，是病邪尚轻浅，邪热客于少阴之标，无关脏气之本，所以采用生甘草清火解毒，服甘草汤不愈者，改用桔梗汤解毒开结法，即前方加桔梗辛苦开泄以利咽喉。

（六）苦酒汤证

原文第 312 条　少阴病，咽中伤，生疮，不能语言，声不出者，苦酒汤主之。

［提示］　水亏火炎，咽中生疮的证治。

［讨论］

（1）证状：咽中伤生疮——邪客少阴，虚火上郁。

唐容川说："即今之喉痛，喉蛾等，肿塞不得出声。"

本条咽痛，较前条为重，由于水亏于下，虚火上炎，循少阴经络而郁于咽喉，因而红肿腐溃成疮。不能语言，声不出者，是咽伤生疮，肿塞不能出声所引起的。

（2）治疗：用苦酒汤清热利窍法治疗。方内苦酒，即米醋，能消肿敛疮，半夏涤痰散结，蛋清清润利窍，共起敛疮通声之功，而无伤津涸液之弊。

（七）半夏散及汤证

原文第 313 条　少阴病，咽中痛，半夏散及汤主之。

［提示］　少阴客寒咽痛的证治。

［讨论］

（1）病机：从药测证可知本条咽痛，不同于前面二证，是属于风寒外束，邪聚咽中,而不是阴虚火炎。

（2）证状:唐容川说,"此咽中痛是寒闭其窍,必憎寒发呕,喉间兼红色,并有痰涎,声音嘶破,咽喉颇痛者是。"

（3）治法:尤在泾说,"少阴咽痛,甘不能缓者,必以辛散之;寒不能除者,必以温发之,盖少阴寒邪郁聚咽嗌之间,既不得出,复不得入,设以寒治,则聚益甚,投以辛温,则郁反通,《内经》'微者逆之,甚者从之'之意也。"

本证用半夏散及汤。本方原作散服,不能服散剂者又可煎服,故名半夏散及汤,这是辛甘合剂,桂枝、甘草,辛甘散寒,半夏涤痰涎。但辨证必须明确,方可使用,如阴虚火炎者切不可服。

（八）四逆散证

原文第318条 少阴病,四逆,其人或咳,或悸,或小便不利,或腹中痛。或泄利下重者,四逆散主之。

[**提示**] 阳邪郁遏的四逆证治。

[**讨论**]

（1）证状

1）主证:四逆——阳邪郁遏于里,不能达于四肢。

本条以四逆为主证,但与寒证逆冷不同。李士材说:"……此证虽云四逆,必不甚冷,或指头微温,或脉不沉……"

2）或然证:咳、悸、小便不利,是水气为患。腹中痛是寒邪凝滞,泄利下重是气滞不宣。

（2）鉴别:中寒阳微的四逆,证见下利清谷,脉微欲绝——四逆汤。

热深厥深的四逆,证见烦渴,汗出,脉滑——白虎汤。

阳郁不达的四逆,证见腹痛,虽四逆身必热——四逆散。

因此,本证既非寒厥,也非热厥,正如《医宗金鉴》所云:"既无可温之寒,又无可下之热,唯宜疏畅其阳。"

（3）治疗:四逆散宣郁通阳,疏邪利气,方内柴胡升发内郁之阳,枳实开结,芍药甘草以和阴气,阴阳和顺,则四肢可温（或然证的加减法见《伤寒论释义》）。

六、少阴病兼表证治法

麻黄细辛附子汤证、麻黄附子甘草汤证

原文第 301 条　少阴病,始得之,反发热,脉沉者,麻黄细辛附子汤主之。

原文第 302 条　少阴病,得之二三日,麻黄附子甘草汤,微发汗,以二三日无里证,故微发汗也。

[**提示**]　少阴与太阳两感证治。

[**讨论**]

(1) 脉证:这两条原文,指出了麻黄附子细辛汤证,及麻黄附子甘草汤证的三个共同特点:①反发热——太阳表热。②脉沉——少阴里虚。③无里证——无吐利、厥逆等里证。

以上三个特点,可以说明本证的病机,是肾中阳气素虚,而又外感风寒,太阳与少阴同时受病。因为阴证没有发热,今有发热所以称"反",这是太阳之表热,但太阳病应该脉浮,今脉沉是肾阳素衰,虽外受寒邪,里阳不能相协应,所以脉象不浮而沉,发热、脉沉并见。证明病不单在太阳,也不单在少阴,而是表里同病。

第 302 条又指出无里证(两条结合互参,可知第 301 条亦无里证,第 302 条亦当有表证),说明本证主要是在表的虚寒证。假如有其他里虚寒证并见,则治疗方法又当区别其表里病势的轻重缓急,不是这两个方剂所能施治的。

(2) 治疗:二证的基本性质都是太阳少阴两感证,因而都用温经散寒,表里兼治的方法,但病情的缓急轻重却有区别。第 301 条是始得之反发热,病势急而重。第 302 条得之二三日微发热(条文云宜"微发汗"故知发热亦微),病势轻而缓。所以前者用麻黄附子细辛汤,取其温经达表的作用较强,后者麻附甘草汤取其微发汗的作用。

(3) 方义:麻黄附子细辛汤用麻黄发太阳之表寒,附子温少阴之真阳,细辛有助于温里达表。若病势轻缓则用麻附甘草汤,以甘草易细辛,取其和中养胃,目的在于微发汗。

七、少阴病急下存阴证治

原文第 320 条　少阴病,得之二三日,口燥咽干者,急下之,宜大承气汤。

原文第 321 条　少阴病,自利清水,色纯清,心下必痛,口干燥者,可下之,宜大承气汤。

原文第 322 条　少阴病,六七日,腹胀不大便者,急下之,宜大承气汤。

[提示]　少阴阴液耗伤,阳明燥实内结的急下证治。

[讨论]

(1) 病机:少阴急下三证的成因,分三个方面,①属于传经热邪。②邪热转属阳明。③伏邪自内发。

临床以第二种较多见,但不能认为第一、第三种没有,无论是传经、伏邪或是转属阳明,总是少阴虚而阳明实,且必以阳明为出路,因此本证病机的总的趋势,应是脏邪传腑,由虚转实。

(2) 证状:第 320 条口燥咽干——邪热内甚,津液受伤。

仅口燥咽干一证,不能作为急下依据,而是辨证要点,必须结合第 322 条互参,若果无里实便秘,则口燥咽干,又何尝不可用人参白虎之类,何必用承气急下呢?(图 7-7、图 7-8)

$$第\,321\,条\begin{cases}自利清水——下利无糟粕\\色纯青——所下皆污水也\\心下必痛——内有实热,浊气上干\\口干燥——邪热耗津\end{cases}热结旁流$$

图 7-7　原文第 321 条证状

清水与清谷不同,清谷是完谷不化,由于内脏虚寒不能腐熟水谷。色纯青,徐灵胎说:"纯青非寒邪。"秦皇士也说:"热极假阴之象。"从口干燥可以进一步证明邪热里实,虽然自利清水,而是属于热结旁流,津液下泄,而里实愈结。

$$第\,322\,条\begin{cases}腹胀——邪入于腑\\不大便——内热壅塞\end{cases}邪转阳明,已成胃实$$

图 7-8　原文第 322 条证状

本条只提里实证状,但另一方面,必有津液内竭之证,结合整个病情,可以领会。

(3) 治疗:为什么要急下呢?由于水畏土制,水干则土燥,土实则水愈干,因此急下阳明之实,即所以存少阴之阴,均用大承气汤。

第 320 条与第 322 条结合互参,是攻下逐实之法,第 322 条是通因通用的反治法。

少阴三急下证,和阳明三急下证其机制相同。阳明主津液所生病,急下以存胃津液,少阴主水所生病,急下以救肾水。张路玉也认为与阳明急下三法,同源异派,至于大承气汤的使用准则,前面阳明篇作了介绍,应结合参考。

(4) 辨证:第 282 条"自利而渴属少阴",是脏虚无阴以济,渴而不至于干燥。本证必口燥咽干,是燥热而不是虚寒。

八、少阴病禁汗禁下证

原文第 285 条 少阴病,脉细沉数,病为在里,不可发汗。

原文第 286 条 少阴病,脉微,不可发汗,亡阳故也。阳已虚,尺脉弱涩者,复不可下之。

[**提示**] 从脉象申述少阴病汗下之禁。

[**讨论**] 脉细沉数——为阴寒盛于里。

第 285 条关键在于"病为在里",故曰不可发汗。尤在泾说:"病在里而汗之,是竭其阴而动其血。"

数脉一般属热,须知数与细沉并见,其为无力可知,无论见于阳虚证或阴虚证,都不能使用汗法治疗。汗之则不是造成亡阳,便是竭其津液。

脉微——阳气虚。

尺脉弱涩——营阴亦不足。

阳虚不可发汗,误汗则阳随汗出而外亡,营阴不足,又岂能下之以竭其阴乎,所以少阴病,脉细沉数,或脉微,或尺脉弱涩者,禁用汗下攻伐之剂。

本篇既有麻辛附子汤之发汗,大承气汤之攻下,又申禁汗禁下之法,示人以兼证、正证之治,虚实不可以互混。三急下证是有里热证,其脉必滑而有力,太少两感证,必有表邪外束,且里虚并不甚,本条所述全属里虚的表现,当然不可误施汗下。

九、少阴病误治

原文第284条 少阴病,咳而下利,谵语者,被火气劫①故也,小便必难,以强责少阴汗也。

[**提示**] 少阴病火劫伤津的变证。

[**词解**] ① 火气劫:用火法以发汗。

[**讨论**]

(1) 证状:前面已介绍过少阴病里有水气所致的咳而下利,从寒化的,用真武汤;从热化的,用猪苓汤治疗。本条无脉象和其他证状的叙述,因此很难确定是属寒属热。但火法劫汗,不可否认是本病所禁忌的,误火之后,导致谵语,小便难的变证原因在于:①谵语——火气劫汗,心神浮越。②小便必难——津液内竭。皆因强发少阴汗的变证。

不能误认谵语为胃家实,本条之谵语是由于火邪内迫所致。

(2) 谵语辨:阳明胃家实多谵语,少阴病很少有谵语,本条为误治所致,临床上大致可辨别如下:①胃中燥热——谵语不休,气盛音高,脉沉实有力。②心神浮越——喃喃不全,静躁无常,气衰言微,脉多细弱。

原文第294条 少阴病,但厥无汗,而强发之,必动其血,未知从何道出,或从口鼻,或从目出者,是名下厥上竭,为难治。

[**提示**] 强发少阴汗,而导致下厥上竭难治之证。

[**讨论**] 但厥无汗——阳气衰微,不能蒸腾为汗,乃是少阴阳虚的本证。正如上面所讲,少阴病是禁用汗法的,即使外兼表邪,亦只宜温经达表,表里两顾。今外无表证,但厥无汗,而反强发其汗,则非但汗不得出,必致动及荣血。血溢于上,或从口鼻,或从两目而出。

下厥——下焦真阳衰微。

上竭——血从上出,为阴竭于上。

难治——误汗之后,下焦真阳更虚,阴血竭绝于上,乃成下厥上竭之证。下厥宜温,但血从上出,又碍于温,故为难治。后人补方有张景岳六味回阳饮,即四逆汤加当归、人参、熟地以回阳滋阴,可供临床参考。

十、少阴病可治不可治脉证

（一）阳回可治证

原文第 288 条　少阴病，下利，若利自止，恶寒而蜷卧，手足温者，可治。

原文第 289 条　少阴病，恶寒而蜷，时自烦，欲去衣被者，可治。

［提示］　指出手足温及心烦是阳回之征。

［讨论］　如图 7 - 9。

阴盛阳虚 ⟨ 下利——→利自止 / 恶寒蜷卧→手足温 ⟩ 阳复阴去

图 7 - 9　阳回可治证

辨证要点在于手足温，否则下利虽止，未必可治。肠胃生机已绝，或阴液内竭者，利亦自止，不可不知。利止而手足转温，才是真阳恢复的确诊。

恶寒而蜷——阴寒内盛。

时自烦，欲去衣被——正与邪争。

时自烦是患者自觉证，是正气能与邪争，欲去衣被，为阳气已回，恶寒已解，不是躁扰不宁，与水极似火的真阳发露不同，故曰可治。这两条的诊断，一据手足温之证状，一据时自烦欲去衣被的病情结合互参，正可以指示我们辨证的关键。

（二）阳不回不治证

原文第 295 条　少阴病，恶寒身蜷而利，手足逆冷者不治。

［提示］　纯阴无阳的不治证。

［讨论］　厥利并见固然是危候，但一般四逆汤证，大多见到厥利，未尝说是不治，《金匮要略·呕吐哕下利》说："夫六腑气绝于外者，手足寒……五脏气绝于内者，利不禁。"所以本证的严重性，应该在于厥利不止，病势较重，但也不能看作绝对，与前面第 288 条相对而论，也就是说少阴下利根据其手足的温与逆冷，能够探测到阳气的有无或盛衰，从而辨明预后的吉凶。

［参考资料］　舒驰远氏认为本证尚未至于汗出息高，犹可急投四逆汤加人

参或者不死。

原文第 296 条 少阴病,吐利躁烦,四逆者,死。

[提示] 阳不胜阴的死候。

[讨论]

(1) 少阴病,吐利四逆,本来是一般病证,可用四逆汤治疗。而本条之所以属于死证,以有躁烦之故,由吐利四逆,发展至躁烦不安,是阳气有散亡之象,而阴邪无退舍之期,阳不胜阴,故主死证。

(2) 舒驰远认为本条与吴茱萸汤证(第 309 条)无异,何以彼可治而此不可治? 分别如下。

吴茱萸汤证——吐甚于利,烦躁四逆均非主证,且烦甚于躁。是正与邪争所产生的现象,病源在中焦脾胃,没有病及肾阳。

本证以厥利为主,呕吐尚非主证,且躁重于烦,是正不胜邪,神气外亡,本证病在下焦,肾中之真阳先虚,更至神气浮越,故死。

原文第 297 条 少阴病,下利止而头眩,时时自冒者,死。

[提示] 阴尽于下,阳脱于上的死候。

[讨论]

(1) 证状:前面第 288 条已经谈过,少阴病下利自止,手足温者可治,这是阳气来复的病证。本条也是下利自止,但病情不同,不是阳复,而是阴尽,因为利止之后,出现头眩、昏冒的现象,这是阴气尽于下,而虚阳脱于上,阴阳离决,故为死候(图 7-10)。

$$\left.\begin{array}{l}\text{下利止——阴尽于下}\\[4pt]\left.\begin{array}{l}\text{头　　眩}\\\text{时时自冒}\end{array}\right\}\text{虚阳无依而上脱}\end{array}\right\}\text{阴尽阳脱故死}$$

图 7-10　原文第 297 条证状

(2) 辨证:太阳篇第 93 条"……其人因致冒,冒家汗出自愈……"因此阴病的冒,与阳病的冒,有所区别。阳病的冒证,是将欲汗解之象,阴病的冒,是阴阳离决之征。

原文第 298 条 少阴病,四逆,恶寒而身踡,脉不至,不烦而躁者,死。

[提示] 阳绝神亡的死候。

[讨论] 如图 7-11。

四逆,恶寒身踡————阴寒内盛 ⎫
脉 不 至————真阳败绝   ⎬ 有阴无阳,故主死
不烦而躁————心神散越 真阳已绝 ⎭

图 7-11　原文第 298 条证状

少阴病阳气虚微,不能通达于脉,而见脉不至,一般未必即是死候。如第 292 条:"手足不逆冷,脉不至,是阳气乍厥,引之即出,可灸少阴。"以及第 317 条:通脉四逆汤证利止脉不出;第 315 条白通汤证的厥逆无脉,真阳未至败绝,当无恶候产生,所以尚可图治。本证所以断为死候,因为见到不烦而躁一证,足见真阳已绝,神气散乱,安得不死。

其次,关于烦躁的区别:

烦——属阳,阳盛则烦(虚阳上扰亦烦)发于内,是病人的自觉证。

躁——属阴,阴盛则躁,形于外,为他觉证状。

躁即病人在做无意识的动作,非大实即大虚证,临床上多烦躁互见,但有轻重之分,本条指出不烦而躁,结合无脉,完全可以证明是有阴无阳,也就是辨证的关键。

原文第 299 条　少阴病,六七日,息高者,死。

[提示]　肾气绝于下的死证。

[讨论]　息高——气高而喘也。呼出心肺,吸入肝肾,肾为生气之源,呼吸之根,息高,为生气绝于下而不复纳,呼吸浅表,仅呼于上而无所吸,属肾气已绝,为虚脱之象。

原文第 300 条　少阴病,脉微细沉,但欲卧,汗出不烦,自欲吐,至五六日,自利,复烦躁不得卧寐者,死。

[提示]　阳亡阴竭者死。

[讨论]　如图 7-12、图 7-13。

脉微细沉,但欲卧——寒邪已深入,为少阴本证 ⎫
汗出不烦——虚脱亡阳之兆   ⎬ 此时大剂回阳,或可望生
自欲吐——阴邪上逆   ⎭

图 7-12　原文第 300 条证状(1)

据上述证状,可知本证阴盛于里,而阳气将亡于外,此时用大剂回阳,及时救治,或有生望。若再因循失治,必致变证蜂起。所以本条说:"至五六日,自利,复烦躁不得卧寐者死。"(图 7-13)

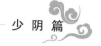

自利——阴将下竭

烦躁不得卧寐——真阳上脱 〕阳亡阴竭,故死

图 7 - 13　原文第 300 条证状(2)

世有畏温药如虎,少阴当温不温,因循失治,造成阳亡阴竭,挽救莫及,其谁之咎欤。

[**参考资料**]　最后,把少阴病的预后辨证,其证状相同,但有可治不可治的区别,简单归纳于下,如图 7 - 14。

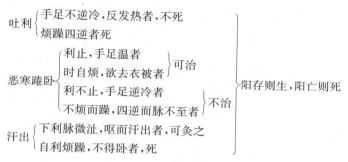

图 7 - 14　少阴病的预后辨证

总合起来,可以得出一个结论,就是以阳气为主,阳存则生,阳亡则死。

少阴篇小结

(1) 少阴病的性质:全身虚寒证。

(2) 病机:少阴一经,兼水火二气,有从阴化寒,从阳化热的两个转归。太阳与少阴相表里,故可以外兼太阳之表。若脏气充实,亦可转入阳明之腑(由虚转实),因此也有内兼阳明之里。但少阴多虚,仍以寒化为正证。

(3) 主证主脉:但欲寐,脉微细,为脉证提纲。

(4) 少阴病的辨证要点:①口中和,背恶寒。②厥冷,下利清谷。③自利而渴(上虚无阴以济)。④小便色白(下虚无阳以温)。

(5) 寒化证的正治方法:扶阳抑阴。

1) 阴盛阳虚,水气浸渍,治宜温阳散水。①附子汤——温补以壮元阳。②真武汤——温散以逐水气。

2) 阴盛阳虚,厥逆下利,治宜逐寒回阳。①四逆汤——治中寒阳微,能温运脾肾。②通脉四逆汤——治阴盛格阳于外,能通达内外阳气。③白通汤——治阴盛格阳于上,能宣通上下阳气。④白通加猪胆汁汤——治阴盛格阳,反佐苦寒,以从阴引阳。

3)阴盛阳郁,吐利,四逆,烦躁欲死者,治以吴茱萸汤——温胃降逆。

4)虚寒滑脱之下利便脓血者,治以桃花汤——温中固脱。

5)便脓血者可刺——助汤药之不及。

6)吐利脉不至,或微涩,呕而汗出者,可灸——温经通阳。

(6)热化证的变治方法:育阴清热。①黄连阿胶汤——治阴虚阳亢,心烦不寐,能育阴清热。②猪苓汤——治水热互结,呕、渴、心烦,能滋阴利水。③猪肤汤——治阴气下泄,虚火上炎,能滋润养阴。④咽痛:a.甘草汤及桔梗汤——治少阴客热之轻证,能清热解毒。b.苦酒汤——治咽中伤生疮,能通声敛疮。c.半夏散及汤——治寒邪外束,阳邪郁聚之咽痛,能疏散郁热。⑤四逆散——治阳邪郁遏于里,能宣通阳。

(7)兼表实证治:脉沉发热,治以麻黄细辛附子汤,麻黄附子甘草汤——温经达表。

(8)兼里实证治:邪转阳明成胃实,燥热耗伤津液,治以大承气汤——急下存阴。

(9)治禁:病在里之脉细沉数,或脉微,属阳虚者,禁汗(包括火劫)。阳已虚,尺脉弱涩者,营阴亦不足,禁汗与下。

(10)误治变证:强责汗出,引起谵语,小便难——心神浮越,津液枯竭。必动其血——因成下厥上竭,为难治。

(11)生死决诊

1)阳回则生——手足温(证状),时自烦,欲去衣被(病情)。

2)阳亡则死,阴竭亦死。①纯阴无阳(第295条)。②阳不胜阴(第296条)。③阴尽阳脱(第297条)。④阳绝神亡(第298条)。⑤肾气绝于下(第299条)。⑥阳亡阴竭(第300条)。

病入少阴,邪已深入,故死候亦多,生死的决诊,较他经为重要,我们必须见微知著,掌握时机,做到早期诊断,早期治疗,才不致因循误事。

厥 阴 篇

概 说

在没有讨论本篇以前，首先必须要理解几个问题。

（1）本篇内容比较复杂，因而引起后世有些注家的怀疑，甚至抱着否定的态度；但有的注家却认为有其一定的依据，并不是杂凑成章，因而在看法上未趋一致，致使后学无所适从。兹举出几家不同的意见来讨论一下，并提出我们的主观看法。

1）本篇条文杂乱而加以歧视的：陆渊雷说，"本篇明称厥阴病者仅四条，除首条提纲有证候外，余三条文略而理不莹，无可研索。"

《伤寒论》概要："厥阴病则为杂凑。"

以上见解，认为本篇无研究的价值。

2）本篇不冠以厥阴名称的疾病，皆由他经转来。

王肯堂《伤寒准绳》："厥阴为三阴之尾，凡太阴少阴之病，皆至厥阴传极，故诸阴证不称名者，皆入其篇。"

王氏指出本篇复杂之由来，说明符合疾病的一般发展规律。

3）我们的看法：《伤寒论》六经分证，每一经的证候群，都各有其共同的特点，仲景把厥逆、吐利等证状归入厥阴篇来讨论，是完全合乎逻辑的科学归类法。

（2）主要内容：把各种不同原因的厥证，和厥热的病因，都合并在一起讨论。

（3）性质：寒热错杂证（与少阳为表里）。

（4）机制

1）上热下寒：《巢氏病源》，"阳并于上则上热，阴并于下则下冷。"

2）厥热胜复：条件——基于人身阴阳之消长及邪气之弛张。

（5）治疗：温下清上，益气行血。厥阴病寒热错杂，所以寒热补泻并用者为常，纯寒纯热者为变。

（6）与太阴少阴的区别：太阴——脾阳衰弱的虚寒证，但寒无热。少阴——从阴化寒为正证，从阳化热为变证。然寒热二者，绝对分开。厥阴——阴之极，阳之始；阴中有阳，或上热下寒，或厥热胜复，寒热常互见。

一、厥阴病证候大纲

原文第 326 条　厥阴之为病，消渴^①，气上撞心，心中疼热，饥而不欲食，食则吐蛔，下之利不止。

[提示]　上热下寒证。

[词解]　① 消渴：方有执说"饮水多而小便少"与《金匮要略》之饮一溲一在病因和病机上都不相同。

[讨论]

（1）脉证分析：如图 8-1。

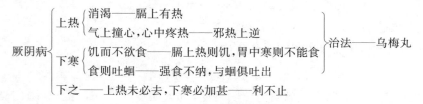

图 8-1　厥阴病证候大纲

1）厥阴为三阴之尾，阴极而下寒，格拒了在上的阳气，就反映出上热的现象。而且下寒愈重，上热也愈甚，这是它独有的特征。

2）厥阴肝木上炎，木火同气，肝气通于心，所以气上撞心，心中疼热。

3）因有上热，易为医者误用下法，既有下寒，下之则药不对证，且厥阴下寒证，本有下利之趋向，所以下之利就不止。

4）厥阴病包括"上热下寒"和"厥热胜复"两种类型的证候群，本提纲仅是上热下寒一个方面，所以应与以下第336、第342、第341、第331、第334五条的厥热胜复合参，才为全面。

（2）方义（详下）。

二、厥阴病欲解时

原文第328条 厥阴病，欲解时，从丑至卯上。

［提示］ 厥阴病好转的时间。

［讨论］ 厥阴为阴之极，阴极以阳生为愈机，丑至卯上，为阴极阳生之时，故病能有转机。由此可以理解到厥阴病阳气来复为向愈的佳兆，但也不能误解为厥阴病一定要到丑至卯上才能痊愈。

三、厥阴病厥热胜复辨

原文第337条 凡厥者，阴阳气不相顺接[①]，便为厥。厥者，手足逆冷者是也。

［提示］ 厥的病因和证状。

［词解］ 阴阳气不相顺接：人身的阴阳失去了协调。

［讨论］

（1）厥的病因：阴阳气不相顺接。

（2）厥的证状：手足逆冷。

（3）寒厥热厥的病机，如图8-2。

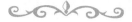

$$\text{厥}\begin{cases} \text{寒厥——寒极阳衰，不与阴接} \\ \text{热厥——热极阳郁，不与阴接} \end{cases}\text{手足逆冷}$$

图8-2 寒厥热厥的病机

正常的人是始终保持阴阳的平衡，假使失去了平衡，就产生病变。伤寒邪正交争,影响了阴阳失去平衡,严重时就产生厥逆。

寒极阳衰,阳气衰微,不能温布于外而手足逆冷为寒厥;热极阳郁,阳气内郁而不能向外透达,亦能引起手足逆冷,为热厥。

(4)《伤寒论》厥逆的名称导源于《内经》。

《伤寒论》的厥逆,虽不同于《内经》,但不脱《内经》的理论基础,因此,我们不能把《伤寒论》和《内经》的厥逆划分开来。应该认为:《伤寒论》的厥逆,是《内经》学说的进一步发展,而加以灵活运用到外感中来,补充了《内经》偏于内因病机的不足。

(5)《伤寒论》与《内经》对"厥"的不同点

1)病机。①《内经》:重在正气。阳气衰于下——寒厥;阴气衰于下——热厥。②《伤寒论》:重在邪气。寒极阳衰——寒厥;热极阳郁——热厥。

2)证状。①《内经》:寒厥手足寒,热厥手足热。②《伤寒论》——寒厥热厥,手足都寒。

3)治法。①《内经》:寒厥——补阳(益火之原);热厥——益阴(壮水之主)。②《伤寒论》:寒厥——扶阳抑阴;热厥——宣透郁阳。

《内经》的热厥,是阴气衰于下,阴虚生内热,所以手足热,和伤寒热极阳郁的手足寒相反。

(6)四逆与厥是互言不分的。

由于《伤寒论》条文中厥逆有厥、厥逆、厥冷……或再冠以"手足"二字,以及四逆等好几种名称,所以引起了前辈有些医家的注意和研究。

1)认为在寒冷的程度上不同。

成无己说:"邪传少阴,为里证已深,未至厥,手足又加至不温,是四逆也。若至厥阴,则手足冷矣。"

又说:"诸四逆厥者,不可下,是四逆与厥有异也。"

成氏前一节是说明四逆和手足冷区别,后几句是说明四逆和厥的区别,是体味《伤寒论》条文的意义而来的。

四逆——少阴——手足不温——轻。

厥——厥阴——手冷——重。

2)认为在冷的面积大小不同。

李杲说:"四逆与手足,确有所分,以其'四'字加于'逆'字之上者,是通指手、足、臂、胫而言;以其'手足'二字加于'逆''厥''冷'等字之上,及无'手足'二字者,是独指'手足'言也。"

四逆——手、足、臂、胫以上冷——手冷至肘,足冷至膝——重。

厥——手足冷——手冷至腕,足冷至踝——轻。

二人所说相反,仔细研究《伤寒论》条文,四逆和厥,是互言不分的。所谓轻重,还须靠其他的见证为依归。

原文第 336 条　伤寒病,厥五日①,热亦五日,设六日,当复厥,不厥者自愈。厥终不过五日,以热五日,故知自愈。

[**提示**]　厥热平衡,自愈之候。

[**词解**]　① 日:代表时间。如六日较五日的时间为长。

[**讨论**]　厥热胜复,以阴盛厥逆为病重,阳复发热为病退;本条厥热各五日,时间相等,无太过不及,阴阳平衡,故愈。

原文第 342 条　伤寒,厥四日,热反三日,复厥五日,其病为进。寒多热少,阳气退,故为进也。

[**提示**]　厥多于热,病进之证。

[**讨论**]　如图 8 - 3。

厥——四日——多——复厥五日——更多〉阴盛阳衰——病进
热——三日——少

图 8 - 3　原文第 342 条讨论

(1)厥是阴盛,热是阳复,热三日较厥四日为少,是阳复不足,阳不足则阴邪盛,而复厥五日,这是阴盛阳衰,所以病进。

(2)病进就是病情发展加剧。

原文第 341 条　伤寒,发热四日,厥反三日,复热四日,厥少热多者,其病当愈。四日至七日,热不除者,必便脓血。

[**提示**]　热多于厥为病愈,热复太过便脓血。

[**讨论**]　如图 8 - 4。

热四日〉热久不退(阳复太过)——伤及下焦血分,便下脓血
厥三日〉热多于厥阳复病愈

图 8 - 4　原文第 341 条讨论

(1)厥少热多是阳复阴退,所以当愈;但其热不除,是阳复太过,由寒化热了。

（2）热向下迫，伤及下焦血分，血不循经而外溢，为邪热所蒸腐，故便脓血。

原文第 331 条　伤寒，先厥，后发热而利者，必自止，见厥复利。

［提示］　由阴转阳，厥利自止；由阳转阴，厥利复作。

［讨论］　如图 8-5。

```
厥利(阴盛)              ┌愈
          →后发热(阳复)→厥┤
利自止                  └阳复不及阴邪又盛——见厥复利
```

图 8-5　原文第 331 条讨论

（1）利是阴盛下寒的寒利。

（2）厥阴下寒，阴盛阳衰，以厥利为主证。二者常先后或同时伴发，且常互为影响。

（3）下利更引起阴盛阳衰，阴盛阳衰又加重了厥利，厥逆也是这样，所以又互为影响。

（4）由于厥利是阴盛阳衰的主证，所以厥利的有无和出现的前后久暂，是诊断厥阴整个病情的主要关键。

（5）阴盛的厥利，见阳复而发热，必阴退而厥利消失，所以自愈。

（6）如再见厥，表示阳复不足，阴邪又盛，阴邪又盛而见厥，则阳气又为所困而复利，所以于病为进。

（7）厥热胜复，总以阴阳平衡为向愈的佳兆，太过不及都是病态。上条阳复太过，化热而便脓血；本条阳复不及，见厥复利，都是具体的例子。

原文第 334 条　伤寒，先厥后发热，下利必自止。而反汗出，咽中痛者，其喉为痹。发热无汗，而利必自止。若不止，必便脓血。便脓血者，其喉不痹。

［提示］　阳复太过，邪热上熏为喉痹，下迫为便脓血。

［讨论］　以上五条，是说明整个厥热胜复的病况，现归纳于下，以便互参（图8-6）。

```
      ┌1.厥多于热——阴盛——病进
厥热  │2.厥热平均，或热多于厥——阳回——病退(愈)
胜复  │        ┌不及——阴邪又盛——见厥复利
      └3.阳复┤                    ┌热熏上焦气分——汗出咽痛喉痹
              └太过——热不退而邪从热化┤
                                    └热迫下焦血分——无汗，便脓血(热已下泄喉不痹)
```

图 8-6　厥热胜复的病况

（1）阳复太过化热之后，热邪的上熏或下迫，都能促使病情的变化。

（2）汗出是邪热上熏，向外发泄的表现，汗出伤津，更易引起咽痛喉痹。

（3）厥阴上热证，常患咽痛喉痹，是邪热随经上扰的关系。

（4）化热后如利尚未止，则更易使邪热乘虚下迫，而便脓血。

四、厥阴病寒热错杂证治

（一）干姜黄芩黄连人参汤证

原文第 359 条 伤寒本自寒下，医复吐、下之，寒格①更逆吐下，若食入口即吐，干姜黄芩黄连人参汤主之。

［**提示**］ 下寒格，逆治法。

［**词解**］ ① 寒格：在上之阳气为下寒所格拒。

［**讨论**］ 如图 8-7。

图 8-7　原文第 359 条讨论

（1）"本自寒下"就是本有下利的证状。

（2）本条只说寒下，为什么还知有上热？

1）厥阴多数有上热下寒。

2）如无上热，不致误成"医复吐下之"。

3）文中"寒格更逆吐、下"，从"更"字上可以知本来就是寒格证，寒格则必然阻塞胸中阳气下降之路，而现上热。

（3）上焦的热象，可能有：消渴、气上撞心、心中疼热、闷郁等证状，致为医者误作胸中之实邪而用吐法；吐之不去，更复下之，所以说复误吐、下之。

（4）食入口即吐，是上焦有热的主要依据。

（5）方义：干姜黄芩黄连人参汤（是厥阴病上热下寒的主方）。

干姜——逐阴寒。黄芩、黄连苦味通寒格止呕。

人参——复正气（吐、下、必伤其正）。

上四味各三两以水六升,煮取二升,去滓,分温再服。

王晋三说:"厥阴寒格吐逆,用芩连大苦泄去阻热,干姜开通阴寒,误施吐下,必伤其中,故以人参补中,胃阳得转;并助干姜之辛,冲开阴格而利止。"

浅田说:"凡呕家夹热者,香砂橘半不效,服此方反而晏如。"

（二）麻黄升麻汤证

原文第 357 条　伤寒六七日,大下后,寸脉沉而迟,手足厥逆,下部脉不至,喉咽不利,唾脓血,泄利不止者,为难治,麻黄升麻汤主之。

[提示]　厥阴误下而至寒热错杂的变证。

[讨论]　如图 8-8。

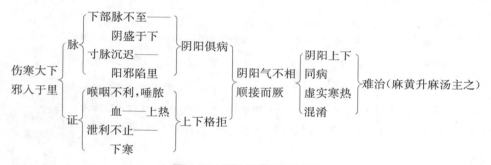

图 8-8　原文第 357 条讨论

尤在泾说:"阴阳上下并受其病,虚实寒热,混淆不清,欲治其阴,必伤其阳,欲补其虚,必碍其实,故难治。"

（1）脉沉迟,无力者为里寒阴盛,现在阳邪陷里,必寸脉沉迟有力。

（2）难治并不等于不治,所以尚可与麻黄升麻汤治疗。

（3）方义:麻黄升麻汤。

麻黄(去节)二两半　升麻一两一分　当归一两一分　知母十八铢　黄芩十八铢　葳蕤十八铢(一作菖蒲)　芍药六铢　天门冬(去心)六铢　桂枝(去皮)六铢　茯苓六铢　甘草(炙)六铢　石膏(灯碎绵裹)六铢　白术六铢　干姜六铢

上十四味,以水一斗,先煮麻黄一两沸,去上沫,内诸药,煮取三升,去滓,分温三服,相去如炊三斗米顷,令尽汗出愈。

1）本方共药十四味，包括了桂枝汤、越婢汤、麻杏石甘汤、黄芩汤、甘草干姜汤等。

2）治疗作用：滋阴养血，清上温下，调和营卫，发越郁阳，合补泻寒热为剂，使相助而不相悖。

麻黄、石膏、甘草——越婢汤主药，发越内郁之阳气。

桂枝、芍药——桂枝汤主药，调和营卫。

升麻——升清解毒，配麻黄行气通血，开发内外郁塞之邪。配麦冬等治咽痛。

黄芩、知母、麦冬——清上热，利咽喉。

茯苓、白术、干姜——配桂枝温下寒，利水。

当归、葳蕤——滋阴养血，防止发越之弊。

3）本方对后世方剂学上的启发：后世阳和汤治流注阴疽，补中益气汤治阳虚外感，升麻葛根汤治时疫痘疹，普济消毒饮治大头天行，升麻鳖甲汤治阳毒，皆出此法。

［参考资料］　由于本条的证情和处方都很复杂，引起了各家有不同的看法，如：尤在泾认为是误下后阳邪传阴的上逆之证；柯韵伯认为是下厥上竭的阴阳离决之证；而柯氏和丹波元坚、陆渊雷等又都认为药味庞杂，方证不符，必非仲景之方；然在陈逊斋医案中，又载有用本方治愈的病例。

本方是否出于仲景，可姑置不论，正如程郊倩所说"大下后……阳邪陷里"，同时尚有表解的趋势，那么，从本方参酌使用，尚无不可。

五、厥阴病热证治法

（一）白虎汤证

原文第 350 条　伤寒，脉滑而厥者，里有热，白虎汤主之。

［提示］　热厥清解法。

［讨论］　伤寒厥逆，有寒厥热厥以及其他病因所引起的多种厥逆类型。本条所讨论的是热厥，就是热极阳郁，阳气不能透达于四末而引起的厥逆症状（图8-9）。

脉滑——沉滑有力——里热郁伏
热厥 { 厥——郁热在里,阻绝阳气,不得畅达于四肢 } 热深厥深——白虎汤
伴发证——舌干,口燥,烦渴引饮

图 8-9　原文第 350 条讨论

单凭脉滑,不能诊断它是热厥,在事实上必伴见其他的里热证状。在条文中没有指出其他的证状,这是仲景的省文笔法,我们可从以方测证的角度来看,就可体会出里热的严重程度(参阅《伤寒论释义》寒厥热厥辨证表)。

(二)白头翁汤证

原文第 371 条　热利下重①者,白头翁汤主之。

原文第 373 条　下利欲饮水者,以有热故也,白头翁汤主之。

[提示]　厥阴热利治法。

[词解]　① 下重:里急后重,为热迫肛门所引起。

[讨论]

(1)证候

1)病因:以有热故也(《内经》:暴注下迫,皆属于热)。

2)症状:热利下重——热伤气滞,里急后重,便脓血也(《医宗金鉴》)。欲饮水——里热。

(2)辨证:下重为辨证的关键。

利:下利清谷——里寒下虚——粪稀如水,洞泄不禁——四逆汤。协热下利——表热入里,下迫大肠——爽利如泄,有表热证——葛根黄芩黄连汤。热利——厥阴热入大肠——便带黏腻脓血,里急后重——白头翁汤。

(3)治疗:白头翁汤——清热止利。

(4)方义:白头翁——苦寒清肝经血热,止毒痢。秦皮——色青而气味苦寒,能清肝热,涩大肠。黄连、黄柏——苦寒,清肠热,坚阴(本方治急慢性痢疾均效,文献报告很多)。

(三)小柴胡汤证

原文第 379 条　呕而发热者,小柴胡汤主之。

[提示]　阴证转阳,因势利导治法。

[讨论]　如图8-10。

发热——从阴转阳 ⎱
呕——邪出少阳　⎰小柴胡汤

图8-10　原文第379条讨论

发热为阳气来复,呕为少阳主证。本证因无厥利,所以是阴证转阳,如有厥利,则发热和呕都属阴盛格阳,虚阳欲脱的危证,在下面条文中再加讨论。

(四) 小承气汤证

原文第374条　下利谵语者,有燥屎也,宜小承气汤。

[提示]　实热下利的证治。

[讨论]　如图8-11。

实热 ⎰ 下利——热结旁流
　　　⎱ 谵语——里热腑实
　　　　伴发证——腹胀满拒按,苔黄燥 ⎱有燥屎——小承气汤

图8-11　原文第374条讨论

下利证,有属虚寒的,有属实热的,今下利而又谵语,才能怀疑是有燥屎所引起的热结旁流。

谵语,既因热结旁流所引起,因此,必伴有腹胀满拒按,苔黄燥等燥屎阻结的现象。

虽有燥屎而无绕脐痛,故用小承气汤。

(五) 栀子豉汤证

原文第375条　下利后更烦,按之心下濡者,为虚烦也,宜栀子豉汤。

[提示]　利后虚烦,宜清余热。

[讨论]　本条可与上条参照,上条下利谵语属燥屎,本条下利后虚烦属余热。

(1) 证状:如图8-12。

下利后 ⎰ 更烦——余热未尽
　　　　⎱ 按之心下濡——内无实邪 ⎱虚烦(对燥实言)——栀子豉汤

图8-12　原文第375条证状

1）从更烦的"烦"字上，可知下利前已烦，本来因热而烦，下利后更烦，是余热未尽。

2）按之心下濡，即知为内无实邪之虚烦，因为不是实烦故称虚烦，但不是虚寒的虚烦，虚寒的烦为"阴躁"。

3）本条用栀子豉汤清热除烦，叙证较简，可与太阳阳明篇的有关栀子豉汤证条文合参，其义益彰。

（2）辨证：如图 8-13。

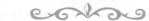

$$烦\begin{cases}虚寒——阳微欲脱——伴有厥逆下利\\里热\begin{cases}有实邪——心（腹）下坚硬或拒按\\无实邪——心（腹）下濡软\end{cases}有里热证（口干舌燥，脉滑数等）\end{cases}$$

图 8-13　原文第 375 条辨证

"烦躁"二字，严格地说，是有区别的，烦属阳，躁属阴，虚寒的烦，就是阴躁，但在临床上，每相提并论，其虚实之辨别，应视具体脉证决定。

六、厥阴病寒证治法

（一）冷结关元证

原文第 340 条　病者手足厥冷，言我不结胸，小腹满，按之痛者，此冷结在膀胱关元①也。

[**提示**]　冷结关元致厥。

[**词解**]　① 关元：在脐下三寸，属任脉穴。

冷结关元，唐容川认为是寒疝癥瘕的一类疾病。

[**讨论**]

（1）证状：手足厥冷——里寒，肾阳被遏，不能温于四末。言我不结胸——胸部无病变。小腹满，按之痛——病在下焦少腹部。冷结关元。

（2）辨证：何以知是冷结关元。

1）因无热象。古人以无热之痛，均属虚寒。

2）有厥冷，必伴有喜温，小便清白。

（3）鉴别

1) 热结膀胱——手足热,小便赤涩。

2) 蓄水证——少腹里急,小便不利。

3) 蓄血证——少腹满,按之痛,小便利。

4) 本证——少腹满,按之痛,小便清长,手足厥冷,喜温。

特别指出:本证和蓄血证大部相同,辨证眼目,冷结关元证是手足厥冷,喜温,而蓄血证则手足不厥逆,且亦不喜温。

(4) 治疗

1) 灸法——灸关元百壮,使热力直达病所。

2) 汤方——桂枝加附子汤,当归四逆加吴茱萸生姜汤,可斟酌使用。

(二) 下虚戴阳证

原文第 366 条　下利,脉沉而迟,其人面少赤,身有微热,下利清谷者,必郁冒①汗出而解,病人必微厥。所以然者,其面戴阳②,下虚故也。

[提示]　厥阴虚阳上浮,证轻郁冒而愈。

[词解]　① 郁冒:郁结闷瞀,昏冒不清。

② 戴阳:面赤如微酣状,为阴盛阳越之证。

[讨论]

(1) 脉细:如图 8-14。

脉沉迟,下利清谷——阴盛于下
面少赤(少为轻)——戴阳证——阳浮于上　阴盛格阳之轻者,正复厥愈而病解
身微热(微为轻)——阳浮于外

图 8-14　原文第 366 条脉证讨论

1) 阴盛阳虚之证,虚阳常易为阴所格拒而外越,阳越于上,则面赤戴阳;越于外,则身有假热,而成阴内阳外之格阳证。

2) 本条面少赤,身微热,"少""微"二字,表示阳气潜藏者多,发露者少,为格阳之轻证。

3) 阳气潜藏既多,则正气易复,能战胜阴盛格阳之轻证,通过郁冒(即邪正交争的表现),汗出而解。

4) 邪去正气亦虚,所以有暂时的微厥,待将息后阳气恢复,即厥除而愈。

(2) 郁冒的预后:郁冒是邪正交争剧烈时的表现,其预后由正气之能否胜邪

来决定。

1) 实证——正能胜邪，不必郁冒，自能汗出而解。

2) 虚而不甚——正气尚能奋与邪争，发生郁冒，正胜则汗出而解（如本条）。

3) 大虚证——正不胜邪，郁冒则死（如少阴病阴盛阳虚之极，阳浮于上，汗出即脱，眩冒即死）。

（3）鉴别

1) 阳邪郁表——面部通红（面缘缘正赤、面合赤色），手足温，脉数有力……（表证）。

2) 戴阳——面赤，足胫冷，脉沉细，或浮大无力……（里证）。

（三）哕逆腹满证

原文第 381 条　伤寒哕而腹满，视其前后，知何部不利，利之即愈。

[提示]　里实致哕证治。

[讨论]

（1）证状：哕而腹满——腹部满实，上逆致哕。视其前后——察大小便。知何部不利，利之则愈——察审原因，因势利导。

虽知哕为腹满上逆所致，但尚未知腹满的病因，所以要察大小便，以知腹满由何部不利所引起。

（2）治疗：腹满致哕，前部不利——热在下焦，水气不行——猪苓汤（利水滋阴）。后部不利——里热腑实，大便不通——调胃承气汤（调胃通便）。

这是朱肱所拟的治法。

（3）辨证：张令韶说，"伤寒之哕，非中土败绝，即胃中寒冷；然亦有里实不通，气不得下泄，反上逆而哕者。"

伤寒的寒哕，在阳明病虚寒证治第 326、第 380 两条中讨论过了，本文所讨论的是实哕。

虚实二哕，固然可在兼证上可资鉴别，而哕的本身，亦有不同的地方。

虚哕——声音低微，良久而作。实哕——声音响亮，连续不断。

（四）除中证

原文第 333 条　伤寒，脉迟，六七日，而反与黄芩汤彻其热。脉迟为寒，今与黄芩汤复除其热,腹中应冷,当不能食,今反能食,此名除中①,必死。

[**提示**] 误投寒凉,胃败除中。

[**词解**] ① 除中:是胃败能食的反常现象。吴人驹说:"除中者,中气除去,欲引食以自救。"

[**讨论**] 本条必须讨论两个问题。

(1)脉迟为寒,为什么反与黄芩汤误彻其热?可能有两个原因:①阴盛阳越,外现假热,误以黄芩汤治热。②厥阴病六七日阳气来复,厥回发热,但利尚未止,误作太阳少阳合病,误用黄芩汤退其热。

(2)怎知本条的能食是除中?其理由有如下三点:①脉迟为寒,与黄芩汤必伤胃气而不能食,所以知能食为反常的除中现象。②虽然能食,精神和脉证无好转。③能食的时间短暂,后即胃败不食。

原文第 332 条 伤寒,始发热六日,厥反九日而利;凡厥者,当不能食,今反能食者,恐为除中。食以索饼①,不发热者,知胃气尚在,必愈。恐暴热来出而复去也,后日脉之,其热续在者,期之旦日夜半②愈。所以然者,本发热六日,复发热三日,并前六日,亦为九日,与厥相应,故期之旦日夜半愈。后三日脉之而脉数,其热不罢者,此为热气有余,必发痈脓也。

[**提示**] 试探除中证的方法和发展情况。

[**词解**] ① 索饼:小麦面做的条状食品。

② 旦日夜半:第二日的半夜(旦日即明日)。

[**讨论**] 如图 8-15。

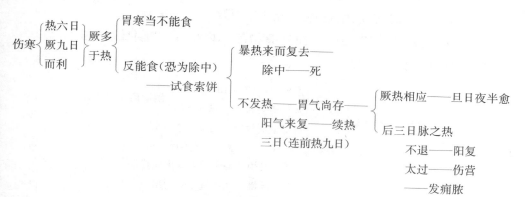

图 8-15 原文第 332 条讨论

（1）厥多于热而反能食，应怀疑为除中，所以食以索饼，帮助诊断。

（2）食后有两种不同的证候显现：①暴热来而复去的是除中。②不发热是阳气来复的佳兆。

（3）阳复太过，伤营血而发痈脓。

[参考资料] 食以索饼后，不发热者之"不"字，舒驰远认为应作"微"字，《医宗金鉴》认为应作"若"字。

我们初步同意这种意见，因为食索饼后，暴热来而复去，固然是除中；但不发热仍是阴盛阳衰，倘"微发热"或"若发热"才能表示厥回而阳气来复。至于是否确当，还须大家慎重研究。

（五）蛔厥证治

原文第338条 伤寒，脉微而厥，至七八日肤冷，其人躁[①]无暂安时者，此为脏厥[②]，非蛔厥[③]也。蛔厥者，其人当吐蛔。今[④]病者静而复时烦[⑤]者，此为脏寒[⑥]，蛔上入其膈，故烦，须臾复止，得食而呕又烦者，蛔闻食臭出，其人常自吐蛔。蛔厥者，乌梅丸主之，又主久利。

[提示] 鉴别藏厥与蛔厥，并述蛔厥的治法。

[词解] ① 躁：属阴，为阳气欲脱。

② 脏厥：脏寒之极，是纯阴无阳的死候。

③ 蛔厥：胃寒而蛔扰致厥。

④ 令：《金匮要略》《玉函》作"今"。

⑤ 烦：属阳，本条为蛔扰而使情绪不宁所致。

⑥ 脏寒：胃寒。魏荔彤说："此脏字即指胃。《内经》十二脏并腑以言脏也。"

[讨论] 如图 8 - 16。

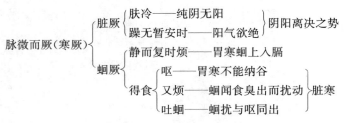

图 8 - 16 原文第 338 条讨论

脏厥与蛔厥同属厥逆证候,但脏厥重而蛔厥轻。

(1) 鉴别:脏厥——躁无暂安时。

蛔厥——静而复时烦,吐蛔。

以上是两者中的主要鉴别,在临床上当然尚有其他的脉证可凭。

(2) 治疗:脏厥——灸法及四逆汤辈。

蛔厥——乌梅丸。

(3) 方义:乌梅丸。

蜀椒温中杀虫;黄连、黄柏清热,止呕,安胃;桂枝、细辛、附子、干姜温阳散寒;人参、当归补气养血;乌梅敛肝,安蛔。

1) 主要作用:辛温驱寒,苦寒清热,安胃制蛔。

2) 治蛔厥,又主久利。

3) 为厥阴寒热错杂证之主方。

(六) 当归四逆汤证、当归四逆加吴茱萸生姜汤证

原文第 351 条　手足厥寒,脉细欲绝者,当归四逆汤主之。

原文第 352 条　若其人内有久寒者,宜当归四逆加吴茱萸生姜汤。

[提示]　血虚寒滞的厥逆证治。

[讨论]

(1) 脉证:如图 8-17。

血虚寒滞——{手足厥寒——不能温于四末 / 脉细欲绝——不能温行脉中} 当归四逆汤(久寒者加吴茱萸、生姜)

图 8-17　原文第 351 条脉证

1) 脉细欲绝,营血内虚。

2) 手足厥寒,寒邪郁滞,阳气被阻。

(2) 方义

1) 当归四逆汤:桂枝汤去生姜加细辛——驱寒复阳,和营卫。当归——养血和血。通草——通利经脉。

主要作用:和营卫,散风寒,活血通阳,是桂枝汤的变法。

2) 当归四逆加吴茱萸生姜汤:如果当归四逆汤的病人,素有停痰积饮,属于久寒者,可兼见头痛(常见于巅顶),干呕,吐涎沫等证,则在方中加吴茱萸、生姜,

温中降逆,又加清酒,取其扶助阳气,疏畅血脉。

（3）本方为何既名四逆而不用姜附?

陈平伯说:"仲景治四逆,每用姜附,今本方中并无温中助阳之品,即遇内有久寒,但加吴茱萸、生姜,不用干姜、附子何也? 盖厥阴肝脏,藏营血而应肝木,胆火内寄,风火同源,苟非寒邪内患,一阳之生气欲绝者,不得用辛热之品,以扰动风火。"陈氏的话,对临床上滥用姜附的足可引以为戒。

（4）本方与四逆汤在应用上的不同点

当归四逆汤:治血虚受寒（脉细）,以养血祛寒为主,故方名冠以当归。

四逆汤:治里寒阴盛（脉微）,以温脾肾之阳为主。

（七）四逆汤证

原文第 353 条 大汗出,热不去,内拘急,四肢疼,又下利厥逆而恶寒者,四逆汤主之。

原文第 354 条 发汗,若大下利,而厥冷者,四逆汤主之。

[**提示**] 阴盛阳越证治。

[**讨论**] 如图 8-18。

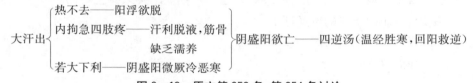

图 8-18 原文第 353 条、第 354 条讨论

（1）大汗出后,其热当去,今热不去,知非表热而是阳浮欲脱的假象。

（2）大汗出而热不去,是表阳不固的亡阳现象,所以用四逆汤温经胜寒,回阳救逆。

原文第 377 条 呕而脉弱,小便复利,身有微热,见厥者难治,四逆汤主之。

[**提示**] 呕厥难治证。

[**讨论**] 如图 8-19。

$$\text{厥}\begin{cases}\text{呕——阴盛格阳,胃气上逆}\\\text{脉弱——阳虚已极}\\\text{小便复利——阳气不固,泉源不守}\\\text{微热——阳越于外}\end{cases}\text{阴盛格阳——难治——四逆汤}$$

图 8-19 原文第 377 条讨论

（1）本条如果单是微热、小便利、脉弱，亦可当作呕后一时的正气虚弱现象，尚未达到难治的地步。惟再加上厥逆的证候，则证明阳气已极度衰竭，不能外达于四肢，并见阳越于外的微热，阳从上越的呕逆，下脱的小便复利，所有证状，皆呈阳气已趋脱绝的危候，所以断为难治。难治不等于不治，投四逆汤等或可挽救万一。

（2）可更进一步体会到厥逆的有无和出现的前后、久暂，在病变过程中往往是决定整个病情的主要关键。

（八）吴茱萸汤证

原文第 378 条　干呕,吐涎沫,头痛者,吴茱萸汤主之。

[**提示**]　厥阴头痛证治。

[**讨论**]

（1）证候:如图 8 - 20。

厥阴 $\left\{\begin{array}{l}干　呕 \\ 吐涎沫\end{array}\right\}$浊阴之邪,引动肝气上逆——清阳被扰——头痛——吴茱萸汤

图 8 - 20　原文第 378 条证候

1）单是干呕,应怀疑邪转少阳,有吐涎沫,则是胃寒,所以徐灵胎说:"吐涎沫,非少阳之干呕。"

2）舒驰远说:"既吐涎沫,何云干呕?"柯韵伯说:"干呕吐涎沫是二证,不是并见。"临床上也常有先干呕而后吐出涎沫的病例。

3）阳明之脉上于头,厥阴之经与督脉会于巅,浊阴之邪引动肝气上逆,所以头痛。

4）本证也就是俗名痰厥头痛。

5）本方对头痛如劈,无表证,无热象者用之颇效。

（2）鉴别:吴茱萸汤和四逆汤同为温中散寒,区别于下。

四逆汤——治脾肾阳虚下陷——下利,厥逆。

吴茱萸汤——治肝胃浊阴之气上逆——呕吐,头痛。

（九）瓜蒂散证

原文第 355 条　病人手足厥冷,脉乍紧者,邪①结在胸中,心下满而烦,饥不

能食者,病在胸中,当须吐之,宜瓜蒂散。

　　[提示]　痰实结于胸中,宜用吐法。

　　[词解]　① 邪——指风寒痰实的致病因素。

　　[讨论]　如图8-21。

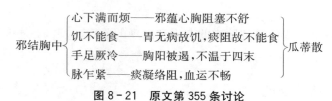

图 8-21　原文第 355 条讨论

（1）因脉乍紧,故知其所结之邪为寒痰,此为辨证的关键。

（2）瓜蒂散吐中有升散之义,其病在胸中,故用吐法,即《内经》"其在上者,因而越之"之意。

（3）本条与第116条互参,当有胸中痞硬,气上冲咽喉不得息,则更易诊断为痰实结于胸中。

（十）茯苓甘草汤证

　　原文第 356 条　伤寒厥而心下悸,宜先治水,当服茯苓甘草汤,却治其厥。不尔,水渍入胃,必作利也。

　　[提示]　阳虚水停致厥,宜温化通阳。

　　[讨论]　如图8-22。

$$
阳虚水停心下\begin{cases}证状\begin{cases}胸阳被遏,不布于四肢——厥\\水气凌心——悸\end{cases}\\趋势——下渍胃肠——利\end{cases}
$$

图 8-22　原文第 356 条讨论

（1）因心下悸,故知心下有水气。

（2）因心下有水气,故知厥为胸阳被停水所遏而引起。

（3）心下停水是不稳定的,水居心下则为悸,也可能下渍肠胃而为利。

（4）治疗:先治其水,水去悸已而仍厥逆的再治其厥。

厥因水致——先治其水——水邪得化,悸厥自愈,下利可免。

魏荔彤说:"病至厥阴,以阳升为欲愈,邪陷为危机,若夫厥而下利,则病邪有陷无升,所以先治下利为第一义。"

表 8-1 本证与瓜蒂散证之异同

汤名 区别	茯苓甘草汤证	瓜蒂散证
原 因	水停心下阳遏致厥	实邪阻塞胸中阳遏致厥
证 状	厥而心下悸	心下满而烦
趋 势	有下趋之势	有上涌之势
治 法	温化水气	涌吐痰实

(十一) 厥逆灸法

原文第 349 条　伤寒脉促①,手足厥逆,可灸之。

[**提示**]　厥逆灸法通阳。

[**词解**]　① 脉促:数中一止的阳脉。

[**讨论**]

(1) 本条注家有四种不同的看法

1) 认为是阳郁于里的热厥(章虚谷、张路玉),如图 8-23。

$$\text{阳郁于里}\left\{\begin{array}{l}\text{脉促——阳郁于里}\\\text{厥——阳郁不布于外}\end{array}\right\}\text{热厥}$$

图 8-23　原文第 349 条注解(1)

2) 认为是阴盛格阳的寒厥(程郊倩),如图 8-24。

$$\text{阴盛格阳}\left\{\begin{array}{l}\text{厥——阳微不布于四肢}\\\text{脉促——格阳之假象}\end{array}\right\}\text{寒厥}$$

图 8-24　原文第 349 条注解(2)

3) 认为寒厥和热厥都不能肯定,所以用两可之灸法通阳(《医宗金鉴》)。

4) 认为"但阳盛者重按之指下有力,阴盛者重按之指下无力"(陈修园),如图 8-25。

$$\text{脉促}\left\{\begin{array}{l}\text{阳郁于里——重按有力}\\\text{阴盛格阳——重按无力}\end{array}\right.$$

图 8-25　原文第 349 条注解(3)

（2）脉证

1）本条阴证和阳脉相对，如以阴证为主，则为阴盛格阳；如以阳脉为主，则为阳郁于里，所以《医宗金鉴》认为难以肯定；而陈修园以脉象的有力无力作为辨证，这是非常正确的。

2）厥有寒热之分，假定它是寒证，可以和阳脉作对比。若本条为脉促有力，则此厥还是热厥。

3）临床上如欲诊断它是热厥或寒厥，可参合其他证状，就容易鉴别出来。

七、厥阴病禁例

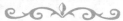

（一）不可下例

原文第 330 条　诸四逆厥①者，不可下之，虚家亦然。

［提示］　寒厥和虚家禁下法。

［词解］　① 诸四逆厥：这里指寒厥。

各家对于四逆和厥的看法，已详前概说。

［讨论］

（1）本条"诸四逆厥者，不可下之"和下面第 335 条"厥应下之"是对寒厥和热厥所指示的两种不同治疗的总则。这是必须加以注意的。

（2）寒厥和虚家禁下的理由

1）寒厥——阳微阴盛，以阳气回复为生机，下之正气虚而中阳下陷，厥更甚而阳难复。

2）虚家——下之则益虚其虚。

但此仅言其常，临床上确有正虚邪实而应用下法的，则可攻补兼施，如后世之当归承气汤、养营承气汤、黄龙汤……都补充了仲景方的不足。

原文第 347 条　伤寒，五六日，不结胸，腹濡，脉虚复厥者，不可下，此亡血，下之死。

［提示］　血虚致厥，不可下。

［讨论］　本条是承接上条而说明血虚致厥不可下的具体例子，现分两段来讨论。

（1）伤寒五六日——邪当传里。

上——不结胸，下——腹濡。内无结聚，当愈。

（2）不愈是血虚所致。

脉虚——血虚不能充盈于脉，复厥——血虚不能荣于四末，倘大便虚闭，而用攻下，而益虚其虚——死。

1）血虚阴弱，肠失濡润，每易大便虚闭。

2）血虚生内热而有便闭，易误认为胃肠实热而用下法，在临床上不可不察。

（3）治疗：建中汤加人参及养血之品。

（二）不可攻表例

原文第 364 条　下利清谷，不可攻表，汗出必胀满。

[提示]　里寒误表，必生虚满。

[讨论]

（1）辨证：下利清谷为脾阳下陷，攻表出汗则阳从外泄，脾阳更虚而失运化，浊阴内填则胀满。

本条既说不可攻表，必另有表证。

（2）条文对照

1）第 372 条："下利腹胀满，身体疼痛，先温其里，乃攻其表……"则本条可能有"身体疼痛"之表证。

2）本条与太阳病第 66 条"发汗后，腹胀满者，厚朴生姜半夏甘草人参汤主之"，亦为同一病机。但本条为脾虚下利误汗致胀，较第 66 条的汗后气虚致胀为重。

（3）治疗

1）四逆汤（如有表证，亦应先里后表）。

2）已成胀满——茯苓四逆汤稍佐行气之品。

原文第 335 条　伤寒一二日至四五日厥者，必发热。前热者后必厥，厥深者热亦深，厥微者热亦微，厥应下之，而反发汗者，必口伤烂赤。

[提示]　热厥误汗变证。

[讨论]

（1）证状：必须指出，本条的"厥应下之"是和第 330 条"诸四逆厥者，不可下之"同为伤寒，对热厥和寒厥所指出两类不同的治疗法则（图 8 - 26）。

$$热厥 \begin{cases} 前热——里热炽盛 \\ 后厥——热郁不能外达 \end{cases} \begin{cases} 厥热互见—— \\ 热深厥深 \end{cases} \begin{cases} 应下之 \\ 反发汗则伤津化燥,里热益甚而口伤烂赤 \end{cases}$$

图 8-26　原文第 335 条证状

热厥:热深厥亦深,热微厥亦微。本条的"厥应下之"是指热深厥亦深而言。

（2）鉴别:热厥和寒厥在发热上的鉴别。

程郊倩说:"热在前,厥在后,此为热厥。"

唐容川说:"前热者后必厥,是言前热后厥,以热为主……"也指出热厥是前热后厥的意味。

寒厥——前厥（阴盛）——后热（阳复）。

热厥——前热（里热）——后厥（热郁不布于四肢）。

（3）治疗:"厥应下之"是治疗热厥总的原则,是对"诸四逆厥者,不可下之"相对而言的,并不等于所有的热厥就一下可以了事。现将条文中有关热厥的治法列于下（图 8-27）。

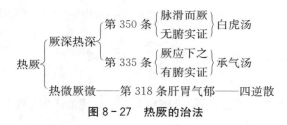

图 8-27　热厥的治法

（三）呕家有痈脓不可治呕例

原文第 376 条　呕家有痈脓者,不可治呕,脓尽自愈。

[提示]　痈脓蓄积致呕,当知因势利导。

[讨论]

（1）证候:痈脓——热邪积于胃口,结而不行所酿成。

不可治呕,脓尽自愈——呕为机体排脓的自然疗能,脓尽热去,呕必自止,止呕则脓反不出。

（2）治疗:《金匮》排脓汤。

作用:消痈排脓。

药物组成:甘草、桔梗、生姜、大枣。

八、厥阴病辨证

（一）厥阴病欲愈脉候

原文第 327 条　厥阴中风,脉微浮为欲愈,不浮为未愈。

[**提示**]　阴证见阳脉为欲愈之兆。

[**讨论**]　如图 8-28。

$$
厥阴病\begin{cases}脉微浮（阳脉）\begin{cases}轻缓柔和——伴有发热微汗——阴证转阳——病解而愈\\重按无力——下寒阴盛不减——脉证不符——虚阳欲脱\end{cases}\\脉不浮——病仍内陷,无力外达——不愈\end{cases}
$$

图 8-28　原文第 327 条讨论

（1）表中"重按无力"的脉象便于对照参考。

（2）"伴有发热,微汗"是尤在泾的说法。

（3）阴证见阳脉有两种不同的病情:①"自阴转阳"为佳兆。②"脉证不符"为危象。

脉证转变,在于整个病情的有无好转或反而加重,只及脉搏本身之是否正常。

（4）本条脉微浮为欲愈,是自阴转阳,其脉当微浮而轻缓柔和。

（二）热除愈不愈辨

原文第 339 条　伤寒,热少微厥,指头寒,嘿嘿不欲食,烦躁,数日小便利,色白者,此热除也;欲得食,其病为愈;若厥而呕,胸胁烦满者,其后必便血。

[**提示**]　热厥的两种转归。

[**讨论**]　如图 8-29。

$$
伤寒\begin{cases}热少——里热浅\\微厥指头寒——厥亦浅\\嘿嘿不欲食——阳热内郁\end{cases}热厥之轻者\begin{cases}转愈\begin{cases}烦躁——阳郁欲伸\\数日小便利,色白——里热已清\\欲得食——胃气亦复\end{cases}愈\\转重\begin{cases}厥而呕\\胸胁烦满\end{cases}\begin{cases}热深厥深——伤及下焦\\血分——则便血\end{cases}\end{cases}
$$

图 8-29　原文第 339 条讨论

（1）热浅厥亦浅，所以是热厥之轻者。

（2）见厥而不见下利等寒证，所以知嘿嘿不欲食为阳热内郁。

（3）轻证的热厥，很易向愈，但亦有两种不同的转归。

（4）烦躁而热少厥微，且无呕吐、下利、脉微欲绝之证，则非阳盛阴衰的阴躁；而是阳热欲伸的阳烦。

（三）渴欲饮水自愈证

原文第 329 条　厥阴病，渴欲饮水者，少少与之愈。

[提示]　从口渴以知阳复病愈。

[讨论]　厥阴病本有消渴现象，现渴欲饮水，怎能"少少与之愈"？

尤在泾说："必热邪返还阳明之候也。热还阳明，津液暴竭，求救于水，少少与之，胃气则和，其病乃愈。若系厥阴则热足以消水，而水岂能消其热哉。"

我们的体会是这样：厥阴病已经向愈，下寒上热包括消渴等证状次第消失，但余热未清，尚渴欲饮水，则少少与之，微和胃气，即能自愈。

必须指出，病在向愈的时候，胃气尚弱，多饮恐水停不化，反致喘满心悸，甚至水渍于肠而下利，所以只可少少与之。同时也启示我们，在热病好转时，不可过用寒凉，只须稍用清热生津和胃之品，助其正气以清余邪。

（四）下利愈不愈辨

原文第 360 条　下利，有微热而渴，脉弱者，今自愈。

原文第 361 条　下利，脉数，有微热汗出，今自愈；设复紧，为未解。

[提示]　厥阴寒利，阳复则愈。

[讨论]　如图 8-30。

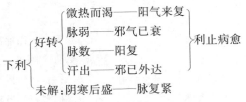

图 8-30　原文第 360 条、第 361 条讨论

（1）本条的渴，伴有一系列阳气回复的证状，必非上热下寒的消渴，而是正气已复的渴。

（2）辨证关键在于下利的止与未止，和厥逆的有无；如仍有厥利，则发热汗出，即为阴盛阳越的危象。

原文第 367 条　下利脉数而渴者，今自愈；设不差，必清脓血，以有热故也。

原文第 363 条　下利，寸脉反浮数，尺中自涩者，必清脓血。

［**提示**］　下利而阳复太过化热便血。

［**讨论**］　如图 8 - 31。

下利
- 第 367 条
  - 脉数——阴证见阳脉
  - 渴——胃阳渐复
  → 转归
  - 自愈
  - 热不差——热伤下焦血分，清脓血
- 第 363 条
  - 寸脉反浮数——里热炽盛
  - 尺脉涩——血伤阴虚

图 8 - 31　原文第 367 条、第 363 条讨论

（1）这是说明厥阴下利，阳复自愈和阳复太过而便脓血的两种转归。

（2）第 367 条后两句说明了热复太过，伤及下焦血分而便脓血；第 363 条补充了便脓血时的脉象，又暗示了便脓血的病机，是里热炽盛伤及营血所引起。

（3）涩脉是少血失血时的脉象，血液减少而血流不畅，故现涩脉。

（4）热伤血分，瘀血随热势下迫，引起便脓血。

（5）鉴别：三阴下利证的区别（图 8 - 32）。

三阴下利
- 太阴——不渴（脾土虚寒）
- 少阴——渴（下虚无阳以温，上虚无阴以济，而引水自救）
- 厥阴
  - 寒——厥而不渴
  - 热——消渴下重，便脓血

图 8 - 32　三阴下利证的区别

（6）治疗：便脓血者白头翁汤。

原文第 365 条　下利脉沉弦者，下重也；脉大者，为未止；脉微弱数者，为欲自止，虽发热不死。

［**提示**］　从脉象以测下利证的预后。

［**讨论**］　如图 8 - 33。

下利——脉
{
沉弦——沉主里,弦主急,为木郁不伸——里急后重
大——邪热方盛,病势进展——利未止
微弱数——邪热渐衰——虽发热——非正衰邪盛——不死
}

图8-33 原文第365条讨论

（1）《内经》"大则病进"，所以脉大是病势进展。

（2）本条脉"微弱数"应为"脉微弱、微数"，即脉略微感到弱、数，而且轻微柔和，是邪衰而正未全复的脉象。

（3）本条从三种不同性质的脉象，推测下利的预后，在临床上应结合具体证状，才能得到更正确的推断。

原文第348条 发热而厥，七日下利者，为难治。

[提示] 正虚邪实致厥。

[讨论] 本条各家的说法很不一致，有的认为是热厥，有的认为是寒厥。

（1）寒厥必前厥后热，现在"发热而厥"，是前热后厥，则非寒厥；若寒厥而见发热，是阳气来复，下利应止，现七日下利，而发热仍在，非寒厥的阳回现象。

如果说这是格阳的假热，则当下利清谷。

（2）前热后厥，当为邪郁于里的热厥，热厥下利，而正气未虚的，轻者可用黄芩汤，热结旁流的，可用承气汤，未必至于难治。

（3）尤在泾说："身发热而手足厥，病属阳而里适虚也。至七日正渐复，而邪欲退，则当厥先已，而热后除。乃厥热如故，而反加下利，是正不复而里益虚矣。夫病非阴寒而不可以辛甘温其里；而内虚不足，复不可以苦寒坚其下，此所以为难治也。"从"病属阳而里属虚"和"夫病非阴寒"两句的文意中，可以看出尤氏也认为这是热厥，不过里气虚而致下利，所以说难治，这样解释也比较合理。

（4）在临床时如结合具体脉证，对寒厥或热厥更易得出确实的诊断。

九、厥阴病死候

原文第343条 伤寒六七日，脉微，手足厥冷，烦躁，灸厥阴，厥不还者，死。

[提示] 寒厥灸后的两种转归。

[讨论]

（1）证状：伤寒六七日（阳复之时），脉微，手足厥冷。烦躁——阴盛阳欲脱，是脏厥。

（2）治疗：灸厥阴——肝经穴（太冲）（张令韶：行间、章门）。

（3）转归：厥还——阳回——生。厥不还——阳绝——死。

原文第 344 条　伤寒发热，下利，厥逆，躁不得卧者，死。

原文第 345 条　伤寒发热，下利至甚，厥不止者，死。

原文第 346 条　伤寒六七日不利，便发热而利，其人汗出不止者，死。有阴无阳故也。

[**提示**]　厥阴病厥利死证。

[**讨论**]　现将三条合并起来，分三点讨论，并在表内附以向愈的机转，和死证作对照。

（1）发热汗出：阳回——汗出不多，厥温利止，愈。阳越——汗出不止，厥利不减，死。

（2）烦躁：阳烦——厥温利止，阳回之兆。阴躁——厥利不减，阳无所依，阳气即脱。

（3）厥利

1）厥利不止——阴寒内盛，急救无效，纯阴无阳，死。

2）利止厥不还：不久厥温——愈机。不温——脱液死证。

3）厥温利不止：不久利止——愈机。利不止——又厥——死。

4）厥利同减——向愈。

汗出不多，是阳回微汗而解；汗出不止，是表阳不固的亡阳大汗。

阳回则阴退，阴退则厥温利止；阳不回则阴不退，阴不退则厥利不减而死。

厥温利止的，是阳回的阳烦；厥利不减的，是阳气欲脱的阴躁。

厥利急救无效，纯阴无阳，死。

阳回之时，厥利必同时或前后消失；倘厥温利不止，利止厥不温，为阳复不足，阴邪又盛，必又复厥复利而死。

利止固然是阳回的好现象，但也有利多脱液，无液可利而止者，此时厥必不温，无脉，病危而死。

原文第 362 条　下利手足厥冷，无脉者，灸之。不温，若脉不还，反微喘者，死。少阴①负趺阳②者,为顺也。

[提示] 厥利无脉的危急证。

[词解] ① 少阴:太溪脉。

② 趺阳:冲阳脉。

少阴负趺阳:趺阳脉胜少阴脉(即少阴脉不显著,趺阳脉显著)。

[讨论]

(1) 病情:下利,手足厥冷,无脉——真阳将绝。

(2) 治疗:回阳急灸(常器之:灸关元、气海)。

(3) 转归:恶化——厥不温,脉不还——阳不回——反微喘——阳随喘脱——死。向愈——少阴负趺阳——胃气尚存——顺(有生机)。

1) 病到危险之际,两手无脉,如趺阳脉尚存,为胃气未绝,尚有一线生机,亦即有胃则生,无胃则死之意。

2) 本条灸后如稍有生机,可再服通脉四逆汤、白通加猪胆汁汤等(山田正珍)。

3) 此病暴病尚可灸,久病多死。

原文第 368 条 下利后脉绝,手足厥冷,晬时①脉还,手足温者,生,脉不还者,死。

原文第 369 条 伤寒下利日十余行,脉反实②者,死。

[提示] 以脉测生死。

[词解] ① 晬时:周时,即一日夜。

② 脉反实:坚而不柔的脉象。《脉经》:"大而长微强,隐指愊愊然。"

[讨论] 脉证分析,如图 8-34。

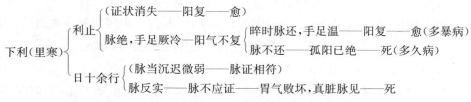

图 8-34 原文第 368 条、第 369 条脉证分析

(1) 利止虽是阳复的好现象,但止后仍厥而脉不还,为正气已绝的死证。

(2) 这里所说的脉证相符,并不等于即是向愈,只是暂无险象;但脉不应证,多属死候。

厥阴篇小结

厥阴病是邪正相争的垂危阶段。由于患者阴阳的消长和邪势的弛张，证情变化很大，所以表现的证状也特别地错综复杂；加之更有一些不属于厥阴病的条文，也一起归入本篇，故本篇内容较难理解，因而引起了有些前辈医家们的怀疑或歧视。其实，厥阴篇在内容上把各种不同原因的厥证和厥逆的病因，合并在一起讨论，以便于对比分析，是完全正确和必要的。

厥阴病的证状，虽然错综复杂，但也有它一定的病型，归纳起来，可分为"上热下寒"和"厥热胜复"两种类型。

（1）上热下寒：厥阴为阴之极，阴极下寒，阳气被格于上，故反映出上热的现象。下寒愈甚，上热也愈甚。第326条说："消渴，气上撞心，心中疼热；饥而不欲食，食则吐蛔；下之利不止。"就指出了它独有的特征。

证象上热下寒，所以治宜清上温下，温凉药并用的乌梅丸、干姜黄芩黄连人参汤、麻黄升麻汤，都是厥阴病上热下寒的主要方剂。

（2）厥热胜复：厥阴为阴之极，阳之始，阴中有阳，所以丑至卯上为它的欲解时，也就是说明了以阳复为它向愈的机转，阴盛阳衰是垂危的凶象。第336、第342、第341、第331、第334五条的厥热胜复，就以"厥""热"二者所占时间的多少，来诊断邪正交争的胜负，阴阳的盛衰，作为判断预后吉凶的主要依据。举例如下。

但厥无热——阴盛阳衰，病情危重。

厥而见热——阳气来复，病有好转。

厥多热少——正不胜邪，病仍进行。

热多厥少——正已胜邪，病趋好转。

厥热相等——阴阳平衡，病将痊愈。

热而复厥——阳复不及，病又复作。

厥去热不退——阳复太过，病从热化。

1）热伤上焦则为咽痛、喉痹、呕吐脓血。

2）热伤下焦则为便脓血。

厥、利是厥阴病最主要的证状，本篇对它重点地、反复地进行了论述。

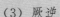

（3）厥逆

1）命名：导源于《内经》，仲景加以灵活地运用到外感中来，充实了内经的不足。

厥逆：《内经》——重在正气，治以补正。伤寒——重在邪气，治以除邪。

伤寒言厥，虽有厥、厥逆、厥冷……或冠以"手足"二字等好多种不同的名称，有些医家认为在寒冷的程度轻重上和面积大小上都有不同，但是根据条文的研究，却是互言不分的。

2）成因和机制：厥——阴阳气不相顺接。

寒厥——寒极阳衰，不与阴接——手足寒冷。

热厥——热极阳郁，不与阴接——手足寒冷。

（4）下利：分寒利和热利两种。

寒利——阴盛下寒。

热利：热迫下焦血分——便脓血。内有燥屎——热结旁流。

寒厥和寒利，二者常一起发病而互为影响，是阴盛阳衰的危象。当阳气来复的时候，厥利也随之前后消失。反之，如厥还而利不止，后必复厥，利止而厥不还，后必复利，是阳复不足的表现。所以在厥阴病的整个证候群中，对于厥利的有无和出现的前后、久暂，是决定整个病情的好转或恶化的关键。

厥利的治法：如图8-35。

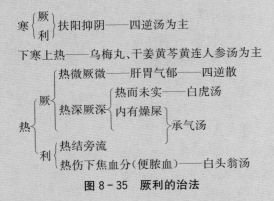

图8-35 厥利的治法

厥阴虚寒证的阳气来复，除了厥温利止之外，常出现发热、面赤、心烦、口渴、能食、汗出等阳证，以及脉浮、数、微缓、微弱等阳脉。这都是邪从外解或邪衰正虚的佳兆，但厥利是否减轻消失为辨证的关键。如果厥利不减，虽见以上脉证，也未必属于佳象，尤其是汗出不止的亡阳证，正虚脉实的真脏脉，见脉微、肤冷、躁无暂安时的脏厥，胃败能食的除中和厥逆脉绝的纯阴无阳证等，都是属于阴阳离决的死候。

对以上各种证状，如果确是厥利已减或已消失的，是阳复佳兆，可不必药治。如发热而呕的是邪出少阳，可用小柴胡汤，渴欲饮水的，只需少与之水以和胃气，即可痊愈……如是阴盛格阳的假象，仍照扶阳抑阴的治法，或稍加苦寒反佐的药味，如通脉四逆汤、白通加猪胆汁汤，都可随证施治，严重的还需急灸通阳。

除了阳郁的热厥之外，还有瓜蒂散证的寒痰积于胸中，茯苓甘草汤证的水饮停于心下，遏阻了胸阳，当归四逆汤证的寒盛血虚，不能荣于四末，都能引起厥逆，以及乌梅丸证的蛔厥。它们致厥的原因虽各有不同，但性质都是属寒证类型，所以说"诸四逆厥者，不可下之"。

他如利后余热未清而烦的，用栀子豉汤清热除烦，呕吐脓血的用《金匮》排脓汤消痈排脓，厥阴干呕、吐涎沫、头痛的用吴茱萸汤温中降浊……各种不同的病情用各种不同的治法，总以辨证论治为原则。

辨霍乱病脉证并治

概　　说

1. 霍乱的意义　"上吐下泻，病情急剧，挥霍撩乱，谓之霍乱。"

所谓霍乱病，它的主要证状有上吐下泻，而且发病非常急骤，有挥霍撩乱之势，所以用霍乱两字来形容它。如果是一般的呕吐下利，病情并不急迫，则不属于霍乱的范畴。

2. 原因　"饮食不节，冷热不调，内有所伤，外有所感"。

霍乱病的原因，主要是由于饮食不节，气候的冷热不调，以致内伤肠胃而外感病邪，邪袭中焦，清浊相干，所以呈现上吐下泻，或头痛发热恶寒等证。但是，我们在临床上如何去认识和治疗呢？

原文第 382 条　问曰：病有霍乱者何？答曰：呕吐而利，此名霍乱。

原文第 383 条　问曰：病发热头痛，身疼恶寒，吐利者，此属何病？答曰：此名霍乱。霍乱自吐下，又利止，复更发热也。

［**提示**］　此两条叙述霍乱的证状及类型。

［**讨论**］

（1）证状：主要是呕吐而利。

（2）病机："清气在阴，浊气在阳，清浊相干，乱于胃肠。"（《灵枢·五乱》）

霍乱病的原因,既然是由于饮食不节,寒热失调,以致脾胃受伤,宣化失职,不能升清降浊,清浊之气互相搏结,发生阴阳乖隔,所以暴发上吐下泻。如复感外邪,就会出现头痛发热等证。由于病邪与病变的不同,霍乱病也有不同的几种类型。

(3)类型:①邪直中脾胃——暴发吐泻、无表证。②表里俱病——吐泻兼有表证。③利止里和邪复还表——利止发热。

霍乱病由于病邪轻重的不同、有无兼证等的变化,所以出现的证候也不完全一致。如病邪直中于脾胃,只是上吐下泻而无表证;如果兼感外邪,除有吐泻之外,还有头痛、发热、恶寒的表证;或者感受外邪,由于里证急剧初无表证,而吐利止后,邪复还表则出现头痛、发热。正因为病变的不同,所以把它区别为三种类型。

除了上述三种情况之外,还有在病霍乱的过程中又感受外邪的,亦属于表里俱病的一种类型,但它的转归比较严重,关于这个问题,我们在下面讨论。

原文第 384 条　伤寒,其脉微涩者,本是霍乱今是伤寒,却四五日,至阴经上,转入阴必利;本呕,下利者,不可治也。若欲大便而反失气,仍不利者,此属阳明也,便必硬,十三日愈,所以然者,经尽故也。下利后当便硬,硬则能食者愈。今反不能食,到后经中,颇能食,复过一经能食,过之一日当愈;不愈者,不属阳明也。

[**提示**]　本条说明病霍乱后又病伤寒的病变和转归。

[**讨论**]　如图 9-1。

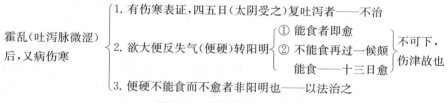

图 9-1　原文第 384 条讨论

病吐泻而脉微涩,这本来是霍乱病,现在又病伤寒,有头痛、发热、恶寒等表证,脉微而涩是气血俱虚的脉象,阳证见阴脉,病已属危候。再过四五日,表邪侵入太阴,复出现吐泻并作,吐则亡阳,泻则伤阴,必致阴阳俱亡而不治。若欲大便而反失气,无吐泻证状,这是正气渐复,病从阳化,所以说"此属阳明也"。病虽属阳明,由于体质的不同,而有不同的转归,大便硬而即能食者为即愈,若初硬不欲食,过一候渐能食,再过一候而能食的,前后要十三日才愈。病虽属阳明,但无腹满、身热、脉实等证,不可妄用攻下。如果大便虽硬而不欲饮食,病亦不愈者,不属阳明也,当审其原因而治之。

上面我们讨论了霍乱病的证状、类型和病变情况,下面讨论治法。

原文第 385 条　恶寒,脉微而复利,利止,亡血也,四逆加人参汤主之。

[提示]　霍乱利自止,亡阳脱液的治法。

[讨论]　如图 9 - 2。

恶寒脉微——亡阳
复　　利——亡阴 ＞ 利止乃津液耗竭无以作利——四逆汤加人参(回阳益阴)

图 9 - 2　原文第 385 条讨论

霍乱证见恶寒脉微,这是亡阳的脉证,此时利仍未止,就更伤津液,直至津液耗尽而利自止,这并不是阳复利止的向愈现象,利虽止,必然尚有恶寒脉厥甚或烦躁等虚寒证,所以急需投以四逆加人参汤。以姜附回阳救逆,参草益阴固脱。

这一条是说明邪直中脾胃而兼阳亡液脱的救治法。假若是表里俱病的,又应该怎样治疗呢? 以下再作讨论。

原文第 386 条　霍乱,头痛发热,身疼痛,热多欲饮水者,五苓散主之,寒多不用水者,理中丸主之。

[提示]　霍乱表里俱病的治法。

[讨论]

(1) 辨证:霍乱(有表里证),热多,欲饮水(阳邪盛)——五苓散(表里两解)。寒多,不用水(阴邪盛)——理中丸(先温其里)。

霍乱有头痛、发热、身疼等表证,又有吐泻或腹痛等里证,怎晓得有吐泻等里证呢? 条文说用理中丸主之,是举方略证的笔法,略去其主证可知。又说"热多欲饮水者,五苓散主之",同样也略去"脉浮小便不利"等脉证,所以热多欲饮水而脉浮的是阳邪偏盛,应该用五苓散来和解表里。寒多不用水的是里寒偏盛,所以用理中丸先温其里寒。同时我们还应该理解,这里所谓"热多、寒多",是互相对举之词,谓五苓散证应较之理中丸证为热,其实就是以欲饮水和脉浮与否,来作二者的鉴别。

(2) 方义:理中丸,人参、炙草补中益气,白术健脾胜湿,干姜温中散寒。

（3）加减法

1）脐上筑者去术加桂。脐上筑筑然而动，是肾气上逆而侮脾，所以要去术，因其甘壅脾气。加桂是取其辛温以下肾气之逆，邪有上逆之势，故去术之升脾阳，而加桂以降冲逆。

2）吐多者去术加生姜。去术的原因，也因其甘壅而升脾阳，加生姜以降胃气之逆而止呕，其所以不去甘草，因其虽甘而不升且借以和中的缘故。

3）下多者还用术。下多则脾虚不运，所以仍用术健脾燥湿。

4）心下悸动加茯苓。心下动悸，是水气停于胃脘部之征，故加茯苓以导水气。

5）渴欲得水者，加术，足前成四两半。渴是由于津液不布所致，故重用术以助脾阳之输布而升津液。

6）腹中痛者，加人参，足前成四两半。腹痛与吐利并见，是里气虚的表现，所以加重人参以转大气。

7）寒多者，加干姜，足前成四两半。所谓寒多，就是不渴而下利甚，所以重用干姜以温脾阳。

8）腹满去术，加附子一枚。去术之甘壅，加附子以温阳散满。

（4）服药后护理：服汤后，如食顷，饮热粥一升许，微自温，勿揭衣被。

表里俱病，寒多的用理中丸先温其里，如果里和利止，而表证仍在又怎么办呢？

原文第 387 条　吐利止，而身痛不休者，当消息①和解其外，宜桂枝汤小和②之。

［**提示**］　里和表不和，当消息和表。

［**词解**］　① 消息：斟酌之意。

② 小和：温通表阳而和解之，非取汗也。

［**讨论**］　辨证。

吐利止——里证已解。

身痛不休——表犹未和宜桂枝汤（不须啜粥及复取汗）。

本条是承接上条而言，即霍乱有表里证而偏寒的，用理中丸先温其里。如果里和吐利止而表证仍在的，可酌用桂枝汤，和解肌表，但不须啜热粥和温复取汗，以吐利伤津，不可再汗重伤其津液的缘故，这里仅指出身痛一证，也是省文，其他尚有头痛发热等可知。

上面我们讨论过,霍乱利止而证见肢厥恶寒等证候的用四逆汤加人参。吐利偏于里寒而尚未出现亡阳证的恶寒、四肢厥逆等证候的用理中丸(或汤),如果吐利未止,而出现亡阳虚脱证,又怎样处治呢?

原文第 388 条 吐利汗出,发热恶寒,四肢拘急,手足厥冷者,四逆汤主之。

[**提示**] 本条为吐利而亡阳伤津的救治法。

[**讨论**] 如图 9 - 3。

发热恶寒手足厥冷乃阴盛阳微虚阳外脱——真寒假热
四肢拘急——阳亡津伤既失津液濡养又无阳气温煦 } 四逆汤——回阳救逆

图 9 - 3 原文第 388 条讨论

这里的发热恶寒与四肢厥冷同时出现,当然不是表证,必然没有头痛、脉浮等证候,而是由于吐利汗出,以致虚阳外越,乃阴盛阳微的真寒假热现象,我们不能被这些假热所迷惑。四肢拘急,也是由于阳亡津伤,失于濡养温煦所致,所以应该用姜附四逆汤,急急回阳救逆,否则必一"厥"不振,大汗亡阳而死。

本条是说明吐利偏于亡阳的救逆法,如果亡阳而里寒亦甚,出现下利清谷等证,又当如何治疗呢?

原文第 389 条 既吐且利,小便复利,而大汗出,下利清谷,内寒外热,脉微欲绝者,四逆汤主之。

[**提示**] 本条病情较上条更急,回阳救逆势不可缓。

[**讨论**] 如图 9 - 4。

吐利——体液大伤
小便复利——元阳大虚肾不固纳
大汗出——卫阳不固
下利清谷——里寒甚 } 里真寒外假热——通脉四逆汤
内寒外热 }
脉微欲绝 } 阳微欲脱

图 9 - 4 原文第 389 条讨论

本条的病情比上条更加急剧,除了同样有四肢厥冷、拘急等证外,不但汗出,而且大汗,不但下利,而且下利清谷。既吐且利已经大伤津液,在这种情况,一般来说,应该小便不利,现在反而小便清利,这是下元大虚,肾气不司固摄所致。津液大伤,应该无汗,今反大汗出,是卫阳失职,阳气浮越于外,阴液不能固守于内的现象。阴阳气俱微,阴寒内盛,所以下利清谷,脉微欲绝,值此垂危之势,虽如条文所说,治以四逆汤,犹恐不及,我们的意见应该加重干姜,而用通脉四逆汤。如果在这个时候,失于治疗,它会有哪些演变呢?下面讨论。

原文第 390 条　吐已,下断,汗出而厥,四肢拘急不解,脉微欲绝者,通脉四逆加猪胆汁汤主之。

[**提示**]　阴阳俱亡,急当回阳益阴。

[**讨论**]

(1) 辨证:如图 9－5。

吐已、下断(阴亡无以为吐利) {汗出而厥——阳亡于外 / 四肢拘急不解——阴竭于内} 脉微欲绝——通脉四逆加猪胆汁

图 9－5　原文第 390 条辨证

本条承上条而来,同样有真寒假热的证候,但已进一步发展。"吐已、下断"并不是病愈的现象,是阴液大伤,无以为吐为利,如果是病愈,当脉和阳复厥愈肢温,而不应存在汗出而厥、四肢拘急不解、脉微欲绝等证候。正因为阴阳两亡,所以急当投以通脉四逆汤回阳救逆,加猪胆汁以益阴和阳。但为何不用四逆汤加人参这个问题,可参考少阴篇第 315 条(……利不止,厥逆无脉,干呕烦者,白通加猪胆汁汤主之……)和第 317 条(少阴病……身反不恶寒,其人面色赤……),这里可能也有干呕、心烦、面赤等阴阳拒格现象的缘故。

(2) 方义:通脉四逆汤——回阳救逆(阳生阴长,阳布阴施)。加猪胆汁——益阴和阳(防火剂阳药劫烁欲竭之阴,且用以反佐),回阳益阴。

我们除了对霍乱病应该注意治疗以外,还要重视护理工作,尤其是饮食方面的调养,以免治愈后还会引起其他病变,会引起哪些病呢?

原文第 391 条　吐利发汗,脉平,小烦者,以新虚不胜谷气故也。

[**提示**]　病后胃气尚虚,应注意饮食。

[**讨论**]　吐利发汗——这句话的意思说得不够清楚,我们的理解是吐利已止,里证已去,或经发汗之后,表证已解。

小烦——即微烦,乃病新差,胃气未复,食谷乃烦。

[**参考资料**]　张聿青:"霍乱初起,寒热未判,宜用芳开,俟寒热证状显露,再根据寒热用药。芳开药有两种:一种温开,如苏合香丸之类;一种清开,如紫雪丹

之类;二者还以温开药为佳,因温开药寒证用之固效(阴凝之气得以宣畅运行);热证用之亦效(能使火热之气透于湿外),开发其抑遏则热可透露。清开药只宜于热,不宜于寒,投于寒证,则阴邪凝涩,便使开药不能应手,大能为祸。"

霍乱篇小结

(1) 内容:包括骤发吐泻等多种胃肠病。

(2) 成因:主要是饮食不节,冷热不调。

(3) 治法

1) 表里证同具:热多,欲饮水、脉浮的用五苓散。寒多不用水的用理中丸(或汤)。

2) 亡阳脱液(或伤津):①利止亡血(偏重于脱液的),用四逆加人参汤。②吐利交作而偏重于亡阳的,用四逆汤。③有四逆汤证,而偏重于里寒,有下利清谷,小便反清利,里寒外热,脉微欲绝的,用通脉四逆汤。④有通脉四逆汤证,而发生格拒现象,如干呕心烦面赤等证的,用通脉四逆加猪胆汁汤。

3) 里和而表不解:宜桂枝汤消息和解其外。

辨阴阳易差后劳复病脉证并治

原文第 392 条 伤寒阴阳易之为病,其人身重体,少气,少腹里急,或引阴中拘挛,热上冲胸,头重不欲举,眼中生花,膝胫拘急者,烧裈散主之。

[提示] 阴阳易的证状和治法。

[讨论]

(1) 意义:大病差后,元气未复,因房劳而产生病变的谓之阴阳易。

(2) 辨证:少腹里急,阴中拘挛,脉胫拘急——下焦阴虚肢体失养。身重少气,热上冲胸,头重眼花——阳虚上扰所致。总的病机为阴虚阳亢。

大病差后,证见少腹里急,或阴中拘挛,膝胫拘急等证,而无结痛现象,当然不是瘀滞或寒湿阻滞所引起,而是由于久病阴伤,失于濡养的缘故,身重少气,是由中气不足的结果。热上冲胸,头重不欲举,眼中生花等是由于阴虚不能恋阳,而虚阳上扰。总之乃阴虚阳亢的后果。

(3) 治疗:烧裈散主之。

(4) 方义:《本草》,"裈裆解箭毒并女劳复。"又本方后云:"日三服小便即利,阴头微肿,此为愈矣。"即妄动之火被药诱而下行也。

(5) 对阴阳易的看法:阴阳易的名称,注家有不同的见解,归纳之为两大类。

1) 认为是互相感染。"易"作"交易"解(《巢氏病源》《千金方》《肘后》等,后世注家多宗之)。

2) 认为该病即女劳复。"易"作"改易"解(陈尧道、山田正珍等)。

我们认为后说较是,根据上述证状的分析,实属阴虚阳亢之病,如果是男病传女,或女病传男,未有对方一病即成阴虚者,其为病后女劳复无疑。

[参考资料] 王宇泰说:"尝治伤寒病未平复,犯房室,命在须臾,用独参汤调烧裈散,凡服参一二斤余,得愈者三四人。"

差后劳复的原因很多,刚才所讨论的是女劳复。如果因饮食不节而引起劳复的,其治疗方法在下条讨论。

原文第 393 条 大病差后,劳复者,枳实栀子豉汤主之。

[提示] 因食劳复的治疗。

[讨论]

(1) 劳复的意义:大病差后因劳复发,谓之"劳复"。

病后气血尚未复常,余热未尽,每因操劳过度,或饮食不节、七情伤感、房劳饮酒等而使病复发,所以通称为劳复。那么本条所论述的,究竟属那一种劳复呢?本条虽叙证不详,以药测证,当有胸腹胀满、发热心烦等证。且方后云:"若有宿食者,加大黄。"据此分析,是属于食复。

(2) 方义:枳实宽中下气;栀子、豆豉清胸膈,除烦热;浆水助胃气。

[参考资料] 吴遵程说:"浆,酢也,一名酸浆水,炊粟米熟,投冷水中,浸五六日,味酸,生白花,色类浆。"徐灵胎说:"浆,即淘米泔水,久贮味酸为佳。"

以上我们讨论了女劳复和食复,如果是外感新寒所引起的病复又是怎样呢?在下面讨论。

原文第 394 条 伤寒差以后,更发热,小柴胡汤主之;脉浮者,以汗解之;脉沉实者,以下解之。

[提示] 本条为差后更发热之治法。

[讨论]

(1) 辨证:差后复发热的原因。

1) 外感新寒:脉浮有表证者——斟酌汗之。脉弦有少阳证者——小柴胡汤。

2) 饮食不节,宿食积于胃肠,脉沉实者——斟酌下之。

外感热病,病愈以后,引起复发热的原因很多,这里所举例说明的,只是根据本条的精神而设;如果是由于外感新寒所诱发的,应该根据当前的脉证、体质等慎重处理。假如是脉浮而有头痛、恶寒等表证的,可用汗解法;但病后重感多虚,一般不宜过汗。假如脉弦而有口苦、咽干、目眩等少阳证的,当用和解法,主以小柴胡汤。如果因饮食不节而有宿食,且脉沉实的,可用下法,但也不可过下。由于本条文对"以汗解之""以下解之"等只论及法而未出方,所以注家有不同的见解,现在提出于下。

(2)注家意见:《活人书》脉浮当汗,当用柴胡桂枝汤;脉沉当下,宜大柴胡汤。

《医宗金鉴》:汗宜枳实栀子豉汤;下宜枳实栀子豉汤加大黄。

我们的意见,还是以当前证候来决定,但发热而脉浮的,宜斟酌汗解。但发热而脉沉实的,可用枳实栀子豉汤加大黄。若里证严重,有腹满痛、便秘、谵语等,调胃承气汤、小承气汤亦可酌用,惟不宜大下耳。

原文第 395 条 大病差后,从腰以下有水气者,牡蛎泽泻散主之。

[**提示**] 差后,水气壅积腰以下的实证治疗。

[**讨论**]

(1)辨证:如图 10 - 1。

```
            ┌ 属实者——腰以下肿,二便不利,脉沉实有力——牡蛎泽泻散
差后浮肿 ┤          ┌ 脾肾两虚——胸腹胀满,少气,脉沉细 ┐
            └ 属虚者 ┤                                          ├ 不可服牡蛎泽泻散
                     └ 气虚者——头面虚浮,按之即起,腹满便泄 ┘
```

图 10 - 1 原文第 395 条辨证

病后发生水肿,原因也很多,这里只从虚实两方面略举例对比,浮肿而属实的,如果肿于上,可用汗法,以后在《金匮要略》中要作详细讨论。肿于腰以下,腿足肿胀而坚,二便不利,脉沉实而有力的,法当攻利水邪,宜牡蛎泽泻散。若属虚的,也要审察其原因,一般病后水肿,每多脾肾两虚,证见头面浮肿、胸腹胀满、少气、脉沉细等;或由于病后气虚,发为虚浮,按之即起,这些都不可用本方,而当选用实脾、温肾、补气等方法。病后为何会发生腰以下肿呢?

(2)病机:小便不利——水气不行,浸渍于下,腰、腿、膝、胫足、跗皆肿。

这里的水肿,主要是利水功能发生障碍,故小便不利,以水气停于下焦,而致腰下皆肿,所以治以牡蛎泽泻散,利尿逐水。

(3)方义:牡蛎破水之坚,泽泻利水之蓄,海藻散水之泛,栝蒌根消水肿,蜀漆、商陆、葶苈峻逐水气,直捣其巢。

(4)服法:为散,每服方寸匕,日三服,小便利,止后服。

原文第 396 条 大病差后,喜唾,久不了了,胸上有寒,当以丸药温之,宜理

中丸。

[**提示**] 病后胃阳虚,喜唾之治法。

[**讨论**]

(1)原因及证状:胃阳衰微,津液上泛,口不渴而喜唾——胸上有寒。

病后喜唾的原因,也有种种,这里所指出的是由于胸上有寒,其实是由于胃阳衰微,胃中虚寒,水气停蓄不化,而不时上泛,因此除喜唾涎沫之外,当有口不渴、小便清长、喜热饮等证,所以用理中丸来温养中焦。由于原因不一,特提出以下几点作对比。

(2)辨证:胃中虚寒喜唾——涎沫清稀,小便清长。

胃中有热喜唾——涎沫稠浊,小便黄赤。

肾气不纳喜唾——稠饮自下焦漾然上逆(治宜都气饮加胡桃故纸或佐术附)。

[**参考资料**] 丹波元简:"胸上,诸注多作胃上,然他无此称,愚意喜唾不了了,是胸上有寒所致,而胸寒必生于胃寒,故用理中温胃以达上焦也。膈上有寒用四逆。"《金匮要略》:"肺中冷多涎唾,用甘草干姜汤,并是一理。"又曰:"上焦有寒,其口多涎,色黄者,胸上有寒。"

原文第 397 条 伤寒解后,虚羸少气,气逆欲吐,竹叶石膏汤主之。

[**提示**] 病后余热津伤之治法。

[**讨论**]

(1)病因:久病伤津,余热未尽。

(2)病机:如图 10-2。

虚羸——久病伤形,元气未复
少气——中气虚 　　　　　　余热伤津,气虚体弱
气逆欲吐——热气上逆

图 10-2　原文第 397 条病机

大病差后,虽然大邪已去,但由于久病而气阴亏损,正气未复,所以形体消瘦。中气不足,所以动作而短气不足以息。余邪未尽,则生痰热,热气上逆,则气逆欲吐。这些是主要的证候。此外可有口渴、虚烦、脉虚数等情况。

(3)方义:竹叶止烦热,石膏清肺胃热,半夏降逆利咽,人参、麦冬益气生津,粳米、甘草助胃气。清热生津降逆。

本方即人参白虎汤去知母,加竹叶、麦冬、半夏之变方,方中配以半夏,最有妙意,盖防大队阴药,滋阴有余,降逆不足,且半夏、麦冬同用,则半夏无燥津之弊,麦冬无滋腻之嫌。

原文第 398 条 病人脉已解①,而日暮微烦,以病新差,人强与谷,脾胃气尚弱,不能消谷,故令微烦,损谷则愈②。

[**提示**] 说明病后须善于调摄。

[**词解**] ① 病人脉已解:《医宗金鉴》谓"病脉悉解也"。

② 损谷则愈:节减其食自愈;小下之以损宿谷则愈。

[**讨论**] 本条的精神,意谓病虽然痊愈,但胃气还很薄弱,消化力还很差,应该注意调节饮食,不可过饱,如果勉强多食,会引起宿食不化,出现日暮微烦的证状,这时不必服药,只需节减饮食即愈。"损谷则愈"主张用小下法的说法,仅供参考。当然如果有发热脉沉实的,可与枳实栀子豉汤加大黄微下之。

本篇所述,有虚有实,有寒有热,有表有里,有表里之间,有水气等病变,虚者如阴阳易,实者如枳实栀子豉汤加大黄证(有宿食),寒者如喜唾,久不了了。热者如竹叶石膏汤证,表者如发热脉浮,以汗解之。里者如发热脉沉实,以下解之。表里之间者,如伤寒差以后更发热小柴胡汤主之。水气者,如牡蛎泽泻散证(腰以下肿而属实者)。

阴阳易差后劳复病脉证并治小结

(1) 阴阳易

1) 命名涵义:①互相感染(男病传女,女病传男)。②即房劳复(病后由于男女交接证状与原病变易)。

阴阳易的命名,归纳起来有两种意义,一种谓病后男女交接,互相感染,男病传给女,女病传给男。另一种谓即房劳复,由于大病新差,元气未复而男女交接,证状发生了变易,发病者仍为原来有病的一方,只是证状和前病不同,我们以为第二种说法较是。

2) 治疗:烧裈散主之。

(2) 差后劳复

1) 劳复的治法:热在内——枳实栀子豉汤。发热有少阳证——小柴胡汤。发热而脉浮——汗解。发热而脉沉实——下解。

病愈以后,因故劳复,证见胸腹胀满、心烦等证,为热在内,宜枳实栀子豉汤;若外感新寒发热而有少阳证的口苦、咽干、目眩、往来寒热等,宜小柴胡汤;发热而脉浮的宜酌情汗解,脉沉实的也可以酌量下解。

2) 差后诸证处理:①腰以下有水气属实的——牡蛎泽泻散。②胸中有寒喜唾(中阳虚不能摄涎)——理中丸。③虚羸少气,气逆欲吐(胃阴虚,余热未清)——竹叶石膏汤。④日暮微烦,胃弱不胜谷——损谷则愈。

病后,腰以下的腿、膝、胫、跗等皆肿,小便不利,脉沉实有力的,这是阳性水肿,宜牡蛎泽泻散,逐水利尿。胸上有寒喜唾,涎沫清稀,小便清长的为中阳虚所致,宜理中丸温养胃阳。虚羸少气,气逆欲吐,乃久病伤津,余热未尽,宜竹叶石膏汤清热生津降逆。病后脉证已解,忽而日暮微烦,乃饮食过度,胃弱不胜谷气的缘故,不需服药,只要节减饮食,或吃些容易消化的食物,就会痊愈。